ICF 国際生活機能分類

―国際障害分類改定版―

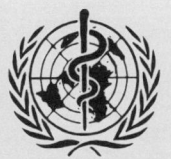

世界保健機関（WHO）

中央法規

本書は，世界保健機関（WHO）が2001年に出版したInternational Classification of Functioning, Disability and Healthの日本語版である。

日本語翻訳権は，世界保健機関の事務局により，日本国政府厚生労働省に対し与えられている。

ICF日本語版発行によせて

　国際的な障害に関する分類法については，世界保健機関（以下「WHO」）において検討が行われ，1980年に国際疾病分類の補助分類として「WHO国際障害分類(ICIDH：International Classification of Impairments, Disabilities and Handicaps)」が発表された。その後，WHOによる改訂作業が行われ，1997年に「ICIDH-2ベータ1案」が，1999年に「ICIDH-2ベータ2案」が，それぞれフィールドトライアル用として発表され，最終的に2001年5月に「国際生活機能分類(ICF：International Classification of Functioning, Disability and Health)」が，ICIDHの改訂版としてWHO総会で採択された。

　ICFの大きな特徴は，その評価に「環境因子」という観点を加えた点である。これまでのICIDHは，身体機能による生活機能の障害を分類するという考え方が中心であったが，同じレベルの機能障害でも，バリアフリーの整備等が進んだ環境で生活していれば，そうした整備が遅れている環境で生活することと較べて活動や参加のレベルが向上する。このような考え方は，今後の障害者はもとより，全国民の保健・医療・福祉サービス，ひいては社会システムや技術のあり方の方向性を示唆するものである。障害者福祉においては，現在，平成15年度からの「支援費制度」の導入の準備，平成14年度で終了する「障害者計画」「障害者プラン」の次期計画，プランの検討等が行われており，障害者施策の一つのふしめの時期であるとも言えるが，今後，障害者を取り巻く環境を含めた障害の評価という考え方は大きな意義を持つものであろう。

　また，ICFと，現在，WHOが世界銀行などとともに進めている，疾病や障害の社会経済的影響評価に関するプログラムとの関係も注目される。このプログラムは，以前のICIDH作成時には，まだ十分にWHOの中にも加盟国にも浸透していなかったものであるが，この点においても，ICFの意義は大きいと考えられる。

　現在，具体的なICFの活用のあり方については，WHOにおいて検討が進められているが，わが国においても，WHOの検討成果を踏まえながら，わが国の現状を踏まえた活用を検討していくことが必要である。今回の日本語版の発行は，障害者に関する専門家のみならず，障害者自身や家族を含めた様々な方々の「共通言語」として，また，ICFの考え方を広く普及していく上で大きな意義があると考えている。

今回，ICF日本語版の発行にあたって，まず，日本語訳の作成にご尽力された皆様に，敬意を表するとともに，この日本語版がひろく活用されることを期待する。

平成14年7月

厚生労働省社会・援護局障害保健福祉部長

高原　亮治

目　次

ICF 日本語版発行によせて
まえがき
謝　辞

序　論　　　　　　　　　　　　　　　　　　　　　　　　　　1
1．背　景　　　　　　　　　　　　　　　　　　　　　　　3
2．ICF の目的　　　　　　　　　　　　　　　　　　　　　5
　2-1．ICF の適用／5
3．ICF の特性　　　　　　　　　　　　　　　　　　　　　6
　3-1．ICF が扱う範囲／6
　3-2．ICF の視野／7
　3-3．分類の単位／8
　3-4．ICF が提供される形／8
4．ICF 構成要素の概観　　　　　　　　　　　　　　　　　9
　4-1．心身機能・身体構造／機能障害（構造障害を含む）／11
　4-2．活動と参加／活動制限と参加制約／13
　4-3．背景因子／15
5．生活機能と障害のモデル　　　　　　　　　　　　　　16
　5-1．生活機能と障害の過程／16
　5-2．医学モデルと社会モデル／18
6．ICF の使用　　　　　　　　　　　　　　　　　　　　19

第1レベルまでの分類　　　　　　　　　　　　　　　　　25

第2レベルまでの分類　　　　　　　　　　　　　　　　　29

詳細分類と定義　　　　　　　　　　　　　　　　　　　　55
　心身機能　　　　　　　　　　　　　　　　　　　　　　　57

目次

1. **精神機能**……………………58
   - 全般的精神機能／58
   - 個別的精神機能／62
2. **感覚機能と痛み**……………………69
   - 視覚および関連機能／69
   - 聴覚と前庭の機能／71
   - その他の感覚機能／73
   - 痛み／74
3. **音声と発話の機能**……………………76
4. **心血管系・血液系・免疫系・呼吸器系の機能**……………………79
   - 心血管系の機能／79
   - 血液系と免疫系の機能／81
   - 呼吸器系の機能／82
   - 心血管系と呼吸器系の付加的機能と感覚／83
5. **消化器系・代謝系・内分泌系の機能**……………………85
   - 消化器系に関連する機能／85
   - 代謝と内分泌系に関連する機能／88
6. **尿路・性・生殖の機能**……………………91
   - 尿路機能／91
   - 性と生殖の機能／92
7. **神経筋骨格と運動に関連する機能**……………………95
   - 関節と骨の機能／95
   - 筋の機能／96
   - 運動機能／99
8. **皮膚および関連する構造の機能**……………………103
   - 皮膚の機能／103
   - 毛と爪の機能／104

身体構造 ——105

1. 神経系の構造……………………107
2. 目・耳および関連部位の構造……………………109
3. 音声と発話に関わる構造……………………111
4. 心血管系・免疫系・呼吸器系の構造……………………113
5. 消化器系・代謝系・内分泌系に関連した構造……………………115
6. 尿路性器系および生殖系に関連した構造……………………116
7. 運動に関連した構造……………………118
8. 皮膚および関連部位の構造……………………122

活動と参加 ——————————————————————————— 123

1 学習と知識の応用……………………125
目的をもった感覚的経験／125
基礎的学習／125
知識の応用／126

2 一般的な課題と要求……………………129

3 コミュニケーション……………………132
コミュニケーションの理解／132
コミュニケーションの表出／133
会話並びにコミュニケーション用具および技法の利用／134

4 運動・移動……………………137
姿勢の変換と保持／137
物の運搬・移動・操作／139
歩行と移動／142
交通機関や手段を利用しての移動／144

5 セルフケア……………………146

6 家庭生活……………………150
必需品の入手／150
家事／151
家庭用品の管理および他者への援助／153

7 対人関係……………………156
一般的な対人関係／156
特別な対人関係／158

8 主要な生活領域……………………161
教育／161
仕事と雇用／162
経済生活／163

9 コミュニティライフ・社会生活・市民生活……………………165

環境因子 ——————————————————————————— 169

1 生産品と用具……………………171
2 自然環境と人間がもたらした環境変化……………………179
3 支援と関係……………………183
4 態度……………………185
5 サービス・制度・政策……………………188

付 録   201

- 付録1　分類法および用語法の問題／203
- 付録2　ICFのコード化に関するガイドライン／211
- 付録3　活動と参加のリストの使い方／225
- 付録4　事例集／229
- 付録5　ICFと障害のある人々／232
- 付録6　ICFの使用に関する倫理的ガイドライン／234
- 付録7　改定の概要／236
- 付録8　ICFの将来の方向性／240
- 付録9　理想的および最低限の健康情報システムまたは調査のために提案されたICFデータの要件／243
- 付録10　感謝の言葉／244

索 引   255

まえがき

1 はじめに

　国際生活機能分類（以下「ICF」という。）とは，人間のあらゆる健康状態に関係した生活機能状態から，その人をとりまく社会制度や社会資源までをアルファベットと数字を組み合わせた方式で分類し，記述・表現をしようとするものである。ICFでは，人間の生活機能と障害について，「心身機能・身体構造」，「活動と参加」，それに影響を及ぼす「環境因子」について，合計約1500項目に分類している。

　それぞれの項目は，アルファベットと数字を組み合わせた方式でコード化され，アルファベットは，「b」，「s」，「a」，「p」，「e」が用いられ，それぞれ「心身機能」，「身体構造」，「活動」，「参加」，「環境」を意味している。また，文字の後に続く数字は，左から1桁めが第1レベル（章番号），それに続く3桁めまでが第2レベルの分類，4桁めまでが第3レベルの分類，5桁で第4レベルの分類と，だんだんと細分化された分類の構造となっている。

　このICFは，世界保健機関（以下「WHO」という。）において，1980年に国際疾病分類（ICD）の補助として発表された，機能障害と社会的不利に関する分類であるWHO国際障害分類（ICIDH）の改定版として，2001年5月，ジュネーブで開かれた第54回WHO総会において採択がなされたものである。

　この改定により，国際障害分類の内容が大幅に見直しがなされ，ICFとして充実された。その最も大きな特徴は，単に心身機能の障害による生活機能の障害を分類するという考え方でなく，活動や社会参加，特に環境因子というところに大きく光を当てていこうとする点である。

　例えば，同じレベルの機能障害があったとしても，段差のない道路や，駅のエレベーターなどが整備されているバリアフリーの環境で生活すれば，そうした整備が遅れている環境で生活することと較べて，格段に活動や参加のレベルが向上することとなる。ICFにおいては，環境因子の中に「e120　個人的な屋内外の移動と交通のための生産品と用具」などの項目が設定され，こうした環境を評価することができるように構成されている。このようなICFの考え方は，今後の障害者に向けての保健・医療・福祉サービスの方向性を示唆しているものと考えられる。

　こうした特徴を持つICFを活用することによって，

① 障害や疾病を持った人やその家族，また，そうした人にサービスを提供する保健・医療・福祉等の幅広い分野の従事者が，これを用いて，障害や疾病の状態などを表現することによって，共通理解を持つこと，
② ICFを用いることによって，さまざまな障害者に向けたサービスを提供する施設や機関などで行われるサービスの計画や評価，記録などのために実際的な手段を提供すること，
③ 障害者に関するさまざまな調査や統計について，国内はもとより国際的にも比較検討する標準的な枠組みを提供すること，

などが可能になるものと考えられる。

2　ICF策定の経緯

　1970年代より，世界保健機関（以下「WHO」という。）において障害に関する分類法について検討が始まり，1980年に，国際疾病分類（以下「ICD」という。）の第9回修正に際して，補助分類として，機能障害と社会的不利に関する分類であるWHO国際障害分類（International Classification of Impairments, Disabilities and Handicaps：以下「ICIDH」という。）が発表された。この翻訳作業は，厚生統計協議会第四部会（疾病，傷害及び死因統計分類に関する部会）の障害分類専門委員会において行われ，日本語版は1985年に「WHO国際障害分類試案（仮訳）」として発行された。

　このICIDHのわが国における活用については，ICIDHがWHOから出版されるに際して，その序論において使用目的（for trial purposes）と記されているように，多分に試行的かつ研究的な色彩を持つものであるため，必ずしも実際的に広く活用されているとは言えない状態であった。

　その後，1990年代より，ICIDHの改訂の検討が始まり，1997年3月に，それまでの数年間に取りまとめられた提案を基に「ベータ案」が作成された。この案は，1997年4月の改定会議で提示され，会議の議論をまとめた後に，フィールドトライアルのためにICIDH-2ベータ1案として発行された。

　ベータ1案のフィールドトライアルは，1997年6月から1998年12月まで行われ，それによってとりまとめられた全てのデータと，その他のフィードバックに基づいて，ベータ2案が1999年の夏に発表された。

　その後，ベータ2案に対してさまざまな意見があり，必要な修正が加えられ，最終的に2001年5月，第54回WHO総会において，WHO国際障害分類（ICIDH）の改定版として，国際生活機能分類（ICF）が，採択された。

3　ICF日本語版作成への動き

1　ICFの原案（ICIDH-2ベータ2案）の翻訳

1999年段階のICIDH-2ベータ2案の翻訳作業は，ベータ2案が発表した直後からWHO国際障害分類日本協力センター（代表：上田　敏　（財）日本障害者リハビリテーション協会副会長）が下訳作業に入り，国内外の専門家や学術団体，障害当事者団体等に意見聴取を行ったうえで，最終的に2000年12月に発行された。

2　ICF日本語版の作成

ICFは，2001年5月に開催された第54回WHO総会において，WHO国際障害分類（ICIDH）の改定版として，採択された。これを受けて，2001年6月21日に，厚生労働省において第1回の「国際障害分類の仮訳作成のための検討会」が開催され，具体的なICFの日本語訳の作成作業が着手された。

ICFの項目は，膨大かつ多岐にわたるため，この検討会の組織としては，図1に示したように，検討会の下に6つの作業班をおき，専門事項ごとに検討をすすめた。検討会委員については，表1に示したように，各作業班の班長と学識経験者からなる12名で構成し，各作業班の委員としては，それぞれの専門分野から数名を委嘱した。

各作業班においては，表2に示したように，7月から11月に会議を開催し，WHO国際障害分類日本協力センターが発行した平成11年段階のICFの原案（ICIDH-2ベータ2案）の訳を基礎として，それぞれの分野ごとに検討を行い，その成果について，2001年12月4日に開催した第2回検討会において，検討会としての案をとりまとめ，2002年1月，厚生労働省が仮訳を作成した。

しかしながら，ICF日本語版は，障害者に関する専門家のみならず，障害者自身や家族を含め，さまざまな方々の「共通言語」として，人々の健康度や障害について，また障害者に対する保健医療福祉のサービスや社会参加について考える場面で，広く活用いただくことを目的としているため，ICFに関連すると考えられる学術団体（63団体），国立研究所等（13機関），専門職団体（35団体），障害当事者団体（35団体），及び都道府県等に対し，2002年1月末に仮訳を送付し，2002年2月末締めで意見聴取を行った。

これにより，さまざまな団体や個人から，貴重な意見が寄せられ，それについて厚生労働省において検討がなされ，ICF日本語版が作成された。

図1 国際障害分類の仮訳作成のための検討会の概要

国際障害分類の仮訳作成のための検討会
　委員構成　12名（うち6名は各作業班長を兼ねる）
　検討事項　仮訳の作成方針
　　　　　　仮訳の内容検討等

仮訳の原案作成（それぞれの作業班を1～3回程度開催）

国際障害分類(仮称)の領域毎に仮訳原案を作成するための「作業班」を設置する

第1作業班（精神機能）
　委員構成　3名

第2作業班（感覚機能・音声と発話の機能）
　委員構成　5名

第3作業班（心血管系・血液系・免疫系・呼吸器系の機能）
　委員構成　4名

第4作業班（消化器系・代謝系・内分泌系の機能・皮膚および関連する構造の機能）
　委員構成　3名

第5作業班（神経筋骨格と運動に関する機能・尿路系・性・生殖の機能）
　委員構成　5名

第6作業班（活動・参加・環境）
　委員構成　10名

表1　検討会委員名簿

○　検討会　　　　　　　　　　　（◎は検討会委員長，＊は作業班長；50音順敬称略）

氏　　名	所　　属
＊和泉　徹	北里大学医学部内科学教授
上田　敏	(財)日本障害者リハビリテーション協会副会長
＊大橋　謙策	日本社会事業大学社会福祉学部福祉計画学科教授
岡田　喜篤	川崎医療福祉大学副学長
＊金澤　康徳	自治医科大学名誉教授(内科学)
＊小松崎　篤	東京医科歯科大学医学部名誉教授(耳鼻咽喉科学)
＊高橋　清久	国立精神・神経センター総長
千野　直一	慶應義塾大学医学部リハビリテーション医学教授
中野　敏子	明治学院大学社会学部社会福祉学科教授
◎仲村　英一	(財)日本医療保険事務協会理事長
＊初山　泰弘	国際医療福祉大学大学院長
星　北斗	(社)日本医師会常任理事

○　第1作業班（精神機能）　　　　　　　　　　　（＊は班長；50音順敬称略）

氏　　名	領　　域	所　　属
菅原　道哉	精　神	東邦大学医学部精神神経科学教授
＊高橋　清久	精　神	国立精神・神経センター総長
中根　允文	精　神	長崎大学医学部精神神経科学教授

まえがき

○ 第2作業班（感覚機能・音声と発話の機能） （＊は班長：50音順敬称略）

氏　　　名	領　　域	所　　　　　属
飯野ゆき子	耳鼻咽喉科	帝京大学医学部耳鼻咽喉科学助教授
小口　芳久	眼　　　科	慶應義塾大学医学部眼科学教授
＊小松崎　篤	耳鼻咽喉科	東京医科歯科大学医学部名誉教授
田中　靖彦	眼　　　科	国立東京医療センター院長
道　健一	歯　　　科	昭和大学歯学部教授

○ 第3作業班（心血管系・血液系・免疫系・呼吸器系の機能）
　　　　　　　　　　　　　　　　　　　　　　（＊は班長：50音順敬称略）

氏　　　名	領　　域	所　　　　　属
＊和泉　徹	循　環　器	北里大学医学部内科学教授
川城　丈夫	呼　吸　器	国立療養所東埼玉病院長
木村　哲	免　　　疫	東京大学医学部感染制御学教授
溝口　秀昭	血　　　液	東京女子医科大学内科学教授

○ 第4作業班（消化器系・代謝系・内分泌系の機能・皮膚および関連する構造の機能）
　　　　　　　　　　　　　　　　　　　　　　（＊は班長：50音順敬称略）

氏　　　名	領　　域	所　　　　　属
小俣　政男	消　化　器	東京大学大学院器官病態内科学教授
＊金澤　康徳	代　　　謝	自治医科大学名誉教授
西岡　清	皮　膚　科	東京医科歯科大学大学院環境皮膚免疫学教授

○ 第5作業班（神経筋骨格と運動に関する機能・尿路系・性・生殖の機能）

（＊は班長：50音順敬称略）

氏　　名	領　　域	所　　　　属
佐藤　徳太郎	リハビリテーション	国立身体障害者リハビリテーションセンター更生訓練所長
＊初山　泰弘	整　形　外　科	国際医療福祉大学大学院長
松島　正浩	泌　尿　器	東邦大学医学部長
柳澤　信夫	神　　　経	国立中部病院名誉院長
吉村　泰典	産　婦　人　科	慶應義塾大学医学部産婦人科学教授

○ 第6作業班（活動・参加・環境）　　　　　　　（＊は班長：50音順敬称略）

氏　　名	領　　域	所　　　　属
朝日　雅也	職業リハビリテーション	埼玉県立大学講師
伊藤　利之	リハビリテーション	横浜市総合リハビリテーションセンター長
上田　敏	リハビリテーション	（財）日本障害者リハビリテーション協会副会長
＊大橋　謙策	社　会　福　祉	日本社会事業大学社会福祉学部福祉計画学科教授
奥住　秀之	知　的　障　害	東京学芸大学教育学部付属特殊教育研究施設講師
小澤　温	社　会　福　祉	大阪市立大学助教授
長澤　泰	建　築　学	東京大学工学部教授
中根　允文	精　神　障　害	長崎大学医学部精神神経科学教授
中野　敏子	社　会　福　祉	明治学院大学社会学部社会学科教授
松井　亮輔	社　会　福　祉	北星学園大学教授

表2　ICF日本語版作成の経過

平成13年6月

- 第1回「国際障害分類作成のための検討会」の開催：平成13年6月21日（木）
- 作業班による分野ごとの検討（7月～11月）
  - 第1作業班（精神機能）　　　　　　　　　　　　　　　　　：7月10日（火）
  - 第2作業班（感覚機能・音声と発話の機能）　　　　　　　　：8月1日（水）
  - 第3作業班（心血管系・血液系・免疫系・呼吸器系の機能）　：7月23日（月）
  - 第4作業班（消化器系・代謝系・内分泌系の機能／皮膚および
    関連する構造の機能）　　　　　　　　　　　　　　　　　：7月16日（月）
  - 第5作業班（神経筋骨格と運動に関する機能・尿路系・性・
    生殖器の機能）　　　　　　　　　　　　　　　　　　　　：7月27日（金）
  - 第6作業班（活動・参加・環境）　　：8月23日（木），9月12日（水），11月15日（木）
- 第2回「国際障害分類作成のための検討会」の開催：平成13年12月4日（火）

平成14年1月

- 仮訳の完成
- 仮訳を社会保障審議会障害者部会に報告
- 仮訳を関係省庁，関係学術団体，専門職団体，障害当事者団体等に送付

平成14年2月～3月

- 幅広く関係者等から意見聴取

平成14年7月

- 国際生活機能分類（ICF）日本語版完成

4　ICF日本語版作成の基本的考え方

1　日本語としての形態

　ICF日本語版は，わが国における保健・医療・福祉のサービスの専門家のみならず，障害や疾病を持った人自身やその家族，障害や疾病の状態などについて共通理解を持つための媒体として用いることを目的としている。したがって，当然のことながら，難解な専門用語を用いるのではなく，日本語として，こなれた表現で，より分かりやすい翻訳であることが求められる。

　一方で，最終的には，このICF日本語版が日本語としての公定訳となるわけであり，今後，わが国において広く定着していくことを考えると，用語として正しいものであることも求められる。

　こうしたことから，今回の翻訳に当たっては，

① 　できる限り難解な専門用語を用いないで表現し，
② 　分類項目の定義（説明文）では，直訳でなく，できる限り日本語としてこなれた表現とすることを原則としているが，こうした原則を当てはめた場合に，
① 　原文の意味を著しく損なうことになったり，
② 　将来的に混乱が生じることが懸念されるような場合には，原則にとらわれることなく，その状況に応じて適宜，用語や文体を選択している。

　その他，以下のような観点で翻訳作業を行っている。

・　日本語に訳すことが難しい，あるいは適切でない用語であって，ある程度外来語として定着している用語はカタカナ表記で表現した。
・　定義（説明文）の中では，日本語に訳した単語の意味が原文と多少ずれて解釈されるおそれがある場合には，単語の説明を括弧書きで表記した。ただし，原語そのものは用いていない。
・　分類項目（分類リスト）の日本語訳は，できるだけ簡潔を旨とした。なお，簡潔に表現すると，それだけでは分かりにくいものもあるが，定義（説明文）の中で分かるように工夫した。
・　現在分詞（……ing）の取り扱いについて，統一した取り扱いとせず，名詞を用いたり，「……すること」と表記したり，日本語として表現がよりこなれたものとなるように選択している。

2　標題について

　国際障害分類の原文の名称が，「International Classification of Impairments, Disabilities and Handicaps (ICIDH)」から，「International Classification of Functioning, Disability and Health(ICF)」と変更されており，日本語訳としての標題をどのようにするべきかについて，「国際障害分類の仮訳作成のための検討会」の中で，かなりの時間を割いて議論が行われた。

　主な議論としては，WHOにおいて標題名が変わったとしても，
① 　わが国においては「国際障害分類」という名称が既に関係者に定着していること，
② 　直訳をすると，「生活機能，障害と健康に関する国際分類」となるが，普及という観点に立てば，日本語としての標題もより簡潔であるべきこと，
から，「国際障害分類改定版（ICF）」としてはどうかとの意見があった。

　一方で，使う用語について，例えば「能力障害」「社会的不利」といったICIDHでは負の側面を捉えていた用語を，ICFでは，それぞれ「活動」「参加」というように，前向きあるいは中立的な表現を用いており，こうした改定の趣旨を活かし，「国際障害分類」ではなく「国際機能分類」あるいは「国際生活機能分類」としてはどうかとの意見があった。

　これらの点について，議論が重ねられ，将来的には「障害」という用語を標題から抜く方向をめざすとしても，現時点では時期尚早という問題点も指摘されたが，できる限り，負の側面を捉えるのではなく前向きな表現とするという今回の改定の趣旨を尊重し「国際生活機能分類」とされた。

　また，「functioning」は，身体機能のみならず，社会参加や活動をも視野に入れた包括的な用語として用いられているため，その訳としては「生活機能」としている。

　なお，ICIDHとの継続性を表現するため，また，標題から「障害」という用語が抜けることを補うという意味から，「国際障害分類改定版」を副題として記載することとされた。

3　「other specified」，「unspecified」の訳語について

　ICF日本語版においては，国際疾病分類（ICD-10）に準じて，それぞれ「その他の特定の」，「詳細不明の」としている。

　また，「other specified」，「unspecified」の部分の読点の振り方については，機械的でなく，読みやすいように適宜，読点を振っている。

5　おわりに

　前述したように，改定された国際障害分類の最も大きな特徴は，「環境因子」の分類が加えられた点である。

　このような，単に心身機能の障害による生活機能の障害を分類するという考え方でなく，活動や社会参加，特に環境因子というところに大きく光を当てていこうとする国際障害分類の考え方は，今後の保健・医療・福祉サービスの方向性を示唆しているものと考えられる。

　例えば，改定された国際障害分類を用いて，総合的に障害を持つ人が生活する上での環境を評価することができれば，その人にとってのバリアフリーの環境整備に向けて，具体的な対応を検討することが容易になる。その結果，環境が整備されれば，活動や社会参加のレベルの向上につながっていく。

　現在，各自治体のサービスとして，バリアフリーのまちづくりに向けての取り組みがなされているが，障害者をとりまく「環境」の整備が重要であるというICFの趣旨を踏まえ，今後一層，こうした方向性で施策が充実されることが望まれる。

　なお，ICFそのものの日本語版はできたわけであるが，具体的なICFの活用のあり方については，現在，WHOにおいて検討が進められているところであり，わが国においても，こうした検討の成果を踏まえながら，ICFの活用方策を検討していくことが求められる。

謝　辞

　ICF 日本語版の発行に当たって，まず，「国際障害分類の仮訳作成のための検討会」における検討の基礎とした平成 11 年段階の ICF の原案(ICIDH-2 ベータ 2 案)の訳を中心となって作成いただいた，「WHO 国際障害分類日本協力センター」の
- 上田　敏　　代表　　((財)日本障害者リハビリテーション協会副会長)
- 佐藤　久夫　事務局長（日本社会事業大学教授）
- 大川　弥生　副事務局長（国立長寿医療研究センター老人ケア研究部長）

の方々に厚く感謝申し上げたい。

　また，今回の実際の翻訳作業に携わっていただいた，「国際障害分類の仮訳作成のための検討会（委員長：仲村英一　（財）日本医療保険事務協会理事長）」及びその作業班の委員には，貴重な時間を費やし，多大なご尽力を賜り，こころから感謝申し上げたい。

　さらに，仮訳の段階で，多くの貴重な意見を賜った，ICF に関係する学術団体や専門職団体，障害当事者団体等の方々に対し，この紙面を借りて深く感謝申し上げる。

謝辞

意見聴取学術団体リスト

学会
日本学術会議
日本医学会
日本解剖学会
日本生理学会
日本癌学会
日本血液学会
日本内分泌学会
日本内科学会
日本小児科学会
日本循環器学会
日本精神神経学会
日本外科学会
日本整形外科学会
日本産科婦人科学会
日本眼科学会
日本耳鼻咽喉科学会
日本泌尿器科学会
日本ハンセン病学会
日本公衆衛生学会
日本脳神経外科学会
日本神経学会
日本老年医学会
日本リハビリテーション医学会
日本呼吸器学会
日本腎臓学会
日本リウマチ学会
日本先天異常学会
日本肝臓学会
日本形成外科学会
日本心身医学会
日本小児神経学会
日本音声言語医学会
日本義肢装具学会
日本歯科医学会
日本児童青年精神医学会
日本社会精神医学会
日本重症心身障害学会
日本神経心理学会
日本心臓リハビリテーション学会
日本てんかん学会
日本脳卒中学会
日本発達障害学会
日本パラプレジア医学会
日本病院・地域精神医学会
特別なニーズ教育とインテグレーション学会
日本医療社会福祉学会
日本介護福祉学会
日本建築学会
日本社会福祉学会
日本職業リハビリテーション学会
日本心理臨床学会
日本精神障害者リハビリテーション学会
日本地域福祉学会
日本特殊教育学会
日本難病看護学会
日本人間工学会
日本発達心理学会
日本福祉文化学会
日本保健福祉学会
日本リハビリテーション看護学会
日本レジャー・レクリエーション学会
日本老年社会科学会
人間―環境学会

国立研究所
国立医療・病院管理研究所
国立環境研究所
国立がんセンター研究所
国立教育研究所
国立健康・栄養研究所
国立公衆衛生院
国立国際医療センター研究所
国立社会保障・人口問題研究所
国立循環器病センター研究所
国立身体障害者リハビリテーションセンター研究所
国立長寿医療研究センター
国立特殊教育総合研究所
障害者職業総合センター

専門職団体等
介護療養型医療施設連絡協議会
きょうされん
ゼンコロ
全国公立病院連盟
全国自治体病院協議会
全国社会福祉協議会
全国障害者問題研究会
全国精神障害者社会復帰施設協会
全国精神障害者地域生活支援協議会
全国老人福祉施設協議会
全国老人保健施設協会
全日本病院協会
東京都児童相談センター
東京都心身障害福祉センター
日本医師会
日本医療社会事業協会
日本医療法人協会
日本介護福祉士会
日本看護協会
日本義肢協会
日本言語療法士協会
日本作業療法士協会
日本歯科医師会
日本肢体不自由児協会
日本社会福祉士会
日本障害者雇用促進協会
日本私立病院協会
日本精神科病院協会
日本精神保健福祉士協会
日本聴能言語士協会
日本病院会
日本理学療法士協会
日本リハビリテーション病院・施設協会
労働福祉事業団

当事者団体
DPI 日本会議
あせび会（稀少難病患者会）
障害者の生活と権利を守る全国連絡協議会
障害者の生活保障を要求する連絡会議
全国言語障害児をもつ親の会
全国視覚障害児（者）の親の会
全国肢体不自由児者父母の会連合会
全国重症心身障害児（者）を守る会
全国障害者とともに歩む兄弟姉妹の会
全国自立生活センター協議会
全国腎臓病協議会
全国心臓病の子供を守る会
全国精神障害者家族会連合会
全国精神障害者団体連合会
全国脊髄損傷者連合会
全国聴覚障害者親の会連合会
全国難聴児を持つ親の会
全国難病団体連絡協議会
全日本手をつなぐ育成会
全日本難聴者・中途失聴者団体連合会
全日本ろうあ連盟
日本オストミー協会
日本肝臓病患者団体協議会
日本筋ジストロフィー協会
日本コンチネンス協会
日本自閉症協会
日本障害者協議会
日本心身障害児協会
日本身体障害者団体連合会
日本ダウン症協会
日本知的障害者福祉協会
日本知的障害福祉連盟
日本てんかん協会
日本盲人会連合
日本リウマチ友の会

日本障害者リハビリテーション協会
全国盲ろう者協会
日本盲人社会福祉施設協議会
銀鈴会
日本ライトハウス
全国社会福祉協議会
日本盲人職能開発センター

ICF

序論

1. 背景

　この本には**国際生活機能分類：国際障害分類改定版**(International Classification of Functioning, Disability and Health, ICF) を収めている[1]。ICF 分類の目的を一言でいうと，健康状況と健康関連状況を記述するための，統一的で標準的な言語と概念的枠組みを提供することである。ICF には健康の構成要素の定義（説明文）と，安寧（well-being）の構成要素のうちで健康に関連したもの（例えば，教育や労働）の定義とが示されている。したがって，ICF に含まれている領域（domain）には，**健康領域**と**健康関連領域**の 2 種類があるということができる。これらの領域は身体，個人，社会という 3 つの視点に立って，2 つの基本的なリストに記述されている。すなわち(1)心身機能・身体構造（以下心身機能・構造と略）(body functions and structures) と(2)活動 (activities) と参加 (participation)[2] とに分類して，ICF は，ある健康状態にある人に関連するさまざまに異なる領域(domains)[3]（例：ある病気や変調をもつ人が実際にしていること，またはできること）を系統的に分類するものである。ここで**生活機能** (functioning) とは心身機能・構造，活動，参加の全てを含む包括用語である。同様に**障害** (disability) は，機能障害（構造障害を含む），活動制限，参加制約の全てを含む包括用語として用いられている。ICF は更に環境因子のリストを含んでおり，これは以上のすべての構成概念 (constructs) と相互作用するものである。このように ICF は，利用者がさまざまな領域における個人の生活機能，障害および健康について記録するのに役立つものである。

　ICF は，健康の諸側面に関して WHO が開発した「国際分類ファミリー」に属している。WHO 国際分類ファミリーは，健康に関する幅広い情報（例：診断，生活機能と障害，保健サービスの受診理由）をコード化するための枠組みを提供し，健康と保健に関する諸専門分野および諸科学分野にまたがる国際的な情報交換を可能とする標準的な共通言語を提供するものである。

---

1) これは 1980 年に WHO（世界保健機関）が試案として発行した国際障害分類，すなわち ICIDH の改定版にあたる。これは過去 5 年間にわたる系統的なフィールドトライアルと国際的な議論をへて開発され，2001 年 5 月 22 日に第 54 回世界保健会議(WHO 総会)によって承認され（決議 WHA 54.21），国際的に用いられることになった。

2) これらの用語は，以前用いられていた「機能障害 (impairment)」，「能力障害 (disability)」，「社会的不利 (handicap)」にとって代わり，分類の視野を拡大して，マイナス面だけでなくプラス面をも記述できるようにしたものである。これらの新しい用語は序論で定義され，更に分類の中で詳細に説明されている。これらの用語は特殊な意味に用いられており，日常生活で用いられる意味とは異なることに注意していただきたい。

3) 領域 (domain) とは，生理的機能，解剖的構造，行為，課題，生活・人生のさまざまな分野における，実際的で有意義な組合せをなした複数の項目のまとまりのことである。

WHOの国際分類では，健康状態（病気〈疾病〉，変調，傷害など）は主にICD-10（国際疾病分類第10版）[4]によって分類され，それは病因論的な枠組みに立ったものである。健康状態に関連する生活機能と障害はICFによって分類される。したがって，ICD-10とICFとは相互補完的であり[5]，利用者にはこの2つのWHO国際分類ファミリーメンバーを一緒に利用することを奨めたい。ICD-10は，病気，変調やその他の健康状態の「診断」を提供し，それによる情報はICFによる生活機能についての付加情報によってより豊かなものとなる[6]。診断に生活機能を付け加えることによって，人々や集団の健康に関するより広範かつ有意義な像が提供されることになり，これは意思決定のために用いることができる。

　WHO国際分類ファミリーは，国際的背景において集団の健康を記述し比較するための価値の高いツール（道具）である。死亡率に関する情報（ICD-10による）と，健康に関連して起こるさまざまな状況についての情報（ICFによる）とを統合することにより，集団の健康の総括的指標を作ることもでき，それは集団の健康状態とその分布をモニターしたり，さまざまな死因や病気がどのようにそれに影響しているのかを評価するのに役立つであろう。

　ICFは「疾病の結果（帰結）」の分類（1980年版）から「健康の構成要素」の分類へと移行してきた。「健康の構成要素」とは健康を構成するものを明らかにするものであり，一方「結果（consequences）」は病気やその他の健康状態の結果として起こりうる影響に焦点をあてるものである。このようにICFは原因となる病気については中立的な立場をとっており，調査者は適切な科学的方法を用いて因果関係の推測を行うことができる。同様にこのアプローチは，「健康の決定因子」や「危険因子」を求めるアプローチとも異なるものである。しかしながら，決定因子や危険因子の研究を助けるために，ICFには個人が生活している背景を示す環境因子のリストが含まれている。

4）International Statistical Classification of Diseases and Related Health Problems, Tenth Revision, Vols. 1-3. Geneva, World Health Organization, 1992-1994.（日本版，厚生省大臣官房統計情報部編，疾病，傷害および死因統計分類概要〈ICD-10準拠〉，1－3巻，厚生統計協会，1993-1996）

5）ICD-10とICFにある重複を認識しておくことも大切である。ICFもICD-10もともに身体系からはじまっている。機能障害（構造障害を含む）は身体の構造と機能に関するものであり，この構造・機能はふつう「疾病過程」の一部をなし，ICD-10にも使われている。しかしながら，ICD-10では機能と形態の障害は徴候と症状として「疾病」を形作る集合体の一部として用いられ，時には保健サービスへの受診理由としても用いられる。一方，ICFの体系では，機能障害は健康状態に関連した心身機能の問題そのものとして用いられている。

6）同じ疾患をもつ2人の人が，異なった生活機能の水準にあることがありうるし，逆に同じ生活機能レベルにある2人の人が必ずしも同じ健康状態にあるとは限らない。したがって，組み合わせて使用することによって医療の目的で使う時のデータの質が向上する。この目的の場合には通常の診断手順を省略すべきでない。その他の目的のためには，ICFを単独で使用してよい。

2. ICFの目的

ICFは多くの目的に用いられうる分類であり，さまざまな専門分野や異なった領域で役立つことを目指している。ICFの目的を個別にみると，以下のとおりである。

・健康状況と健康関連状況，結果，決定因子を理解し，研究するための科学的基盤の提供。

・健康状況と健康関連状況とを表現するための共通言語を確立し，それによって，障害のある人々を含む，保健医療従事者，研究者，政策立案者，一般市民などのさまざまな利用者間のコミュニケーションを改善すること。

・各国，各種の専門保健分野，各種サービス，時期の違いを超えたデータの比較。

・健康情報システムに用いられる体系的コード化用分類リストの提供。

上記の目的は相互に関連している。それは，ICFの必要性と使用のためには，異なる文化圏での保健政策，サービスの質の保証，効果評価などに，さまざまな消費者が利用できるような，有意義で実用的なシステムの構築が求められているからである。

2-1. ICFの適用

1980年の試案の公刊以来，ICIDHはさまざまな用途に使用されてきた。例えば；

・統計ツール（手段）として：データ収集・記録（例：人口統計，実態調査，管理情報システム）。

・研究ツールとして：結果の測定，QOLや環境因子の測定。

・臨床ツールとして：ニーズの評価，特定の健康状態と治療法との対応，職業評価，リハビリテーション上の評価，結果の評価。

・社会政策ツールとして：社会保障計画，補償制度，政策の立案と実施。

・教育ツールとして：カリキュラムの立案，市民啓発，ソーシャルアクション。

ICFは本来，健康分類および健康関連分類であるが，保険，社会保障，労働，教育，経済，社会政策，立法，環境整備のような他の領域でも用いられる。ICFは国連社会分類の1つとして認められ，また**障害者の機会均等化に関する標準規則**[7]の中で取りあげられ，それを組み入れている。このようにICFは，国際的な人権に関する諸規則・方針や，各国の法令を実施するための適切な手段を提供する。

ICFは，例えば社会保障や医療の評価，地域・国・国際レベルでの住民実態調査といったさまざまな場面で，幅広く適用するのに有用である。ICFが提供する情報整理の概念的枠組みは，予防と健康増進を含む個人的な保健ケア，および社会的障壁の除去や軽減による参加促進，社会的支援の推進に応用できる。また保健システムの研究においても，評価と政策立案の両面で活用が可能である。

3. ICFの特性

分類は，何を分類するのかが明確でなければならない。つまり，分類が扱う範囲，その視野，分類の単位，分類の構成，各項目の相互関係などである。ICFの基本的な特徴について，以下に説明する。

3-1. ICFが扱う範囲

ICFは，人の健康のすべての側面と，安寧(well-being)のうち健康に関連する構成要素のいくつかを扱うものであり，それらを**健康領域**および**健康関連領域**として記述する[8]。ICFは広い意味での健康の範囲にとどまるものであり，社会経済的要因によってもたらされるような，健康とは無関係な状況については扱わない。例えば，人種，性別(ジェンダー)，宗教，その他の社会経済的特徴のために現環境での課題の遂行において制約を受ける場合があるが，これらはICFで分類される健康関連の参加制約ではない。

ICFは，障害のある人だけに関するものとの誤解が広まっているが，ICFは**全ての人**に関する分類である。あらゆる健康状態に関連した健康状況や健康関連状況はICFによって記述すること

---

7) *The standard Rules on the Equalization of Opportunities for Persons with Disabilities*：障害者の機会均等化に関する標準規則。国連総会1993年12月20日，第48回会期で採択〈決議 48/96〉国連公共情報部発行，ニューヨーク；1994年

8) 健康領域の例は見ること，聞くこと，歩行，学習，記憶を含み，一方，健康関連領域の例は交通，教育，社会的相互関係を含む。

が可能である。つまり，ICF の対象範囲は普遍的である[9]。

3-2. ICF の視野

ICF は，人の生活機能と障害に関する状況の記述を可能にし，情報を組織化する枠組みとして役立つ。ICF は情報を，有意義な，相互に関連した，容易に利用しうるものとして構成する。

ICF は情報を 2 つの部門に整理している。第 1 部は生活機能と障害，第 2 部は背景因子を扱い，それぞれ 2 つの構成要素からなる。

1. 生活機能と障害の構成要素

身体の構成要素には 2 つの分類がある。心身機能と身体構造である。両分類の章立ては，身体系に従って構成されている。

活動と**参加**の構成要素は，個人的視点および社会的観点からみた生活機能のさまざまな側面を示す全領域をカバーしている。

2. 背景因子の構成要素

環境因子のリストは背景因子の第 1 の構成要素をなしている。環境因子は，生活機能と障害の全ての構成要素に影響を及ぼすものであり，個人の最も身近な環境から，全般的な環境へと向かうように構成されている。

個人因子も背景因子の構成要素である。しかし，社会的・文化的に大きな相違があるために，ICF では分類されていない。

ICF の第 1 部である「生活機能と障害」の構成要素（components）は，2 つの方法で表現される。つまり一方では，問題点（例：機能障害〈構造障害を含む〉，活動制限，参加制約。これらは**障害**〈disability〉という包括用語で要約される）を示すために用いることができる。他方では，健康状況と健康関連状況の問題のない（中立的な）側面，すなわち**生活機能**（functioning）という包括用語のもとに要約される側面を示すこともできる。

生活機能と障害のこれらの構成要素は，独立しているが互いに関連した 4 つの構成概念（constructs）によって評価され，それは具体的には評価点を用いてなされる。心身機能・構造は，生理的システムや解剖学的構造の変化によって評価される。活動と参加については，2 つの構成概

---

[9] Bikenbach JE, Chatterji S, Badley EM, Üstun TB.: Models of disablement, universalism and the ICIDH, *Social Science and Medicine*, 1999, 48: 1173-1187.

念（**能力**と**実行状況**）によって評価される（4-2参照）。

人の生活機能と障害は，健康状態（病気〈疾病〉，変調，傷害，ケガなど）と背景因子とのダイナミックな相互作用[10]と考えられる。前述したように，背景因子には個人因子と環境因子の2つがある。ICFは本分類の基本的構成要素である環境因子の包括的なリストを含んでいる。環境因子は生活機能と障害のあらゆる構成要素と相互に作用しあう。環境因子の基本的な構成概念とは，物的な環境や社会的環境，人々の社会的な態度による環境による，促進的あるいは阻害的な影響力である。

3-3. 分類の単位

ICFは健康状況と健康関連状況とを分類する。したがって分類の単位は，健康領域と健康関連領域における各種の**カテゴリー**である。ICFは人間を分類単位としていないことに留意することが大切である。すなわち，ICFは人々を分類するものではなく，それぞれの人の状況を，健康領域や健康関連領域の中で整理して記述するものである。さらに，この記述は常に環境因子や個人因子との関連においてなされるのである。

3-4. ICFが提供される形

ICFには，利用者の必要に応じて，2つの版がある。

本書に収められているICFの**完全版**は，第4レベルまでの詳細にわたる分類を示している。この4つのレベルは，より高次のレベル（第2レベルのすべての領域を含む）に集約することができる。第2レベルまでの体系はICFの**短縮版**としても提供されている。

---

[10] この相互作用は，利用者によって**過程**として見ることも，**結果**として見ることも可能である。

4. ICF構成要素の概観

> **定義**[11]
>
> 健康との関連において
>
> **心身機能** (body functions) とは，身体系の生理的機能（心理的機能を含む）である。
>
> **身体構造** (body structures) とは，器官・肢体とその構成部分などの，身体の解剖学的部分である。
>
> **機能障害（構造障害を含む）** (impairments) とは，著しい変異や喪失などといった，心身機能または身体構造上の問題である。
>
> **活動** (activity) とは，課題や行為の個人による遂行のことである。
>
> **参加** (participation) とは，生活・人生場面 (life situation) への関わりのことである。
>
> **活動制限** (activity limitations) とは，個人が活動を行うときに生じる難しさのことである。
>
> **参加制約** (participation restrictions) とは，個人が何らかの生活・人生場面に関わるときに経験する難しさのことである。
>
> **環境因子** (environmental factors) とは，人々が生活し，人生を送っている物的な環境や社会的環境，人々の社会的な態度による環境を構成する因子のことである。

これらの概念の概要は**表1**の通りである。更に詳しい説明が**5-1.**に具体的な用語で示されている。表1に示すように：

・ICFには2つの**部門**があり，それぞれは2つの**構成要素**からなる。

  第1部：生活機能と障害

      (a)心身機能 (Body Functions) と身体構造 (Body Structures)
      (b)活動 (Activities) と参加 (Participation)

  第2部：背景因子

      (c)環境因子 (Environmental Factors)
      (d)個人因子 (Personal Factors)

・各構成要素は肯定的と否定的の両方の用語から表現可能である。

・各構成要素はさまざまな領域からなり，それぞれの領域はカテゴリーに分かれ，それらが分類

---

11) 付録1．分類法および用語法の問題を参照。

の単位となる。個人の健康状況や健康関連状況は適切なカテゴリーコードを選び，それに**評価点**（qualifiers）をつけることによって記載される。評価点とは数字のコードであり，そのカテゴリーにおける生活機能や障害の程度または大きさ，あるいは環境因子が促進因子または阻害因子として作用する程度を明らかにする。

表1　ICFの概観

構成要素	第1部：生活機能と障害		第2部：背景因子	
	心身機能・身体構造	活動・参加	環境因子	個人因子
領域	心身機能身体構造	生活・人生領域（課題，行為）	生活機能と障害への外的影響	生活機能と障害への内的影響
構成概念	心身機能の変化（生理的）身体構造の変化（解剖学的）	能力標準的環境における課題の遂行実行状況現在の環境における課題の遂行	物的環境や社会的環境，人々の社会的な態度による環境の特徴がもつ促進的あるいは阻害的な影響力	個人的な特徴の影響力
肯定的側面	機能的・構造的統合性	活動参加	促進因子	非該当
	生活機能			
否定的側面	機能障害（構造障害を含む）	活動制限参加制約	阻害因子	非該当
	障害			

4-1. 心身機能・身体構造／
機能障害（構造障害を含む）

> **定義：心身機能**とは，身体系の生理的機能（心理的機能を含む）である。
> **身体構造**とは，器官・肢体とその構成部分などの，身体の解剖学的部分である。
> **機能障害（構造障害を含む）**とは，著しい変異や喪失などといった，心身機能または身体構造上の問題である。

(1) 心身機能と身体構造は，2つの別々のセクションに分けて分類されている。これら2つの分類は，並列的に使うようにできている。例えば，心身機能に「視覚機能」のような基本的な感覚を含み，それに対応する身体構造として「目および関連部位の構造」がある。

(2) 身体とは人体構造の全てを指し，脳とその機能である心も含まれる。したがって精神的（または心理的）機能は心身機能に含まれる。

(3) 心身機能・身体構造（以下心身機能・構造と略）は，身体系に従って分類されている。よって，身体構造は器官とはみなさない[12]。

(4) 構造面の障害は，奇形・欠陥・欠損，その他の身体構造の著しい変異を含む。機能障害は組織・細胞・細胞内器官・分子レベルの生物学的な知識に合わせて概念化されている。しかし，これらのレベルは実用的な観点からICFには含まれていない[13]。この部分の現在の分類は，機能障害の生物学的な基礎に基づいており，今後，細胞や分子レベルにまで分類を拡大する余地はあろう。医療分野の利用者にとって，機能障害はその基礎をなす病理と同じではなく，その病理が発現したものであるという点を注意することが大切である。

(5) 機能障害は，身体とその機能の医学的・生物学的状態に関する，一般に認められた一般人口の標準からの偏位を表すものである。何を機能障害とするかの定義は，本来，心身機能・構造を判断する資格を有するものによって，それらの標準に従って行われる。

---

[12] ICIDHの1980年版では，器官レベルという言葉が使われていたが，「器官」の定義は明瞭ではない。目と耳は伝統的には器官と考えられているが，その境界を定義することは困難であり，同じことが四肢や内臓についても当てはまる。身体の中に独立した部位や単位があるかのような，「器官」別の考え方の代わりに，ICFでは「身体構造」の用語を用いる。

[13] したがって，ICFの完全版を用いてコード化された機能障害は，他者または本人により直接の観察あるいは観察からの推測により，発見あるいは認めうるものでなくてはならない。

(6) 機能障害には，一時的なもの，恒久的なもの，進行するもの，回復していくもの，不変のもの，さらに断続的（間歇的）なもの，連続的なものがありうる．集団の規範からの逸脱には，軽いものも重いものも，時間とともに変動するものもある．それらの特徴は，主に小数点以下の評価点コードによって，記述され把握される．

(7) 機能障害は，その病因やその発生経過に依存するものではない．例えば，失明や手足の喪失は遺伝的異常によっても外傷によっても起こりうる．機能障害の存在は，必然的になんらかの原因を暗示するが，その原因だけでは，結果としての機能障害を説明するには十分でないこともありうる．また，機能障害がある場合には，心身機能または身体構造の異常があるわけだが，そのような異常はさまざまな病気，変調，その他の生理的状態のどれにでも関連しうるものである．

(8) 機能障害は，ある健康状態の一部であったり，そのひとつの表れであったりする．しかし必ずしも病気が存在しているとか，その人を病人とみなすべきだということを示すものではない．

(9) 機能障害は，変調や病気よりも範囲が広く包括的である．例えば，一下肢の喪失は構造障害であるが，変調や病気ではない．

(10) ある機能障害が原因となって，他の機能障害をもたらすことがある．例えば，筋力低下が運動機能を障害したり，心機能が肺機能の低下に関連したり，知覚障害が思考機能に関連したりすることもある．

(11) 心身機能・構造のカテゴリーとICD-10のカテゴリーのいくつかは，特に症状と徴候に関して重複しているように見える．しかしこの2つの分類は目的が異なる．ICD-10は，有病率とサービス利用を記述するための特定の章の中で症状を分類しており，ICFでは心身機能の一部としてそれらを示して，予防や患者ニーズの把握のために用いることができるようにしている．もっとも重要なことは，ICFでは心身機能・構造の分類が，活動や参加のカテゴリーとともに使うものとして作られていることである．

(12) 機能障害は定義された判定基準を用いて，各カテゴリーに分類される（例：閾値をあてはめてその存在の有無が判断される）．これらの判定基準は，心身機能・構造について共通であり，(a)喪失または欠損，(b)減少，(c)追加または過剰，(d)変異，である．機能障害が存在するとわかれば，ICFの共通評価点を用いてその程度を測ることができる．

(13) 環境因子は心身機能と相互に関連する．例えば，空気の質と呼吸，光と視覚，音と聴覚，気を散らすような刺激と注意力，床面の性状とバランスの保持，外気温と体温調節といっ

4-2. 活動と参加／活動制限と参加制約

定義：活動とは，課題や行為の個人による遂行のことである。
　　　参加とは，生活・人生場面への関わりのことである。
　　　活動制限とは，個人が活動を行うときに生じる難しさのことである。
　　　参加制約とは，個人が何らかの生活・人生場面に関わるときに経験する難しさのことである。

(1) 活動と参加の領域は，単一のリストとして示されており，それは「注意して視ること」や「基本的学習」から，「対人関係」や「雇用」といったような複雑な領域にまでいたる，全ての生活・人生領域をカバーしている。このリストの構成要素は，(a)「活動」，(p)「参加」，または両方を示すために用いることができる。これらの領域は，**実行状況**と**能力**の2つの評価点によって評価される。したがってこのリストから集計された情報は，重複や不要データのない一括表として示される（**表2**参照）。

表2　活動と参加の一括表

領域		評価点	
		実行状況	能力
d1	学習と知識の応用		
d2	一般的な課題と要求		
d3	コミュニケーション		
d4	運動・移動		
d5	セルフケア		
d6	家庭生活		
d7	対人関係		
d8	主要な生活領域		
d9	コミュニティライフ・社会生活・市民生活		

(2) **実行状況**(performance)の評価点とは，個人が現在の環境のもとで行っている活動／参加を表すものである。現在の環境は社会的状況を含むため，実行状況は，人々の実際生活の背景における「生活・人生場面への関わり」あるいは「生活経験」としても理解することができる[14]。この背景には，環境因子，すなわち「環境因子」の分類を用いてコード化できる，物的・社会的・態度的などの全ての側面が含まれている。

---

[14] 参加の定義には関与の概念が含まれている。「関与」の定義については，ある生活・人生分野に加わること，含まれること，あるいは参与することであり，また受け入れられること，あるいは必要な資源を利用できることである，などのさまざまな提案がなされている。表2の一括表の中で，参加の唯一可能な指標は，実行状況についてコード化することである。このことは，参加が自動的に実行状況に等しいということを意味しているものではない。関与の概念はまた，関与の主観的な経験（「属している」という意識）とは区別されるべきである。関与を別にコード化したい利用者は，付録2のコード化のガイドラインを参照されたい。

(3) **能力** (capacity) の評価点とは，ある課題や行為を遂行する個人の能力を表すものである。この構成概念は，ある領域についてある時点で達成することができる最高の生活機能レベルを示すことを目的としている。個人の完全な能力を評価するためには，異なる環境が個人の能力に対してもつさまざまな影響を中立化させるような「標準化された」環境をもつことが必要であろう。この「標準化された」環境とは，(a)テスト場面において能力評価のために通常用いられている実際の環境，または(b)それが不可能な場合，画一的な影響を有すると想定することができる仮想的な環境である。この環境は「画一的」(uniform) あるいは「標準的」(standard) 環境とよばれる。したがって，能力は環境により調整された個人の能力を反映する。この調整は，国際的な比較を行うために世界中の全ての国の全ての人について同じでなければならない。この画一的あるいは標準的な環境の特徴は環境因子の分類を用いてコード化することができる。能力と実行状況の間のギャップは現在の環境と画一的な環境の影響の差を反映し，したがって，実行状況を改善するために個人の環境に対して何をなすべきかについての有用な手引きを提供する。

(4) 能力と実行状況の評価点はいずれも，福祉用具や人的支援をともなう場合と，ともなわない場合の両方について用いることができる。福祉用具も人的支援も機能障害を消し去りはしないが，特定の領域の生活機能における諸制限を取り除くことができる。このような様式のコード化は特に個人の生活機能が福祉用具のない場合には，どの程度制限されるかを明らかにするために有用である（付録2のコード化のガイドライン参照）。

(5) これらの領域における困難性や問題は，人がこれらの領域における生活機能を行うやり方の質的または量的な変更が生じたときに起こりうる。**制限**や**制約**は一般に認められた一般人口の標準と比較して評価される。ある個人の能力と実行状況を比較すべき標準や規範とは，同様の健康状態（病気，変調，傷害など）にない人の能力や実行状況である。制限や制約は，観察されている実行状況と期待されている実行状況との間の解離を示す。期待されている実行状況とは，その集団における基準であり，特定の健康状態にない人々が経験している状況である。同じ規範が能力の評価点についても用いられており，実行状況を改善するために個人の環境に対して何をなすべきかについて推測することができる。

(6) 実行状況に関して，個人に機能障害がない場合でさえ，社会環境が原因となって問題が生じることがある。例えば，症状がなく発病もしていないHIV陽性者や，ある病気になりやすい遺伝的素因をもつ人が，機能障害がなく，十分な働く能力があっても，サービスの利用を拒否されたり，差別，または偏見のために働くことができないような場合である。

(7) 活動と参加の分類の各領域別に，「活動」と「参加」とを区別することは困難である。同様に，各領域別に「個人」と「社会」の観点を区別しようとすることも，国際的な多様性と，各専門職間，また各理論的枠組み間でのアプローチの相違により可能ではなかった。その

ため，ICFでは単一のリストを用意し，利用者が彼ら自身の操作的な方法で活動（A）と参加（P）とを区別して使用できるようにした。これは付録3において更に説明されている。それを行う可能な方法は4つある。

(a)いかなる重複も認めず，ある領域を活動とし，その他を参加とするもの。
(b)(a)と同様だが，部分的な重複を認めるもの。
(c)すべての詳細な領域を活動，大分類のみを参加として用いるもの。
(d)すべての領域を活動と参加の両方として用いるもの。

4-3. 背景因子

背景因子（contextual factors）は，個人の人生と生活に関する背景全体を表す。それは環境因子と個人因子の2つの構成要素からなり，ある健康状態にある個人やその人の健康状況や健康関連状況に影響を及ぼしうるものである。

環境因子（environmental factors）とは人々が生活し，人生を送っている物的な環境や社会的環境，人々の社会的な態度による環境を構成する因子のことである。この因子は個人の外部にあり，その人の社会の一員としての実行状況，課題や行為の遂行能力，心身機能・構造に対して，肯定的な影響または否定的な影響を及ぼしうる。

(1) 環境因子は，この分類の中では，次の2つの異なるレベルに焦点を当てて整理されている。

(a)**個人的**：家庭や職場，学校などの場面を含む個人にとって身近な環境。人が直接接触するような物的・物質的な環境や，家族，知人，仲間，よく知らない人などの他者との直接的な接触を含む。
(b)**社会的**：コミュニティーや社会における公式または非公式な社会構造，サービス，全般的なアプローチ，または制度であり，個人に影響を与えるもの。これは就労環境，地域活動，政府機関，コミュニケーションと交通のサービス，非公式な社会ネットワーク，更に法律，規定，公式・非公式な規則，人々の態度，イデオロギーなどに関連する組織やサービスを含む。

(2) 環境因子は，心身機能，身体構造，活動，参加といった構成要素と相互作用する。各構成要素について，相互作用の性質と程度は将来の科学的な研究により解明されるべきである。障害は，個人の健康状態と個人因子間の複雑な関係の結果として，またその個人が生活している状況を示す外部因子の結果として特徴づけられる。このような関係のために，異なった環境はある健康状態にある同一の人に対して，非常に異なった影響を及ぼしうる。阻害因子を含んでいたり促進因子のない環境は，個人の実行状況を制限するであろうし，より促進的な環境はその実行状況を向上させるであろう。社会は個人の実行状況を，阻害因子

を作り出すこと（例：利用できない建物）で，あるいは促進因子を供給しないこと（例：福祉用具が利用できないこと）で妨げる可能性がある。

個人因子とは，個人の人生や生活の特別な背景であり，健康状態や健康状況以外のその人の特徴からなる。これには性別，人種，年齢，その他の健康状態，体力，ライフスタイル，習慣，生育歴，困難への対処方法，社会的背景，教育歴，職業，過去および現在の経験（過去や現在の人生の出来事），全体的な行動様式，性格，個人の心理的資質，その他の特質などが含まれるであろうし，これらの全部または一部が，どのレベルの障害においても一定の役割をもちうる。個人因子はICFには分類として含まれていないが，その関与を示すために図1には含まれている。この因子の関与は，さまざまな介入の結果にも影響しうる。

5. 生活機能と障害のモデル

5-1. 生活機能と障害の過程

ICFは分類であり，生活機能や障害の「過程」をモデル化するものではない。しかし，ICFはさまざまな構成概念や領域を位置づける手段を提供することによって，過程の記述のためにも役立つものである。ICFが提供するのは，相互作用的で発展的な過程としての，生活機能と障害の分類への多角的アプローチである。これは利用者に「建築材料」を提供するものであり，誰でもこれを使ってモデルを作ったり，この過程を異なった側面から研究したりすることができる。この意味で，ICFは一種の言語とみなすことができる。それを用いて作られる文章の内容は，利用者の創造性と科学的志向性によって違ってくる。さまざまな構成要素間の相互作用についての現在の理解をよりよく視覚化するために，図1に示す図式が役立つであろう[15]。

---

[15] ICFは，ICIDHの1980年版とは生活機能と障害の諸次元間の相互作用の描写において，本質的に異なっている。どんな図式であっても不十分なところはあるだろうこと，また多次元のモデルにおいては相互関係の複雑さのために誤解が生じがちであることに注意しておかなくてはならない。このモデルは，多くの相互関係を図示するために描かれている。この過程におけるこれ以外の重要な焦点概念を示す図も確かに可能である。異なる構成要素や構成概念間の相互作用の解釈もまた，さまざまに異なるものになりうる（例えば，環境因子の心身機能への影響は，参加への影響とは確かに異なるであろう）。

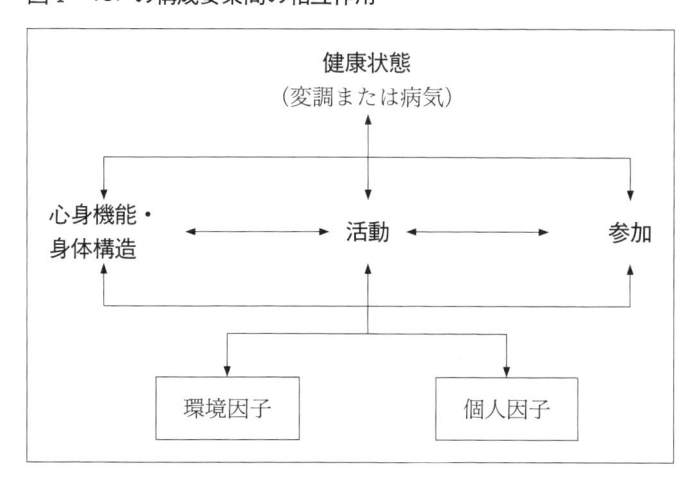

図1　ICFの構成要素間の相互作用

```
              健康状態
           （変調または病気）
                 ↕
  心身機能・   ←→  活動  ←→  参加
  身体構造
                 ↕         
           環境因子    個人因子
```

　この図式では，ある特定の領域における個人の生活機能は健康状態と背景因子（すなわち，環境因子と個人因子）との間の，相互作用あるいは複合的な関係とみなされる。これらの各要素の間にはダイナミックな相互関係が存在するため，1つの要素に介入するとその他の1つまたは複数の要素を変化させる可能性がある。これらの相互関係は特定のものであり，必ずしも常に予測可能な一対一の関係ではない。相互作用は双方向性である。すなわち障害の結果により，健康状態それ自体が変化することすらある。機能障害から能力の制限を推定したり，活動制限から参加の制約を推定することは，しばしば理にかなったことと思われるかもしれない。しかし，これらの構成要素に関するデータを別々に収集し，その後にそれらの間の関連や因果関係について研究することが重要である。健康に関する状況をすべて記載するのであれば，すべての構成要素が有用である。例えば，

- 機能障害（構造障害を含む）があるが，能力の制限はない場合（例：ハンセン病で外観を損じても，個人の能力にはなんらの影響を及ぼさない場合）。

- 実行状況上の問題や能力の制限があるが，明らかな機能障害（構造障害を含む）がない場合（例：いろいろな病気の場合にみられる日常生活の実行状況の減少）。

- 実行状況上の問題をもつが，機能障害も，能力の制限もない場合（例：HIV陽性の人，精神障害回復者の，対人関係や職場での偏見や差別への直面）。

- 介助なしでは能力の制限があるが，現在の環境のもとでは実行状況上の問題はない場合（例：移動の制限のある人が移動のための福祉用具を社会から提供されている場合）。

- 逆方向の影響がある程度ある場合（例：手足を使わないことが筋萎縮の原因となる場合，施設入所が社会生活技能の喪失につながる場合）。

付録4の症例に構成概念間の相互作用の可能性をさらに示した。

　図1に示した現在の概念枠組みには，障害過程における背景因子（環境因子と個人因子）の役割が示されている。これらの背景因子は，ある健康状態にある人と相互作用して，その人の生活機能の水準と程度を決定する。環境因子は，個人にとって外部のもの（例：社会の態度，建築物の特徴，法制度）で，環境因子の項で分類されている。一方，個人因子はICFの今回の版では分類されていない。個人因子には，性別，人種，年齢，体力，ライフスタイル，習慣，困難への対処方法，その他同様の因子が含まれている。これらの評価は必要に応じて利用者に任されている。

5-2. 医学モデルと社会モデル

　障害と生活機能の理解と説明のために，さまざまな概念モデル[16]が提案されてきた。それらは「医学モデル」対「社会モデル」という弁証法で表現されうる。**医学モデル**では，障害という現象を個人の問題としてとらえ，病気・外傷やその他の健康状態から直接的に生じるものであり，専門職による個別的な治療というかたちでの医療を必要とするものとみる。障害への対処は，治癒あるいは個人のよりよい適応と行動変容を目標になされる。主な課題は医療であり，政治的なレベルでは，保健ケア政策の修正や改革が主要な対応となる。一方，**社会モデル**では障害を主として社会によって作られた問題とみなし，基本的に障害のある人の社会への完全な統合の問題としてみる。障害は個人に帰属するものではなく，諸状態の集合体であり，その多くが社会環境によって作り出されたものであるとされる。したがって，この問題に取り組むには社会的行動が求められ，障害のある人の社会生活の全分野への完全参加に必要な環境の変更を社会全体の共同責任とする。したがって，問題なのは社会変化を求める態度上または思想上の課題であり，政治的なレベルにおいては人権問題とされる。このモデルでは，障害は政治的問題となる。

　ICFはこれらの2つの対立するモデルの統合に基づいている。生活機能のさまざまな観点の統合をはかる上で，「生物・心理・社会的」アプローチを用いる。したがってICFが意図しているのは，1つの統合を成し遂げ，それによって生物学的，個人的，社会的観点における，健康に関する異なる観点の首尾一貫した見方を提供することである[17]。

---

16) ここでの「モデル」という用語は，既出の節でのこの用語の使用法とは異なり，構成概念またはパラダイムのことを意味する。

17) 付録5：「ICFと障害のある人々」を参照のこと。

6. ICFの使用

　ICFは人間の生活機能と障害の分類である。ICFは健康領域と健康関連領域とを系統的にグループ化している。各構成要素内では，種々の領域がさらに共通の特性（例えば，起源，タイプ，類似性）別にグループ化され，意味ある形で順序づけられている。分類は，一連の原則に立って組織されている（付録1参照）。これらの原則は，レベル間の相互関連性と分類の階層性（複数のレベルの組合わせ）に関連している。しかしICFのいくつかの項目では，序列も階層構造もなく，ある枝の同等な一員として配列されていることもある。

　以下は，本分類の使用に関連する構造的な特徴である。

(1) ICFは健康領域と健康関連領域に関する標準的な操作上の定義を提供するが，この定義は一般用語としての健康の定義とは異なるものである。これらの定義は各領域の本質的な属性（例：性質，特性，関係）を示し，各領域について「含まれるもの」と「除かれるもの」についての情報を含んでいる。その定義は一般的に用いられる評価のための標準点（anchor points）を含むため，アンケートに転用することが可能である。逆にいえば，既存の評価表の結果をICFの用語でコード化することが可能である。例えば，「視覚機能」は両眼および単眼の双方で，さまざまな距離から，形と輪郭を感じる機能として定義されている。そのため，視覚の困難さはこれらのさまざまな要素に関連づけて，軽度，中等度，重度，完全喪失の段階にコード化できる。

(2) ICFは最初のローマ文字と数字を組み合わせた方式をもちいる。文字のb，s，d，eはそれぞれ心身機能，身体構造，活動／参加，環境因子を意味するために使用される。これらの文字の後には，数字のコードが章番号（1桁目），第2レベル（2桁目），第3，第4レベル（各1桁）と続く。

(3) ICFのカテゴリーは階層構造となっている。したがって，より広いカテゴリーが，親カテゴリーよりも細かい多数の小カテゴリーを含むように定義されている（例えば，参加と活動の第4章の運動・移動は，立位，座位，歩行，物を運ぶことなどについて別々のカテゴリーを含んでいる）。短縮（簡略）版は第2レベルまでであり，完全（詳細）版は第4レベルにまでおよぶ。短縮版と完全版のコードは対応しており，短縮版には完全版からの要約が可能である。

(4) どんな個人でも各レベルにおいて，コードが複数になる可能性がある。それらは相互に独立の場合もあり，相互に関連する場合もある。

(5) ICFのコードは**評価点**があってはじめて完全なものとなる。評価点は健康のレベルの大きさ（例：問題の重大さ）を表す。評価点は小数点（あるいは**分離点** separator）の後の1〜2，もしくはそれ以上の数字としてコード化される。どのコードも最低1つの評価点を伴う必要がある。評価点がなければ，コード自体には何の意味もない。

(6) 心身機能・構造の第一評価点，活動と参加の実行状況と能力の評価点，環境因子の第一評価点，これらはすべて，それぞれの構成要素における問題の程度を表す。

(7) ICFで分類されたこれらすべての構成要素（心身機能，身体構造，活動と参加，環境因子）は共通スケールを用いて量的に示される。問題があるということは，その構成概念に応じて，機能障害（構造障害を含む），活動制限，参加制約あるいは阻害因子かもしれない。該当する分類領域について，下記の括弧内に示した適切な評価用語を選ぶ必要がある（xxxは第2レベルの領域の数字を表す）。ここに示した数量的なスケールを普遍的に用いることが可能になるためには，研究を重ねて評価の手順が開発される必要がある。ここに示した大まかなパーセント表示は，較正（キャリブレーション，**訳注**：測定器などの正確さを保障するために，感度などの調整を行うこと）された評価器具やその他の評価基準によって，機能障害，能力の制限，実行状況における問題，および阻害因子を数量的に判定できる場合のためのものである。ちなみに，「問題なし」または「完全な問題」とされた場合でも，5％までの誤差はあるとみてよい。「中等度の問題」の程度は通常「完全な問題」の半分までである。パーセント表示は，関係する集団の標準値のパーセンタイル（百分位数，**訳注**：大きさ順に並べた集団の，例えば30パーセント目にある個体の示す数値を30パーセンタイルと呼ぶ）を参照して，それぞれの領域で較正されるべきである。

```
xxx.0   問題なし（なし，存在しない，無視できる…）      0-4％
xxx.1   軽度の問題（わずかな，低い…）                5-24％
xxx.2   中等度の問題（中程度の，かなりの…）          25-49％
xxx.3   重度の問題（高度の，極度の…）                50-95％
xxx.4   完全な問題（全くの…）                       96-100％
xxx.8   詳細不明
xxx.9   非該当
```

(8) 環境因子の場合には，第一評価点は環境の肯定的側面，すなわち促進因子（facilitator）を示すため，または否定的な側面すなわち阻害因子（barrier）を示すために用いることができる。両方とも0-4のスケールを用いるが，促進因子を示すためには小数点を「＋」で置き換える（例：e110+2）。環境因子は(a)各構成概念と個々に関連づけて，あるいは(b)個々の構成概念とは個々に関連づけないで全体的な評価として，コード化することが可能である。影響と寄与をより明確に確認する上では，(a)の方が好ましい。

(9) さまざまな利用者にとっては，各項目をコード化する際に別の種類の情報を付け加えることが適切であり有益であろう。有益と思われる付加的評価点は多種多様である。**表3**には，各構成要素についての評価点の詳細と，開発予定の付加的な評価点の案とが示されている。

(10) 健康領域と健康関連領域はある瞬間について（例えば，スナップ写真のように）記述される。しかし，多数の時点において使用することで経過の軌跡を示すことができる。

(11) ICFにおいては，ある人の健康状況と健康関連状況の記述は，分類の2つの部門にわたる多数のコードを使って行われる。このようにして，一人あたりのコードの最大の数は一桁レベルでは34（心身機能8，身体構造8，実行状況9，能力9）であり，2桁レベルではコードの全数は362である。より詳細なレベルにおいてはこれらのコードの数は1424にまでなる。しかしICFを実際に適用する場合には，あるケースを第2レベル（3桁）の正確さで表現するためには，3～18個のコードが適当であろう。一般的に，より詳細な4桁レベルの分類は専門的なサービス（例：リハビリテーションの効果，老年医学）において使用される。一方，第2レベルの分類は調査や臨床効果の評価のために用いることができる。

更に詳しいコード化のガイドラインは付録2に記載されている。利用者は，本分類の使用にあたってはWHOと協力センターを通じて所定の研修を受講することが，強く推奨される。

表3　評価点

構成要素	第1評価点	第2評価点
心身機能（b）	否定的スケールによる共通評価点であり，機能障害の程度や大きさを示す。 例；b167.3は言語に関する精神機能の重度の機能障害を意味する。	なし
身体構造（s）	否定的スケールによる共通評価点であり，構造障害の程度や大きさを示す。 例；s730.3は上肢の重度な構造障害を意味する。	各々の身体構造の変化の性状を示すために用いられる。 0　構造に変化なし 1　全欠損 2　部分的欠損 3　付加的な部分 4　異常な大きさ 5　不連続 6　位置の変異 7　構造上の質的変化（液の貯留を含む） 8　詳細不明 9　非該当 例；s730.32は上肢の部分的な欠損を表す。
活動と参加（d）	実行状況 共通評価点 その人の現在の環境における問題。 例；d5101.1_は，その人の現在の環境において利用可能な補助用具を使用して，全身入浴に軽度の困難があることを意味する。	能力 共通評価点 介助なしでの制限 例；d5101._2は，全身入浴に中等度の困難がある。これは福祉用具の使用または人的支援がない場合に中等度の活動制限があることを意味する。
環境因子（e）	共通評価点であり，阻害因子と促進因子とのそれぞれの程度を示す，否定的スケールと肯定的スケールとからなる。 例；e130.2は，教育用の生産品と用具が中等度の阻害因子であることを意味する。逆に，e130+2は教育用の生産品と用具が中等度の促進因子であることを意味する。	なし

ICFの国際使用に関する第54回世界保健会議承認決議

WHA 54.21の決議文は以下の通りである。

第54回世界保健会議は，

1. 「国際障害分類」(ICIDH) の第2版を，国際生活機能分類：国際障害分類改定版（略称ICF）として**承認**し，

2. 加盟国に対し，ICFを研究，サーベイランスおよび報告の上で，各国の事情を考慮し，特に将来の改定を念頭におきつつ適切な方法で用いることを**勧告**し，

3. WHO事務総長に対し，加盟国へその要請に応じてICFの活用のための援助を行うことを**要請**する。

ICF

第1レベルまでの分類

心身機能　body functions

第1章　精神機能　mental functions
第2章　感覚機能と痛み　sensory functions and pain
第3章　音声と発話の機能　voice and speech functions
第4章　心血管系・血液系・免疫系・呼吸器系の機能　functions of the cardiovascular, haematological, immunological and respiratory systems
第5章　消化器系・代謝系・内分泌系の機能　functions of the digestive, metabolic and endocrine systems
第6章　尿路・性・生殖の機能　genitourinary and reproductive functions
第7章　神経筋骨格と運動に関連する機能　neuromusculoskeletal and movement-related functions
第8章　皮膚および関連する構造の機能　functions of the skin and related structures

身体構造　body structures

第1章　神経系の構造　structures of the nervous system
第2章　目・耳および関連部位の構造　the eye, ear and related structures
第3章　音声と発話に関わる構造　structures involved invoice and speech
第4章　心血管系・免疫系・呼吸器系の構造　structures of the cardiovascular, immunological and respiratory systems
第5章　消化器系・代謝系・内分泌系に関連した構造　structures related to the digestive, metabolic and endocrine systems
第6章　尿路性器系および生殖系に関連した構造　structures related to the genitourinary and reproductive systems
第7章　運動に関連した構造　structures related to movement
第8章　皮膚および関連部位の構造　skin and related structures

活動と参加　activities and participation

第1章　学習と知識の応用　learning and applying knowledge
第2章　一般的な課題と要求　general tasks and demands
第3章　コミュニケーション　communication
第4章　運動・移動　mobility
第5章　セルフケア　self-care

第6章　家庭生活　domestic life
第7章　対人関係　interpersonal interactions and relationships
第8章　主要な生活領域　major life areas
第9章　コミュニティライフ・社会生活・市民生活　community, social and civic life

環境因子　environmental factors

第1章　生産品と用具　products and technology
第2章　自然環境と人間がもたらした環境変化　natural environment and human-made changes to environment
第3章　支援と関係　support and relationships
第4章　態度　attitudes
第5章　サービス・制度・政策　services, systems and policies

ICF

第2レベルまでの分類

心身機能　body functions

第1章　精神機能　mental functions

全般的精神機能　global mental functions（b110-b139）

- b110　意識機能　consciousness functions
- b114　見当識機能　orientation functions
- b117　知的機能　intellectual functions
- b122　全般的な心理社会的機能　global psychosocial functions
- b126　気質と人格の機能　temperament and personality functions
- b130　活力と欲動の機能　energy and drive functions
- b134　睡眠機能　sleep functions
- b139　その他の特定の，および詳細不明の，全般的精神機能　global mental functions, other specified and unspecified

個別的精神機能　specific mental functions（b140-b189）

- b140　注意機能　attention functions
- b144　記憶機能　memory functions
- b147　精神運動機能　psychomotor functions
- b152　情動機能　emotional functions
- b156　知覚機能　perceptual functions
- b160　思考機能　thought functions
- b164　高次認知機能　higher-level cognitive functions
- b167　言語に関する精神機能　mental functions of language
- b172　計算機能　calculation functions
- b176　複雑な運動を順序立てて行う精神機能　mental function of sequencing complex movements
- b180　自己と時間の経験の機能　experience of self and time functions
- b189　その他の特定の，および詳細不明の，個別的精神機能　specific mental functions, other specified and unspecified
- b198　その他の特定の精神機能　mental functions, other specified

b 199　詳細不明の精神機能　mental functions, unspecified

第2章　感覚機能と痛み　sensory functions and pain

視覚および関連機能　seeing and related functions（b 210- b 229）

- b 210　視覚機能　seeing functions
- b 215　目に付属する構造の機能　functions of structures adjoining the eye
- b 220　目とそれに付属する構造に関連した感覚　sensations associated with the eye and adjoining structures
- b 229　その他の特定の，および詳細不明の，視覚および関連機能　seeing and related functions, other specified and unspecified

聴覚と前庭の機能　hearing and vestibular functions（b 230- b 249）

- b 230　聴覚機能　hearing functions
- b 235　前庭機能　vestibular functions
- b 240　聴覚と前庭の機能に関連した感覚　sensations associated with hearing and vestibular function
- b 249　その他の特定の，および詳細不明の，聴覚と前庭の機能　hearing and vestibular functions, other specified and unspecified

その他の感覚機能　additional sensory functions（b 250- b 279）

- b 250　味覚　taste function
- b 255　嗅覚　smell function
- b 260　固有受容覚　proprioceptive function
- b 265　触覚　touch function
- b 270　温度やその他の刺激に関連した感覚機能　sensory functions related to temperature and other stimuli
- b 279　その他の特定の，および詳細不明の，その他の感覚機能　additional sensory functions, other specified and unspecified

痛み　pain （b 280-b 289）

b 280　痛みの感覚　sensation of pain
b 289　その他の特定の，および詳細不明の，痛みの感覚　sensation of pain, other specified and unspecified
b 298　その他の特定の，感覚機能と痛み　sensory functions and pain, other specified
b 299　詳細不明の，感覚機能と痛み　sensory functions and pain, unspecified

第3章　音声と発話の機能　voice and speech functions

b 310　音声機能　voice functions
b 320　構音機能　articulation functions
b 330　音声言語（発話）の流暢性とリズムの機能　fluency and rhythm of speech functions
b 340　代替性音声機能　alternative vocalization functions
b 398　その他の特定の，音声と発話の機能　voice and speech functions, other specified
b 399　詳細不明の，音声と発話の機能　voice and speech functions, unspecified

第4章　心血管系・血液系・免疫系・呼吸器系の機能　functions of the cardiovascular, haematological, immunological and respiratory systems

心血管系の機能　functions of the cardiovascular system （b 410-b 429）

b 410　心機能　heart functions
b 415　血管の機能　blood vessel functions
b 420　血圧の機能　blood pressure functions
b 429　その他の特定の，および詳細不明の，心血管系の機能　functions of the cardiovascular system, other specified and unspecified

血液系と免疫系の機能　functions of the haematological and immunological systems（b 430- b 439）

b 430　血液系の機能　haematological system functions
b 435　免疫系の機能　immunological system functions
b 439　その他の特定の，および詳細不明の，血液系および免疫系の機能　functions of the haematological and immunological systems, other specified and unspecified

呼吸器系の機能　functions of the respiratory system（b 440- b 449）

b 440　呼吸機能　respiration functions
b 445　呼吸筋の機能　respiratory muscle functions
b 449　その他の特定の，および詳細不明の，呼吸器系の機能　functions of the respiratory system, other specified and unspecified

心血管系と呼吸器系の付加的機能と感覚　additional functions and sensations of the cardiovascular and respiratory systems（b 450- b 469）

b 450　その他の呼吸機能　additional respiratory functions
b 455　運動耐容能　exercise tolerance functions
b 460　心血管系と呼吸器系に関連した感覚　sensations associated with cardiovascular and respiratory functions
b 469　その他の特定の，および詳細不明の，心血管系と呼吸器系の付加的機能と感覚　additional functions and sensations of the cardiovascular and respiratory systems, other specified and unspecified
b 498　その他の特定の，心血管系・血液系・免疫系・呼吸器系の機能　functions of the cardiovascular, haematological, immunological and respiratory systems, other specified
b 499　詳細不明の，心血管系・血液系・免疫系・呼吸器系の機能　functions of the cardiovascular, haematological, immunological and respiratory systems, unspecified

第5章　消化器系・代謝系・内分泌系の機能
functions of the digestive, metabolic and endocrine systems

消化器系に関連する機能　functions related to the digestive system（b510-b539）

- b510　摂食機能　ingestion functions
- b515　消化機能　digestive functions
- b520　同化機能　assimilation functions
- b525　排便機能　defecation functions
- b530　体重維持機能　weight maintenance functions
- b535　消化器系に関連した感覚　sensations associated with the digestive system
- b539　その他の特定の，および詳細不明の，消化器系に関連する機能　functions related to the digestive system, other specified and unspecified

代謝と内分泌系に関連する機能　functions related to metabolism and the endocrine system（b540-b559）

- b540　全般的代謝機能　general metabolic functions
- b545　水分・ミネラル・電解質バランスの機能　water, mineral and electrolyte balance functions
- b550　体温調節機能　thermoregulatory functions
- b555　内分泌腺機能　endocrine gland functions
- b559　その他の特定の，および詳細不明の，代謝と内分泌系に関連する機能　functions related to metabolism and the endocrine system, other specified and unspecified
- b598　その他の特定の，消化器系・代謝系・内分泌系の機能　functions of the digestive, metabolic and endocrine systems, other specified
- b599　詳細不明の，消化器系・代謝系・内分泌系の機能　functions of the digestive, metabolic and endocrine systems, unspecified

第6章　尿路・性・生殖の機能
genitourinary and reproductive functions

尿路機能　urinary functions（b610-b639）

b610　尿排泄機能　urinary excretory functions

b620　排尿機能　urination functions

b630　排尿機能に関連した感覚　sensations associated with urinary functions

b639　その他の特定の，および詳細不明の，尿路機能　urinary functions, other specified and unspecified

性と生殖の機能　genital and reproductive functions（b640-b679）

b640　性機能　sexual functions

b650　月経の機能　menstruation functions

b660　生殖の機能　procreation functions

b670　性と生殖の機能に関連した感覚　sensations associated with genital and reproductive functions

b679　その他の特定の，および詳細不明の，性と生殖の機能　genital and reproductive functions, other specified and unspecified

b698　その他の特定の，尿路・性・生殖の機能　genitourinary and reproductive functions, other specified

b699　詳細不明の，尿路・性・生殖の機能　genitourinary and reproductive functions, unspecified

第7章　神経筋骨格と運動に関連する機能
neuromusculoskeletal and movement-related functions

関節と骨の機能　functions of the joints and bones（b710-b729）

b710　関節の可動性の機能　mobility of joint functions

b715　関節の安定性の機能　stability of joint functions

b720　骨の可動性の機能　mobility of bone functions

b 729　その他の特定の，および詳細不明の，関節と骨の機能　functions of the joints and bones, other specified and unspecified

筋の機能　muscle functions（b 730-b 749）

b 730　筋力の機能　muscle power functions
b 735　筋緊張の機能　muscle tone functions
b 740　筋の持久性機能　muscle endurance functions
b 749　その他の特定の，および詳細不明の，筋の機能　muscle functions, other specified and unspecified

運動機能　movement functions（b 750-b 789）

b 750　運動反射機能　motor reflex functions
b 755　不随意運動反応機能　involuntary movement reaction functions
b 760　随意運動の制御機能　control of voluntary movement functions
b 765　不随意運動の機能　involuntary movement functions
b 770　歩行パターン機能　gait pattern functions
b 780　筋と運動機能に関連した感覚　sensations related to muscles and movement functions
b 789　その他の特定の，および詳細不明の，運動機能　movement functions, other specified and unspecified
b 798　その他の特定の，神経筋骨格と運動に関連する機能　neuromusculoskeletal and movement-related functions, other specified
b 799　詳細不明の，神経筋骨格と運動に関連する機能　neuromusculoskeletal and movement-related functions, unspecified

第8章　皮膚および関連する構造の機能
functions of the skin and related structures

皮膚の機能　functions of the skin（b 810-b 849）

b 810　皮膚の保護機能　protective functions of the skin
b 820　皮膚の修復機能　repair functions of the skin
b 830　その他の皮膚の機能　other functions of the skin

b840　皮膚に関連した感覚　sensation related to the skin
b849　その他の特定の，および詳細不明の，皮膚の機能　functions of the skin, other specified and unspecified

毛と爪の機能　functions of the hair and nails（b850-b869）

b850　毛の機能　functions of hair
b860　爪の機能　functions of nails
b869　その他の特定の，および詳細不明の，毛と爪の機能　functions of the hair and nails, other specified and unspecified
b898　その他の特定の，皮膚および関連する構造の機能　functions of the skin and related structures, other specified
b899　詳細不明の，皮膚および関連する構造の機能　functions of the skin and related structures, unspecified

身体構造　body structures

第1章　神経系の構造　structures of the nervous system

- s 110　脳の構造　structure of brain
- s 120　脊髄と関連部位の構造　spinal cord and related structures
- s 130　髄膜の構造　structure of meninges
- s 140　交感神経系の構造　structure of sympathetic nervous system
- s 150　副交感神経系の構造　structure of parasympathetic nervous system
- s 198　その他の特定の，神経系の構造　structure of the nervous system, other specified
- s 199　詳細不明の，神経系の構造　structure of the nervous system, unspecified

第2章　目・耳および関連部位の構造　the eye, ear and related structures

- s 210　眼窩の構造　structure of eye socket
- s 220　眼球の構造　structure of eyeball
- s 230　目の周囲の構造　structures around eye
- s 240　外耳の構造　structure of external ear
- s 250　中耳の構造　structure of middle ear
- s 260　内耳の構造　structure of inner ear
- s 298　その他の特定の，目・耳および関連部位の構造　eye, ear and related structures, other specified
- s 299　詳細不明の，目・耳および関連部位の構造　eye, ear and related structures, unspecified

第3章　音声と発話に関わる構造　structures involved in voice and speech

- s 310　鼻の構造　structure of nose
- s 320　口の構造　structure of mouth
- s 330　咽頭の構造　structure of pharynx
- s 340　喉頭の構造　structure of larynx

s 398　その他の特定の，音声と発話に関わる構造　structures involved in voice and speech, other specified

s 399　詳細不明の，音声と発話に関わる構造　structures involved in voice and speech, unspecified

第4章　心血管系・免疫系・呼吸器系の構造
structures of the cardiovascular, immunological and respiratory systems

s 410　心血管系の構造　structure of cardiovascular system

s 420　免疫系の構造　structure of immune system

s 430　呼吸器系の構造　structure of respiratory system

s 498　その他の特定の，心血管系・免疫系・呼吸器系の構造　structures of the cardiovascular, immunological and respiratory systems, other specified

s 499　詳細不明の，心血管系・免疫系・呼吸器系の構造　structures of the cardiovascular, immunological and respiratory systems, unspecified

第5章　消化器系・代謝系・内分泌系に関連した構造
structures related to the digestive, metabolic and endocrine systems

s 510　唾液腺の構造　structure of salivary glands

s 520　食道の構造　structure of oesophagus

s 530　胃の構造　structure of stomach

s 540　腸の構造　structure of intestine

s 550　膵臓の構造　structure of pancreas

s 560　肝臓の構造　structure of liver

s 570　胆嚢と胆管の構造　structure of gall bladder and ducts

s 580　内分泌腺の構造　structure of endocrine glands

s 598　その他の特定の，消化器系・代謝系・内分泌系に関連した構造　structures related to the digestive, metabolic and endocrine systems, other specified

s 599　詳細不明の，消化器系・代謝系・内分泌系に関連した構造　structures related to the digestive, metabolic and endocrine systems, unspecified

第6章　尿路性器系および生殖系に関連した構造
structures related to the genitourinary and reproductive systems

- s 610　尿路系の構造　structure of urinary system
- s 620　骨盤底の構造　structure of pelvic floor
- s 630　生殖系の構造　structure of reproductive system
- s 698　その他の特定の，尿路性器系および生殖系に関連した構造　structures related to the genitourinary and reproductive systems, other specified
- s 699　詳細不明の，尿路性器系および生殖系に関連した構造　structures related to the genitourinary and reproductive systems, unspecified

第7章　運動に関連した構造
structures related to movement

- s 710　頭頸部の構造　structure of head and neck region
- s 720　肩部の構造　structure of shoulder region
- s 730　上肢の構造　structure of upper extremity
- s 740　骨盤部の構造　structure of pelvic region
- s 750　下肢の構造　structure of lower extremity
- s 760　体幹の構造　structure of trunk
- s 770　運動に関連したその他の筋骨格構造　additional musculoskeletal structures related to movement
- s 798　その他の特定の，運動に関連した構造　structures related to movement, other specified
- s 799　詳細不明の，運動に関連した構造　structures related to movement, unspecified

第8章　皮膚および関連部位の構造
skin and related structures

- s 810　皮膚の各部の構造　structure of areas of skin
- s 820　皮膚の腺の構造　structure of skin glands
- s 830　爪の構造　structure of nails
- s 840　毛の構造　structure of hair

s 898　その他の特定の，皮膚および関連部位の構造　skin and related structures, other specified

s 899　詳細不明の，皮膚および関連部位の構造　skin and related structures, unspecified

活動と参加　activities and participation

第 1 章　学習と知識の応用
learning and applying knowledge

目的をもった感覚的経験　purposeful sensory experiences（d 110-d 129）

- d 110　注意して視ること　watching
- d 115　注意して聞くこと　listening
- d 120　その他の目的のある感覚　other purposeful sensing
- d 129　その他の特定の，および詳細不明の，目的をもった感覚経験　purposeful sensory experiences, other specified and unspecified

基礎的学習　basic learning（d 130-d 159）

- d 130　模倣　copying
- d 135　反復　rehearsing
- d 140　読むことの学習　learning to read
- d 145　書くことの学習　learning to write
- d 150　計算の学習　learning to calculate
- d 155　技能の習得　acquiring skills
- d 159　その他特定の，および詳細不明の，基礎的学習　basic learning, other specified and unspecified

知識の応用　applying knowledge（d 160-d 179）

- d 160　注意を集中すること　focusing attention
- d 163　思考　thinking
- d 166　読むこと　reading
- d 170　書くこと　writing
- d 172　計算　calculating
- d 175　問題解決　solving problems
- d 177　意思決定　making decisions

d 179　その他の特定の，および詳細不明の，知識の応用　applying knowledge, other specified and unspecified

d 198　その他の特定の，学習と知識の応用　learning and applying knowledge, other specified

d 199　詳細不明の，学習と知識の応用　learning and applying knowledge, unspecified

第2章　一般的な課題と要求　general tasks and demands

d 210　単一課題の遂行　undertaking a single task

d 220　複数課題の遂行　undertaking multiple tasks

d 230　日課の遂行　carrying out daily routine

d 240　ストレスとその他の心理的要求への対処　handling stress and other psychological demands

d 298　その他の特定の，一般的な課題と要求　general tasks and demands, other specified

d 299　詳細不明の，一般的な課題と要求　general tasks and demands, unspecified

第3章　コミュニケーション　communication

コミュニケーションの理解　communicating-receiving（d 310- d 329）

d 310　話し言葉の理解　communicating with-receiving-spoken messages

d 315　非言語的メッセージの理解　communicating with-receiving-nonverbal messages

d 320　公式手話によるメッセージの理解　communicating with-receiving-formal sign language messages

d 325　書き言葉によるメッセージの理解　communicating with-receiving-written messages

d 329　その他の特定の，および詳細不明の，コミュニケーションの理解　communicating-receiving, other specified and unspecified

コミュニケーションの表出　communicating-producing（d 330- d 349）

d 330　話すこと　speaking

- d 335　非言語的メッセージの表出　producing nonverbal messages
- d 340　公式手話によるメッセージの表出　producing messages in formal sign language
- d 345　書き言葉によるメッセージの表出　writing messages
- d 349　その他の特定の，および詳細不明の，コミュニケーションの表出　communication-producing, other specified and unspecified

会話並びにコミュニケーション用具および技法の利用　conversation and use of communication devices and techniques（d 350-d 369）

- d 350　会話　conversation
- d 355　ディスカッション　discussion
- d 360　コミュニケーション用具および技法の利用　using communication devices and techniques
- d 369　その他の特定の，および詳細不明の，会話とコミュニケーション用具および技法の利用　conversation and use of communication devices and techniques, other specified and unspecified
- d 398　その他の特定のコミュニケーション　communication, other specified
- d 399　詳細不明のコミュニケーション　communication, unspecified

第4章　運動・移動　mobility

姿勢の変換と保持　changing and maintaining body position（d 410-d 429）

- d 410　基本的な姿勢の変換　changing basic body position
- d 415　姿勢の保持　maintaining a body position
- d 420　乗り移り（移乗）　transferring oneself
- d 429　その他の特定の，および詳細不明の，姿勢の変換と保持　changing and maintaining body position, other specified and unspecified

物の運搬・移動・操作　carrying, moving and handling objects（d 430- d 449）

- d 430　持ち上げることと運ぶこと　lifting and carrying objects
- d 435　下肢を使って物を動かすこと　moving objects with lower extremities
- d 440　細かな手の使用　fine hand use
- d 445　手と腕の使用　hand and arm use
- d 449　その他の特定の，および詳細不明の，物の運搬・移動・操作　carrying, moving and handling objects, other specified and unspecified

歩行と移動　walking and moving（d 450- d 469）

- d 450　歩行　walking
- d 455　移動　moving around
- d 460　さまざまな場所での移動　moving around in different locations
- d 465　用具を用いての移動　moving around using equipment
- d 469　その他の特定の，および詳細不明の，歩行と移動　walking and moving, other specified and unspecified

交通機関や手段を利用しての移動　moving around using transportation（d 470- d 489）

- d 470　交通機関や手段の利用　using transportation
- d 475　運転や操作　driving
- d 480　交通手段として動物に乗ること　riding animals for transportation
- d 489　その他の特定の，および詳細不明の，交通機関や手段を利用しての移動　moving around using transportation, other specified and unspecified
- d 498　その他の特定の運動・移動　mobility, other specified
- d 499　詳細不明の運動・移動　mobility, unspecified

第5章　セルフケア　self-care

- d 510　自分の身体を洗うこと　washing oneself
- d 520　身体各部の手入れ　caring for body parts
- d 530　排泄　toileting

- d 540　更衣　dressing
- d 550　食べること　eating
- d 560　飲むこと　drinking
- d 570　健康に注意すること　looking after one's health
- d 598　その他の特定のセルフケア　self-care, other specified
- d 599　詳細不明のセルフケア　self-care, unspecified

第6章　家庭生活　domestic life

必需品の入手　acquisition of necessities（d 610-d 629）

- d 610　住居の入手　acquiring a place to live
- d 620　物品とサービスの入手　acquisition of goods and services
- d 629　その他の特定の，および詳細不明の，必需品の入手　acquisition of necessities, other specified and unspecified

家事　household tasks（d 630-d 649）

- d 630　調理　preparing meals
- d 640　調理以外の家事　doing housework
- d 649　その他の特定の，および詳細不明の，家事　household tasks, other specified and unspecified

家庭用品の管理および他者への援助　caring for household objects and assisting others（d 650-d 669）

- d 650　家庭用品の管理　caring for household objects
- d 660　他者への援助　assisting others
- d 669　その他の特定の，および詳細不明の，家庭用品の手入れと他者への援助　caring for household objects and assisting others, other specified and unspecified
- d 698　その他の特定の家庭生活　domestic life, other specified
- d 699　詳細不明の家庭生活　domestic life, unspecified

第7章　対人関係　interpersonal interactions and relationships

一般的な対人関係　general interpersonal interactions（d 710- d 729）

- d 710　基本的な対人関係　basic interpersonal interactions
- d 720　複雑な対人関係　complex interpersonal interactions
- d 729　その他の特定の，および詳細不明の，一般的な対人関係　general interpersonal interactions, other specified and unspecified

特別な対人関係　particular interpersonal relationships（d 730- d 779）

- d 730　よく知らない人との関係　relating with strangers
- d 740　公的な関係　formal relationships
- d 750　非公式な社会的関係　informal social relationships
- d 760　家族関係　family relationships
- d 770　親密な関係　intimate relationships
- d 779　その他の特定の，および詳細不明の，特別な対人関係　particular interpersonal relationships, other specified and unspecified
- d 798　その他の特定の対人関係　interpersonal interactions and relationships, other specified
- d 799　詳細不明の対人関係　interpersonal interactions and relationships, unspecified

第8章　主要な生活領域　major life areas

教育　education（d 810- d 839）

- d 810　非公式な教育　informal education
- d 815　就学前教育　preschool education
- d 820　学校教育　school education
- d 825　職業訓練　vocational training
- d 830　高等教育　higher education
- d 839　その他の特定の，および詳細不明の，教育　education, other specified and unspecified

仕事と雇用　work and employment（d 840-d 859）

- d 840　見習研修（職業準備）　apprenticeship (work preparation)
- d 845　仕事の獲得・維持・終了　acquiring, keeping and terminating a job
- d 850　報酬を伴う仕事　remunerative employment
- d 855　無報酬の仕事　non-remunerative employment
- d 859　その他の特定の，および詳細不明の，仕事と雇用　work and employment, other specified and unspecified

経済生活　economic life（d 860-d 879）

- d 860　基本的な経済的取引き　basic economic transactions
- d 865　複雑な経済的取引き　complex economic transactions
- d 870　経済的自給　economic self-sufficiency
- d 879　その他の特定の，および詳細不明の，経済生活　economic life, other specified and unspecified
- d 898　その他の特定の主要な生活領域　major life areas, other specified
- d 899　詳細不明の主要な生活領域　major life areas, unspecified

第9章　コミュニティライフ・社会生活・市民生活 community, social and civic life

- d 910　コミュニティライフ　community life
- d 920　レクリエーションとレジャー　recreation and leisure
- d 930　宗教とスピリチュアリティ　religion and spirituality
- d 940　人権　human rights
- d 950　政治活動と市民権　political life and citizenship
- d 998　その他の特定の，コミュニティライフ・社会生活・市民生活　community, social and civic life, other specified
- d 999　詳細不明の，コミュニティライフ・社会生活・市民生活　community, social and civic life, unspecified

環境因子　environmental factors

第1章　生産品と用具　products and technology

- e110　個人消費用の生産品や物質　products or substances for personal consumption
- e115　日常生活における個人用の生産品と用具　products and technology for personal use in daily living
- e120　個人的な屋内外の移動と交通のための生産品と用具　products and technology for personal indoor and outdoor mobility and transportation
- e125　コミュニケーション用の生産品と用具　products and technology for communication
- e130　教育用の生産品と用具　products and technology for education
- e135　仕事用の生産品と用具　products and technology for employment
- e140　文化・レクリエーション・スポーツ用の生産品と用具　products and technology for culture, recreation and sport
- e145　宗教とスピリチュアリティ儀式用の生産品と用具　products and technology for the practice of religion and spirituality
- e150　公共の建物の設計・建設用の生産品と用具　design, construction and building products and technology of buildings for public use
- e155　私用の建物の設計・建設用の生産品と用具　design, construction and building products and technology of buildings for private use
- e160　土地開発関連の生産品と用具　products and technology of land development
- e165　資産　assets
- e198　その他の特定の，生産品と用具　products and technology, other specified
- e199　詳細不明の，生産品と用具　products and technology, unspecified

第2章　自然環境と人間がもたらした環境変化　natural environment and human-made changes to environment

- e210　自然地理　physical geography
- e215　人口・住民　population

- e 220 植物相と動物相　flora and fauna
- e 225 気候　climate
- e 230 自然災害　natural events
- e 235 人的災害　human-caused events
- e 240 光　light
- e 245 時間的変化　time-related changes
- e 250 音　sound
- e 255 振動　vibration
- e 260 空気の質　air quality
- e 298 その他の特定の，自然環境と人間がもたらした環境変化　natural environment and human-made changes to environment, other specified
- e 299 詳細不明の，自然環境と人間がもたらした環境変化　natural environment and human-made changes to environment, unspecified

第3章　支援と関係　support and relationships

- e 310 家族　immediate family
- e 315 親族　extended family
- e 320 友人　friends
- e 325 知人・仲間・同僚・隣人・コミュニティの成員　acquaintances, peers, colleagues, neighbours and community members
- e 330 権限をもつ立場にある人々　people in positions of authority
- e 335 下位の立場にある人々　people in subordinate positions
- e 340 対人サービス提供者　personal care providers and personal assistants
- e 345 よく知らない人　strangers
- e 350 家畜・家禽など　domesticated animals
- e 355 保健の専門職　health professionals
- e 360 その他の専門職　health-related professionals
- e 398 その他の特定の，支援と関係　support and relationships, other specified
- e 399 詳細不明の，支援と関係　support and relationships, unspecified

第4章　態度　attitudes

- e 410 家族の態度　individual attitudes of immediate family members
- e 415 親族の態度　individual attitudes of extended family members

e 420　友人の態度　individual attitudes of friends

e 425　知人・仲間・同僚・隣人・コミュニティの成員の態度　individual attitudes of acquaintances, peers, colleagues, neighbours and community members

e 430　権限をもつ立場にある人々の態度　individual attitudes of people in positions of authority

e 435　下位の立場にある人々の態度　individual attitudes of people in subordinate positions

e 440　対人サービス提供者の態度　individual attitudes of personal care providers and personal assistants

e 445　よく知らない人の態度　individual attitudes of strangers

e 450　保健の専門職者の態度　individual attitudes of health professionals

e 455　その他の専門職者の態度　individual attitudes of health-related professionals

e 460　社会的態度　societal attitudes

e 465　社会的規範・慣行・イデオロギー　social norms, practices and ideologies

e 498　その他の特定の態度　attitudes, other specified

e 499　詳細不明の態度　attitudes, unspecified

第5章　サービス・制度・政策
services, systems and policies

e 510　消費財生産のためのサービス・制度・政策　services, systems and policies for the production of consumer goods

e 515　建築・建設に関連するサービス・制度・政策　architecture and construction services, systems and policies

e 520　土地計画に関連するサービス・制度・政策　open space planning services, systems and policies

e 525　住宅供給サービス・制度・政策　housing services, systems and policies

e 530　公共事業サービス・制度・政策　utilities services, systems and policies

e 535　コミュニケーションサービス・制度・政策　communication services, systems and policies

e 540　交通サービス・制度・政策　transportation services, systems and policies

e 545　市民保護サービス・制度・政策　civil protection services, systems and policies

e 550　司法サービス・制度・政策　legal services, systems and policies

e 555　団体と組織に関するサービス・制度・政策　associations and organizational services, systems and policies

- e 560　メディアサービス・制度・政策　media services, systems and policies
- e 565　経済に関するサービス・制度・政策　economic services, systems and policies
- e 570　社会保障サービス・制度・政策　social security services, systems and policies
- e 575　一般的な社会的支援サービス・制度・政策　general social support services, systems and policies
- e 580　保健サービス・制度・政策　health services, systems and policies
- e 585　教育と訓練のサービス・制度・政策　education and training services, systems and policies
- e 590　労働と雇用のサービス・制度・政策　labour and employment services, systems and policies
- e 595　政治的サービス・制度・政策　political services, systems and policies
- e 598　その他の特定の，サービス・制度・政策　services, systems and policies, other specified
- e 599　詳細不明の，サービス・制度・政策　services, systems and policies, unspecified

ICF

詳細分類と定義

心身機能　body functions

定義：心身機能 body functions とは，身体系の生理的機能（心理的機能を含む）である。

　　　機能障害（構造障害を含む） impairments とは，著しい変異や喪失などといった，心身機能または身体構造上の問題である。

第1評価点

否定的スケールによる共通評価点であり，機能障害の程度や大きさを示す。

xxx.0	機能障害なし（なし，存在しない，無視できる機能障害……）	0-4％
xxx.1	軽度の機能障害（わずかな，低度の機能障害……）	5-24％
xxx.2	中等度の機能障害（中程度の，かなりの機能障害……）	25-49％
xxx.3	重度の機能障害（高度の，極度の機能障害……）	50-95％
xxx.4	完全な機能障害（全くの機能障害……）	96-100％
xxx.8	詳細不明	
xxx.9	非該当	

　ここに示した大まかなパーセント表示は，較正（訳注1）された評価器具やその他の評価基準によって，身体機能における障害を数量的に判定できる場合のためのものである。ちなみに，「機能障害なし」または「完全な機能障害」とされた場合でも，これらは5％までの誤差はあるとみてよい。「中等度の機能障害」の程度は通常「完全な機能障害」の程度の半分までである。パーセント表示は，集団の標準値のパーセンタイル（訳注2）を参照して，それぞれの領域で較正されるべきである。ここに示した数量的なスケールを普遍的に用いることが可能になるためには，研究を重ねて評価の手順が開発される必要がある。

　コード化の通則についての詳細な説明は，付録2を参照されたい。

訳注1　較正（キャリブレーション）：測定器などの正確さを保証するために，感度などの調整を行うこと。

訳注2　パーセンタイル（百分位数）：大きさ順に並べた集団の，例えば30パーセント目にある個体の示す数値を30パーセンタイルと呼ぶ。

1 精神機能
mental functions

本章は，脳の機能，すなわち意識，活力，欲動などの全般的精神機能と，記憶，言語，計算などの個別的精神機能との両者を扱う。

全般的精神機能　global mental functions（b110-b139）

b110　意識機能　consciousness functions

周囲への意識性，明瞭性の状態に関する全般的精神機能であり，覚醒状態の清明度と連続性を含む。

含まれるもの：意識の状態，連続性，質に関する機能。意識消失，昏睡，植物状態，遁走，トランス，憑依（つきもの）状態，薬物による意識変化，せん妄，ステューパ（中等度意識混濁）。

除かれるもの：見当識機能（b114），活力と欲動の機能（b130），睡眠機能（b134）。

b1100　**意識状態**　state of consciousness

この精神機能が変化する場合には，意識の混濁，ステューパ（中等度意識混濁），昏睡などの状態が生じる。

b1101　**意識の連続性**　continuity of consciousness

覚醒度，明瞭性，意識性を持続的に認める機能で，これが変化すると遁走，トランス状態，およびその他の類似の状態が生じる。

b1102　**意識の質**　quality of consciousness

この精神機能に変化が生じると，覚醒度，明瞭性，周囲への認識性の質が変容する。例えば，薬物による意識変容やせん妄が生じる。

b1108　**その他の特定の意識機能**　consciousness functions, other specified

b1109　**詳細不明の意識機能**　consciousness functions, unspecified

b114　見当識機能　orientation functions

自己，他者，時間，周囲環境との関係を知り確かめる全般的精神機能。

含まれるもの：時間，場所，人に関する見当識機能。自己と他者に関する見当識。時間，場所，人に関する失見当識。

除かれるもの：意識機能（b110），注意機能（b140），記憶機能（b144）。

b1140　**時間に関する見当識**　orientation to time

年月日と曜日を認識する精神機能。

b 1141　**場所に関する見当識**　orientation to place
　　　　身近な周囲の状況, 町, 国などの自分のいる場所を認識する精神機能。
b 1142　**人に関する見当識**　orientation to person
　　　　自己の同一性（アイデンティティ）と, 身近にいる他者を認識する精神機能。
　　b 11420　**自己に関する見当識**　orientation to self
　　　　　　自己の同一性（アイデンティティ）を認識する精神機能。
　　b 11421　**他者に関する見当識**　orientation to others
　　　　　　身近にいる他者の同一性（アイデンティティ）を認識する精神機能。
　　b 11428　**その他の特定の, 人に関する見当識**　orientation to person, other specified
　　b 11429　**詳細不明の, 人に関する見当識**　orientation to person, unspecified
b 1148　**その他の特定の見当識機能**　orientation functions, other specified
b 1149　**詳細不明の見当識機能**　orientation functions, unspecified

b117　知的機能　intellectual functions

さまざまな精神機能を理解し, 組み立てて統合するために必要な全般的精神機能で, 全ての認知機能と, その生涯にわたる発達を含む。

含まれるもの：知的成長の機能。知的（発達）遅滞, 知的障害, 痴呆。

除かれるもの：記憶機能（b 144）, 思考機能（b 160）, 高次認知機能（b 164）。

b122　全般的な心理社会的機能　global psychosocial functions

生涯を通じて発達する全般的精神機能であり, 意義と目的の両面で, 社会的相互作用を確立する上で必要とされる, 対人的技能の形成につながる精神機能を理解し, 建設的な方向で統合するために必要とされる機能。

含まれるもの：自閉症におけるような全般的な心理社会的機能。

b126　気質と人格の機能　temperament and personality functions

種々の状況に対してその人特有の手法で反応するような, 個々人のもつ生来の素質に関する全般的精神機能である。他人と区別するような一連の精神的な特徴を含む。

含まれるもの：外向性, 内向性, 協調性, 誠実性, 精神的・情緒的安定性, 経験への開放性。楽観主義, 好奇心, 確信, 信頼性。

除かれるもの：知的機能（b 117）, 活力と欲動の機能（b 130）, 精神運動機能（b 147）, 情動機能（b 152）。

b 1260　**外向性**　extraversion
　　　　積極性, 社交性, 表現性などのように表現される個人的素質を生む精神機能で, 内気, 遠慮, 抑制と対立するもの。
b 1261　**協調性**　agreeableness

協力性，友好性，柔軟さなどのように表現される個人的素質を生む精神機能で，非友好的，対立的，挑戦的と対立するもの。

b1262 **誠実性** conscientiousness

勤勉さ，手堅さ，慎重さなどのように表現される個人的素質を生む精神機能で，怠慢さ，頼りにならなさ，無責任さといった素質を生む精神機能と対立するもの。

b1263 **精神的安定性** psychic stability

温厚，穏やか，落ち着きなどのように表現される個人的素質を生む精神機能で，短気，心配症，うつり気，むら気と対立するもの。

b1264 **経験への開放性** openness to experience

好奇心の強さ，想像力の豊かさ，探求好き，何でも試みようとする態度などのように表現される個人的素質を生む精神機能で，不活発，無頓着，情緒的表現の乏しさと対立するもの。

b1265 **楽観主義** optimism

上機嫌，快活，希望に満ちたなどのように表現される個人的素質を生む精神機能で，落胆，陰気，絶望と対立するもの。

b1266 **確信** confidence

自信，大胆，自己肯定などのように表現される個人的素質を生む精神機能で，臆病，不安定，自己否定的と対立するもの。

b1267 **信頼性** trustworthiness

当てにできる，節操のあるなどのように表現される個人的素質を生む精神機能で，欺瞞，反社会性と対立するもの。

b1268 **その他の特定の，気質と人格の機能** temperament and personality functions, other specified

b1269 **詳細不明の，気質と人格の機能** temperament and personality functions, unspecified

b130 活力と欲動の機能　energy and drive functions

個別的なニーズと全体的な目標を首尾一貫して達成させるような，生理的および心理的機序としての全般的精神機能。

含まれるもの：活力レベル，動機づけ，食欲に関する機能。渇望（依存を起こす物質への渇望を含む）。衝動の制御。

除かれるもの：意識機能（b110），気質と人格の機能（b126），睡眠機能（b134），精神運動機能（b147），情動機能（b152）。

b1300 **活力レベル** energy level

活力と精力を生む精神機能。

b1301 **動機づけ** motivation

行為の誘発，すなわち意識的または無意識的な行為への推進力を生む精神機能。

b1302　**食欲**　appetite
　　　　自然な切望，欲望，特に飲食物への自然かつ反復的な欲望を生む精神機能。
b1303　**渇望**　craving
　　　　物質（乱用の可能性のあるものを含む）の使用へとかりたてる精神機能。
b1304　**衝動の制御**　impulse control
　　　　突如何かをしたいという強い衝動を制御し，それに抵抗する精神機能。
b1308　**その他の特定の，活力と欲動の機能**　energy and drive functions, other specified
b1309　**詳細不明の，活力と欲動の機能**　energy and drive functions, unspecified

b134 睡眠機能　sleep functions

身体と精神を身近な環境から，周期的，可逆的かつ選択的に解放する全般的精神機能で，特徴的な生理的変化を伴う。

含まれるもの：睡眠量，入眠，睡眠の維持や質に関する睡眠機能。睡眠周期に関連する機能。例えば，不眠，過眠，ナルコレプシー。

除かれるもの：意識機能（b110），活力と欲動の機能（b130），注意機能（b140），精神運動機能（b147）。

b1340　**睡眠の量**　amount of sleep
　　　　日内，あるいは概日（サーカディアン）リズムの中で，睡眠状態にあった時間の長さにかかわる精神機能。
b1341　**入眠**　onset of sleep
　　　　覚醒から睡眠への移行を生み出す精神機能。
b1342　**睡眠の維持**　maintenance of sleep
　　　　睡眠状態を維持する精神機能。
b1343　**睡眠の質**　quality of sleep
　　　　身体と精神にとって，最適な休息と弛緩（リラクセーション）をもたらす自然な睡眠にする精神機能。
b1344　**睡眠周期に関連する機能**　functions involving the sleep cycle
　　　　レム睡眠（夢と関連する睡眠）とノンレム睡眠（睡眠を生理的・心理的活動が低下した時間帯とみなす伝統的な考えに沿った睡眠）を生じる精神機能。
b1348　**その他の特定の睡眠機能**　sleep functions, other specified
b1349　**詳細不明の睡眠機能**　sleep functions, unspecified

b139 その他の特定の，および詳細不明の，全般的精神機能　global mental functions, other specified and unspecified

個別的精神機能　specific mental functions（b140-b189）

b140 注意機能　attention functions

所定の時間，外的刺激や内的経験に集中する個別的精神機能。

含まれるもの：注意の維持，注意の移動，注意の配分，注意の共有の機能。注意集中。注意散漫（転導性）。

除かれるもの：意識機能（b110），活力と欲動の機能（b130），睡眠機能（b134），記憶機能（b144），精神運動機能（b147），知覚機能（b156）。

b1400　注意の維持　sustaining attention

所定の時間，集中する精神機能。

b1401　注意の移動　shifting attention

1つの刺激から他の刺激へと注意を移す精神機能。

b1402　注意の配分　diving attention

同時に，2つ以上の刺激に注意を向ける精神機能。

b1403　注意の共有　sharing attention

2人以上の人が同じ刺激に注意を向ける精神機能。例えば，子どもと介護者の両者が共に1つのおもちゃに注意を向けること。

b1408　その他の特定の注意機能　attention functions, other specified

b1409　詳細不明の注意機能　attention functions, unspecified

b144 記憶機能　memory functions

情報を登録し，貯蔵し，必要に応じて再生することに関する個別的精神機能。

含まれるもの：短期記憶，長期記憶，即時記憶，近時記憶，遠隔記憶の機能。記憶範囲（メモリー・スパン），記憶の再生，思い出すこと。想起と学習に関する機能。例えば，語健忘，選択的健忘，解離性健忘において障害される機能。

除かれるもの：意識機能（b110），見当識機能（b114），知的機能（b117），注意機能（b140），知覚機能（b156），思考機能（b160），高次認知機能（b164），言語に関する精神機能（b167），計算機能（b172）。

b1440　短期記憶　short-term memory

30秒間程度の一過性の，失われやすい記憶に関する精神機能。長期記憶に保存されないと情報は失われてしまう。

b1441　長期記憶　long-term memory

短期記憶からの情報を長期間貯えることを可能にする記憶システムに関する精神機能。過去の出来事に関連する自伝的記憶，および言語と事実に関する意味的記憶の両者を含む。

b1442　記憶の再生　retrieval of memory

長期記憶に貯えられた情報を想起，意識化する個別的精神機能。

b1448 その他の特定の記憶機能　memory functions, other specified

b1449 詳細不明の記憶機能　memory functions, unspecified

b147　精神運動機能　psychomotor functions

身体レベルでの，運動的および心理的事象を統制する個別的精神機能。

含まれるもの：精神運動統制の機能。論理的思考の機能。例えば，精神運動抑制，興奮と激越，不自然な姿勢，カタトニー（緊張病），拒絶症，両価性，反響動作，反響言語において障害される機能。精神運動機能の質。

除かれるもの：意識機能（b110），見当識機能（b114），知的機能（b117），活力と欲動の機能（b130），注意機能（b140），言語に関する精神機能（b167），複雑な運動を順序立てて行う精神機能（b176）。

b1470 **精神運動統制**　psychomotor control

行動の速度や反応時間を統制する精神機能で，運動的要素と心理学的要素の双方を含む。例えば，精神運動抑制（動作や会話が遅くなる，しぐさや自発性が減ること）や，精神運動興奮状態（行動や認知的活動が過剰になり，たいていは非生産的で，しばしば内的緊張が高まり，足で床を叩いたり，手を揉んだり，不穏になったり，落ち着きがなくなったりする状態）を起こすような精神運動統制の混乱において障害される機能。

b1471 **精神運動機能の質**　quality of psychomotor functions

適切な順序によって，また，目と手の協調や歩行といった下位要素によって，非言語的行動を行う精神機能。

b1478 その他の特定の精神運動機能　psychomotor functions, other specified

b1479 詳細不明の精神運動機能　psychomotor functions, unspecified

b152　情動機能　emotional functions

こころの過程における感情的要素に関連する個別的精神機能。

含まれるもの：情動の適切性，情動の制御，情動の幅の機能。感情。悲哀，幸福，愛情，恐れ，怒り，憎しみ，緊張，不安，喜び，悲しみ。情動の不安定性。感情の平板化。

除かれるもの：気質と人格の機能（b126），活力と欲動の機能（b130）。

b1520 **情動の適切性**　appropriateness of emotion

状況に見合った感情を生む精神機能。例えば，よい知らせを聞いたときの幸福感。

b1521 **情動の制御**　regulation of emotion

感情の経験と表出を制御する精神機能。

b1522 **情動の範囲**　range of emotion

愛情，憎しみ，不安，悲しみ，喜び，恐れ，怒りなどといった感情を喚起される経験の幅（スペクトラム）に関する精神機能。

b1528　その他の特定の情動機能　emotional functions, other specified

b1529　詳細不明の情動機能　emotional functions, unspecified

b156　知覚機能　perceptual functions

感覚刺激を認知し，解釈する個別的精神機能。

含まれるもの：聴知覚，視知覚，嗅知覚，味知覚，触知覚，視空間知覚の機能。例えば，幻覚や錯覚において障害される機能。

除かれるもの：意識機能（b110），見当識機能（b114），注意機能（b140），記憶機能（b144），言語に関する精神機能（b167），視覚および関連機能（b210-b229），聴覚と前庭の機能（b230-b249），その他の感覚機能（b250-b279）。

b1560　聴知覚　auditory perception

音，音色，音高，その他の聴覚刺激の識別に関する精神機能。

b1561　視知覚　visual perception

形態，大きさ，色調，その他の視覚刺激の識別に関する精神機能。

b1562　嗅知覚　olfactory perception

においの違いの識別に関する精神機能。

b1563　味知覚　gustatory perception

甘味，酸味，塩味，苦み刺激などのように，舌で検出される味の違いの識別に関する精神機能。

b1564　触知覚　tactile perception

ざらざらした感じ，すべすべした感じなどのように，触れて検出される質感の違いの識別に関する精神機能。

b1565　視空間知覚　visuospatial perception

周辺環境内において，あるいは自分との位置関係について，視覚による物の相対的位置の識別に関する精神機能。

b1568　その他の特定の知覚機能　perceptual functions, other specified

b1569　詳細不明の知覚機能　perceptual functions, unspecified

b160　思考機能　thought functions

こころの観念的要素に関連する個別的精神機能。

含まれるもの：思考の速度，形式，統制，内容に関する機能。目標指向性思考の機能，非目標指向性思考の機能。論理的思考の機能。例えば，思考切迫，観念奔逸，思考途絶，滅裂思考，思考逸脱(連合弛緩)，迂遠思考，妄想，強迫観念，強迫行為において障害される機能。

除かれるもの：知的機能（b117），記憶機能（b144），精神運動機能（b147），知覚機能（b156），高次認知機能（b164），言語に関する精神機能（b167），計算機能（b172）。

b1600 思考の速度　pace of thought
　　　　思考過程の速度を支配する精神機能。
b1601 思考の形式　form of thought
　　　　思考過程を首尾一貫した論理的なものに組織化する精神機能。
　　　　含まれるもの：機能障害の例としては，観念の保続，思考逸脱（連合弛緩），迂遠思考（思考冗漫）。
b1602 思考の内容　content of thought
　　　　思考過程に存在する観念と，概念化されつつある内容に関わる精神機能。
　　　　含まれるもの：妄想，過大評価観念（優格観念），身体化などの機能障害。
b1603 思考の統制　control of thought
　　　　思考の意志的統制を可能にし，そのことを自覚する精神機能。
　　　　含まれるもの：反芻思考，強迫観念，思考伝播，思考吹入などの機能障害。
b1608 その他の特定の思考機能　thought functions, other specified
b1609 詳細不明の思考機能　thought functions, unspecified

b164 高次認知機能　higher-level cognitive functions

　　　前頭葉に特に依存する個別的精神機能であり，意思決定，抽象的思考，計画の立案と実行，精神的柔軟性，ある環境下でどのような行動が適切かを決定すること，などといった複雑な目標指向性行動を含む。しばしば実行機能とよばれる。
　　　含まれるもの：観念の抽象化と組織化の機能。時間管理，洞察，判断。概念形成，カテゴリー化，認知の柔軟性。
　　　除かれるもの：記憶機能（b144），思考機能（b160），言語に関する精神機能（b167），計算機能（b172）。

b1640 抽象化　abstraction
　　　　具体的な現実，個別的な対象，実際の事例に則りながらも，それらとは別のものとして，一般的観念や質および特徴を創造する精神機能。
b1641 組織化と計画　organization and planning
　　　　部分を全体に構築し体系化する精神機能。実施や行動の方法を発展させることに関わる精神機能。
b1642 時間管理　time management
　　　　時間軸に沿って物事を順序づけ，出来事と活動に時間を割り当てる精神機能。
b1643 認知の柔軟性　cognitive flexibility
　　　　戦略（ストラテジー）を変更し，心構えを変更する精神機能。特に問題解決に関わるもの。
b1644 洞察　insight
　　　　自己と自分の行動を認識し，理解する精神機能。
b1645 判断　judgement

さまざまな選択肢を判別し，評価する精神機能。例えば，自分の意見をもつこと。

b 1646　**問題解決**　problem-solving

一致しない，または対立する情報を，同定，分析，統合し，解決にもちこむ精神機能。

b 1648　**その他の特定の高次認知機能**　higher-level cognitive functions, other specified

b 1649　**詳細不明の高次認知機能**　higher-level cognitive functions, unspecified

b 167　言語に関する精神機能　mental functions of language

サイン（記号）やシンボル（象徴），その他の言語要素を認識し，使用する個別的精神機能。

含まれるもの：話し言葉（音声言語），書き言葉，および手話など他の形式の言語の受容と解読の機能。話し言葉，書き言葉，およびその他の形式の言語による表出。話し言葉と書き言葉の統合的な言語機能。例えば受容性失語，表出性失語，ブローカ失語，ウェルニッケ失語，伝導失語で障害される機能。

除かれるもの：注意機能（b 140），記憶機能（b 144），知覚機能（b 156），思考機能（b 160），高次認知機能（b 164），計算機能（b 172），複雑な運動を順序立てて行う精神機能（b 176），第 2 章　感覚機能と痛み，第 3 章　音声と発話の機能。

b 1670　**言語受容**　reception of language

話し言葉（音声言語），書き言葉，および手話など他の形式のメッセージを解読し，その意味を理解するための個別的精神機能。

　　b 16700　**話し言葉の受容**　reception of spoken language

話し言葉（音声言語）によるメッセージを解読し，その意味を理解するための精神機能。

　　b 16701　**書き言葉の受容**　reception of written language

書き言葉によるメッセージを解読し，その意味を理解するための精神機能。

　　b 16702　**手話の受容**　reception of sign language

手や他の動作で作られたサインを用いた言語のメッセージを解読し，その意味を理解するための精神機能。

　　b 16708　**その他の特定の，言語の受容**　reception of language, other specified

　　b 16709　**詳細不明の，言語の受容**　reception of language, unspecified

b 1671　**言語表出**　expression of language

話し言葉（音声言語），書き言葉，手話，またはその他の形式で，意味のあるメッセージを作るために必要な個別的精神機能。

　　b 16710　**話し言葉の表出**　expression of spoken language

話し言葉（音声言語）による意味のあるメッセージを作るために必要な

精神機能。

- b 16711 **書き言葉の表出** expression of written language
    書き言葉による意味のあるメッセージを作るために必要な精神機能。
- b 16712 **手話の表出** expression of sign language
    手や他の動作で作られたサインを用いた言語でメッセージを作るために必要な精神機能。
- b 16718 **その他の特定の，言語表出に関する機能** expression of language, other specified
- b 16719 **詳細不明の，言語表出に関する機能** expression of language, unspecified

b 1672 **統合的言語機能** integrative language functions
   意味論的および象徴的な意味，文法構造，観念を組織して，話し言葉（音声言語），書き言葉，または他の形式でメッセージを作るための精神機能。

b 1678 **その他の特定の，言語に関する精神機能** mental functions of language, other specified

b 1679 **詳細不明の，言語に関する精神機能** mental functions of language, unspecified

b172 計算機能　calculation functions

数学的記号と演算過程の意味を理解し，推論し，操作する個別的精神機能。

含まれるもの：加算，減算，その他の単純な計算。複雑な計算の機能。

除かれるもの：注意機能（b 140），記憶機能（b 144），思考機能（b 160），高次認知機能（b 164），言語に関する精神機能（b 167）。

b 1720 **単純な算術計算** simple calculation
    数字を用いて計算をするための精神機能。加算，減算，乗算，除算。

b 1721 **複雑な計算** complex calculation
    言葉による問題を算術的手順の形に変える，数式を算術的手順の形に変える，および数に関するその他の複雑な操作を行う精神機能。

b 1728 **その他の特定の計算機能** calculation functions, other specified

b 1729 **詳細不明の計算機能** calculation functions, unspecified

b176 複雑な運動を順序立てて行う精神機能　mental function of sequencing complex movements

複雑で目的をもった運動を順序づけ，協調させて行う個別的精神機能。

含まれるもの：機能障害の例としては，観念失行，観念運動失行，着衣失行，眼球運動失行，発語失行。

除かれるもの：精神運動機能（b 147），高次認知機能（b 164），第7章　神経筋骨格と運動に関連する機能。

b180 自己と時間の経験の機能　experience of self and time functions

　　自己の同一性（アイデンティティ），自己の身体，環境と時間の現実の中での自己の位置を認識することに関する個別的精神機能。

　　含まれるもの：自己，自己身体像，時間についての経験の機能。

　　b1800　**自己の経験**　experience of self

　　　　自己の同一性（アイデンティティ）と周囲の環境の現実の中での自己の位置を認識する個別的精神機能。

　　　　含まれるもの：機能障害の例としては，離人症や現実感喪失。

　　b1801　**自己身体像**　body image

　　　　自己の身体の描写や認識性に関わる個別的精神機能。

　　　　含まれるもの：機能障害の例としては，幻影肢や，極度に肥満したあるいは痩せたという感情。

　　b1802　**時間の経験**　experience of time

　　　　時間の長さと経過に関わる個別的精神機能。

　　　　含まれるもの：機能障害の例としては，未視感や既視感。

　　b1808　その他の特定の，自己と時間の経験の機能　experience of self and time functions, other specified

　　b1809　詳細不明の，自己と時間の経験の機能　experience of self and time functions, unspecified

b189 その他の特定の，および詳細不明の，個別的精神機能　specific mental functions, other specified and unspecified

b198 その他の特定の精神機能　mental functions, other specified

b199 詳細不明の精神機能　mental functions, unspecified

2　感覚機能と痛み
sensory functions and pain

本章は，感覚の機能，すなわち視覚，聴覚，味覚など，そして痛みの感覚を扱う。

視覚および関連機能　seeing and related functions（b210-b229）

b210　**視覚機能**　seeing functions

光の存在を感じることと，視覚刺激の形態，大きさ，姿，色調を感じることに関する感覚機能。

含まれるもの：視力，視野，視覚の質に関する機能。光覚や色覚，遠景や近景に対する視力，単眼視力や両眼視力，画像的視覚の質に関する機能。機能障害の例としては，近視，遠視，乱視，半盲，色盲，視野狭窄，中心および周辺部の暗点，複視，夜盲，明順応。

除かれるもの：知覚機能（b156）。

b2100　**視力**　visual acuity functions

遠景と近景の双方に対して，両眼と単眼のいずれを用いても，形や輪郭を感じる視覚機能。

b21000　**遠景に対する両眼視力**　binocular acuity of distant vision

遠方のものの大きさ，形態，輪郭を両眼で感じる視覚機能。

b21001　**遠景に対する単眼視力**　monocular acuity of distant vision

遠方のものの大きさ，形態，輪郭を一方の眼だけで感じる視覚機能。

b21002　**近景に対する両眼視力**　binocular acuity of near vision

近くにあるものの大きさ，形態，輪郭を両眼で感じる視覚機能。

b21003　**近景に対する単眼視力**　monocular acuity of near vision

近くにあるものの大きさ，形態，輪郭を一方の眼だけで感じる視覚機能。

b21008　**その他の特定の，視力に関する機能**　visual acuity functions, other specified

b21009　**詳細不明の，視力に関する機能**　visual acuity functions, unspecified

b2101　**視野**　visual field functions

視線を固定して見ることができる全体の範囲に関連した視覚機能。

含まれるもの：機能障害の例としては，暗点，視野狭窄，半盲。

b2102　**視覚の質**　quality of vision

光感受性，色覚，コントラスト感度，全体的な画像の質を含む視覚機能。

b21020　**光感受性**　light sensitivity
　　最小量の光（最小光）を感じる視覚機能，および光の強さの最小量の違い（明暗差）を感じる視覚機能。
　　含まれるもの：暗順応に関する機能。機能障害の例としては，夜盲（光への感受性の低下），光過敏症（光への感受性の亢進）。

b21021　**色覚**　colour vision
　　色を識別し，同定する視覚機能。

b21022　**コントラスト感度**　contrast sensitivity
　　背景から図形を弁別する視覚機能で必要な最小の光の量（輝度）が関係する。

b21023　**画像的視覚の質**　visual picture quality
　　画像の質に関する視覚機能。
　　含まれるもの：機能障害の例としては，ストレイライト（サングラスの横から入る光），画像の質の変容（浮遊物やぼやけ），画像の歪み，輝点，閃光。

b21028　**その他の特定の，視覚の質**　quality of vision, other specified

b21029　**詳細不明の，視覚の質**　quality of vision, unspecified

b2108　**その他の特定の視覚機能**　seeing functions, other specified

b2109　**詳細不明の視覚機能**　seeing functions, unspecified

b215　目に付属する構造の機能　functions of structures adjoining the eye

視覚機能を助ける，眼球内および周囲の構造の機能。

含まれるもの：随意的眼球運動，追視運動，目の固視などに関与する内眼筋，眼瞼，外眼筋の機能。その他，涙腺の機能，輻輳や瞳孔反射に関与する機能。機能障害の例としては，眼振，眼球乾燥症，眼瞼下垂。

除かれるもの：視覚機能（b210），第7章　神経筋骨格と運動に関連する機能。

b2150　**内眼筋の機能**　functions of internal muscles of the eye
　　瞳孔および水晶体の形と大きさを調整する虹彩などの眼球内部の筋の機能。
　　含まれるもの：（目の）調節機能や瞳孔反射。

b2151　**眼瞼の機能**　functions of the eyelid
　　防御反射などの眼瞼の機能。

b2152　**外眼筋の機能**　functions of external muscles of the eye
　　違った方向を見たり，視野内を動く物体を追視したり，動く標的に追いつくための急速な眼球運動（サッカード）を行うことや固視のために用いる筋の機能。
　　含まれるもの：眼振や両眼の協同作用。

b2153　**涙腺の機能**　functions of lachrymal glands
　　涙腺および涙管の機能。

b2158　その他の特定の，目に付属する構造の機能　functions of structures adjoining the eye, other specified

b2159　詳細不明の，目に付属する構造の機能　functions of structures adjoining the eye, unspecified

b220　目とそれに付属する構造に関連した感覚　sensations associated with the eye and adjoining structures

目の疲労感，乾燥感，かゆみ，および関連する感覚。

含まれるもの：目の奥の圧感，目の異物感，目の緊張感，目の灼熱感などのような目の違和感で障害される機能。

除かれるもの：痛みの感覚（b280）。

b229　その他の特定の，および詳細不明の，視覚および関連機能　seeing and related functions, other specified and unspecified

聴覚と前庭の機能　hearing and vestibular functions（b230-b249）

b230　聴覚機能　hearing functions

音の存在を感じること，また音の発生部位，音の高低，音量，音質の識別に関する感覚機能。

含まれるもの：聴覚，聴覚的弁別，音源定位，音の偏位（左右弁別），話音の弁別に関する機能。機能障害の例としては，ろう，聴覚機能障害，難聴。

除かれるもの：知覚機能（b156），言語に関する精神機能（b167）。

b2300　音の察知　sound detection

音の存在を感じることに関する感覚機能。

b2301　音の弁別　sound discrimination

背景の音との識別や，左右の耳で聞いた音の合成，分離，融合に関連する音の存在を感じる感覚機能。

b2302　音源定位　localization of sound source

音源の位置を特定することに関する感覚機能。

b2303　音の偏位　lateralization of sound

音が左右どちらから来たかを決めることに関する感覚機能。

b2304　話音の弁別　speech discrimination

話し言葉（音声言語）を他の音から区別することに関する感覚機能。

b2308　その他の特定の，聴覚機能　hearing functions, other specified

b2309　詳細不明の，聴覚機能　hearing functions, unspecified

b235 前庭機能　vestibular functions

位置，バランス，運動に関する内耳の感覚機能。

含まれるもの：位置と位置覚の機能。身体のバランスと運動に関する機能。

除かれるもの：聴覚と前庭の機能に関連した感覚（b240）。

b2350　**位置に関する前庭機能**　vestibular function of position
　　　身体の位置を決めることに関する内耳の感覚機能。

b2351　**バランスに関する前庭機能**　vestibular function of balance
　　　身体のバランスをとることに関する内耳の感覚機能。

b2352　**動きの測定に関する前庭機能**　vestibular function of determination of movement
　　　身体の動きの測定（方向と速度を含む）に関する内耳の感覚機能。

b2358　**その他の特定の，前庭機能**　vestibular functions, other specified

b2359　**詳細不明の，前庭機能**　vestibular functions, unspecified

b240 聴覚と前庭の機能に関連した感覚　sensations associated with hearing and vestibular function

浮動性めまい，転倒感，耳鳴り，回転性めまいの感覚。

含まれるもの：耳鳴り，耳内の違和感，耳閉感，浮動性めまいや回転性めまいに伴う吐き気。

除かれるもの：前庭機能（b235），痛みの感覚（b280）。

b2400　**耳鳴り**　ringing in ears or tinnitus
　　　低音または高音の「ゴー」，「シャー」，「キーン」というような音，またはベルの鳴るような音が耳の中で聞こえるような感覚。

b2401　**めまい**　dizziness
　　　自分自身または周辺環境に関する動く感覚。回転，動揺，傾斜の感覚。

b2402　**転倒感**　sensation of falling
　　　姿勢を保てず，転びそうな感覚。

b2403　**浮動性めまい・回転性めまいに伴う吐き気**　nausea associated with dizziness or vertigo
　　　浮動性めまいや回転性めまいにより催す，吐きたくなる感覚。

b2404　**耳内の違和感**　irritation in the ear
　　　耳内のかゆさ，その他の類似の感覚。

b2405　**耳閉感**　aural pressure
　　　耳内に圧がかかった感覚。

b2408　**その他の特定の，聴覚と前庭の機能に関連した感覚**　sensations associated with hearing and vestibular function, other specified

b2409　**詳細不明の，聴覚と前庭の機能に関連した感覚**　sensations associated with

hearing and vestibular function, unspecified

b249 その他の特定の，および詳細不明の，聴覚と前庭の機能　hearing and vestibular functions, other specified and unspecified

その他の感覚機能　additional sensory functions（b250-b279）

b250 味覚　taste function
　　苦味，甘味，酸味，塩味を感じる感覚機能。
　　含まれるもの：味覚機能。
　　機能障害の例としては，味覚脱失，味覚鈍麻。

b255 嗅覚　smell function
　　香りやにおいを感じる感覚機能。
　　含まれるもの：嗅覚機能。
　　機能障害の例としては，嗅覚脱失，嗅覚鈍麻。

b260 固有受容覚　proprioceptive function
　　身体各部の相対的位置関係を感じる感覚機能。
　　含まれるもの：静止感覚，運動感覚の機能。
　　除かれるもの：前庭機能（b235），筋と運動機能に関連した感覚（b780）。

b265 触覚　touch function
　　表面およびその性状や質感を感じる感覚機能。
　　含まれるもの：触れる，触れた感じの機能。機能障害の例としては，しびれ感，触覚脱失，ひりひり感，触覚異常，触覚過敏。
　　除かれるもの：温度やその他の刺激に関連した感覚機能（b270）。

b270 温度やその他の刺激に関連した感覚機能　sensory functions related to temperature and other stimuli
　　温度，振動圧，侵害刺激を感じる感覚機能。
　　含まれるもの：温度，振動，震えや動揺，表面の圧迫，深部の圧迫，灼熱感，侵害刺激を感じる感覚。
　　除かれるもの：触覚（b265），痛みの感覚（b280）。
　　b2700　温度覚　sensitivity to temperature
　　　　冷たさや熱さを感じる感覚。

b 2701 **振動覚** sensitivity to vibration

　　　震えや動揺を感じる感覚。

b 2702 **圧覚** sensitivity to pressure

　　　皮膚に対する，あるいは皮膚上の圧迫を感じる感覚。

　　　含まれるもの：触覚。機能障害の例としては，しびれ，感覚低下，感覚過敏，錯感覚，ひりひり感。

b 2703 **侵害刺激に対する感受性** sensitivity to a noxious stimulus

　　　痛みや不快な感覚を感じる機能。

　　　含まれるもの：機能障害の例としては，痛覚低下，痛覚過敏，異痛症，痛覚脱失，有痛性感覚脱失。

b 2708 **その他の特定の，温度やその他の刺激に関連した感覚機能** sensory functions related to temperature and other stimuli, other specified

b 2709 **詳細不明の，温度やその他の刺激に関連した感覚機能** sensory functions related to temperature and other stimuli, unspecified

b 279 **その他の特定の，および詳細不明の，その他の感覚機能** additional sensory functions, other specified and unspecified

痛み　pain（b 280- b 289）

b 280 **痛みの感覚** sensation of pain

　　　身体部位の損傷やその可能性を示す，不愉快な感覚。

　　含まれるもの：全身的な痛み，局所的な痛み，一皮節内の痛み，刺すような痛み，焼けるような痛み，鈍痛，疼くような痛み。機能障害の例としては，筋痛，痛覚脱失，痛覚過敏。

b 2800 **全身的な痛み** generalized pain

　　　身体部位の損傷やその可能性を示す，全身の不愉快な感覚。

b 2801 **身体の局所的な痛み** pain in body part

　　　身体部位の損傷やその可能性を示す，特定の部位やいくつかの身体部位の不愉快な感覚。

　　b 28010 **頭頸部の痛み** pain in head and neck

　　　　　身体部位の損傷やその可能性を示す，頭部や頸部の不愉快な感覚。

　　b 28011 **胸部の痛み** pain in chest

　　　　　身体部位の損傷やその可能性を示す，胸部の不愉快な感覚。

　　b 28012 **腹部の痛み** pain in stomach or abdomen

　　　　　身体部位の損傷やその可能性を示す，腹部の不愉快な感覚。

含まれるもの：骨盤部の痛み。

b 28013　背部の痛み　pain in back

身体部位の損傷やその可能性を示す，背部の不愉快な感覚。

含まれるもの：体幹の痛み，腰痛。

b 28014　上肢の痛み　pain in upper limb

身体部位の損傷やその可能性を示す，上肢(手を含む)の不愉快な感覚。

b 28015　下肢の痛み　pain in lower limb

身体部位の損傷やその可能性を示す，下肢の不愉快な感覚。

b 28016　関節の痛み　pain in joints

身体部位の損傷やその可能性を示す，小関節や大関節を含む関節の不愉快な感覚。

含まれるもの：股関節の痛み，肩関節の痛み。

b 28018　その他の特定の局所的な痛み　pain in body part, other specified

b 28019　詳細不明の局所的な痛み　pain in body part, unspecified

b 2802　身体の複数部位の痛み　pain in multiple body parts

複数の身体部位の損傷やその可能性を示す不愉快な感覚。

b 2803　同一皮節内の放散痛　radiating pain in a dermatome

同じ神経根に支配された皮節内にある身体部位の，損傷やその可能性を示す不愉快な感覚。

b 2804　体節性あるいは領域性の放散痛　radiating pain in a segment or region

同じ神経根には支配されない，異なる皮節にある身体部位の，損傷やその可能性を示す不愉快な感覚。

b 289　その他の特定の，および詳細不明の，痛みの感覚　sensation of pain, other specified and unspecified

b 298　その他の特定の，感覚機能と痛み　sensory functions and pain, other specified

b 299　詳細不明の，感覚機能と痛み　sensory functions and pain, unspecified

3 音声と発話の機能
voice and speech functions

本章は，音声と発話を産生する機能を扱う。

b 310 **音声機能**　voice functions

喉頭を通る空気によって種々の音を産生する機能。

含まれるもの：発声と音声の質に関する機能。発声機能，声の高さ，声の大きさ，その他の音声の質に関する機能。機能障害の例としては，失声（発声不能），発声困難，嗄声，開鼻声，閉鼻声。

除かれるもの：言語に関する精神機能（b 167），構音機能（b 320）。

 b 3100　**発声**　production of voice

  喉頭と周辺の筋肉が呼吸器系と協調して発声する機能。

  含まれるもの：発声や声の大きさに関する機能。機能障害の例としては，失声。

 b 3101　**音声の質**　quality of voice

  音声を特徴づける機能で，声の高さ，共鳴，その他の特徴を含む。

  含まれるもの：高い声や低い声を出す機能。機能障害の例としては，開鼻声，閉鼻声，発声困難，嗄声，荒れた声（ハーシュネス）。

 b 3108　**その他の特定の，音声の機能**　voice functions, other specified

 b 3109　**詳細不明の，音声の機能**　voice functions, unspecified

b 320 **構音機能**　articulation functions

話し言葉（音声言語）の音声を産生する機能。

含まれるもの：言葉の発音，発話を修飾する機能。機能障害の例としては，痙性構音障害，失調性構音障害，弛緩性構音障害などの運動障害性構音障害と構音不能症。

除かれるもの：言語に関する精神機能（b 167），音声機能（b 310）。

b 330 **音声言語（発話）の流暢性とリズムの機能**　fluency and rhythm of speech functions

話し言葉（音声言語）の流れと速さを生む機能。

含まれるもの：発話の流暢性，リズム，速度と旋律に関する機能。音調（プロソディー）と抑揚（イントネーション）。機能障害の例としては，吃音，早話症（早口），遅語症（言語緩徐），速語症。

除かれるもの：言語に関する精神機能（b 167），音声機能（b 310），構音機能（b 320）。

 b 3300　**音声言語（発話）の流暢性**　fluency of speech

なめらかに，とぎれなく音声言語を生む機能。

含まれるもの：なめらかに話すことに関する機能。

機能障害の例としては，吃音，早口症，非流暢性，音・単語・単語の一部の繰り返し，発話の不規則な中断。

b 3301 　音声言語（発話）のリズム　rhythm of speech

音声言語における速さとピッチのパターンを調節する機能。

含まれるもの：機能障害の例としては，常同的（繰り返し）あるいは反復性の発話調（1分間の発語数）。

b 3302 　音声言語（発話）の速度　speed of speech

音声言語の速度に関する機能。

含まれるもの：機能障害の例としては，遅口症，速話症。

b 3303 　音声言語（発話）の旋律　melody of speech

音声言語における声の高さのパターンを調節する機能。

含まれるもの：音声言語の音調（プロソディー），抑揚（イントネーション），音声言語の旋律性に関する機能。機能障害の例としては，単調な発話。

b 3308 　その他の特定の，音声言語（発話）の流暢性とリズムの機能　fluency and rhythm of speech functions, other specified

b 3309 　詳細不明の，音声言語（発話）の流暢性とリズムの機能　fluency and rhythm of speech functions, unspecified

b 340　代替性音声機能　alternative vocalization functions

言語以外の音声を産生する機能。

含まれるもの：歌唱，詠唱，喃語，ハミングなどのように，音調や広範囲の音を発声する機能。大声で泣くこと，叫ぶこと。

除かれるもの：言語に関する精神機能（b 167），音声機能（b 310），構音機能（b 320），音声言語（発話）の流暢性とリズムの機能（b 330）。

b 3400 　音調の産生　production of notes

音楽的な歌声を産生する機能。

含まれるもの：歌ったり，ハミングしたり，詠唱する時のように，高低に変化をつけつつ，単独あるいは合唱・伴奏つきなどの発声を持続したり，調節したり，止めること。

b 3401 　多様な音を発すること　making a range of sounds

多様な音声を発声する機能。

含まれるもの：子どもの喃語。

b 3408 　その他の特定の代替性音声機能　alternative vocalization functions, other specified

b 3409 　詳細不明の代替性音声機能　alternative vocalization functions, unspecified

| b 398 | その他の特定の，音声と発話の機能　　voice and speech functions, other specified

| b 399 | 詳細不明の，音声と発話の機能　　voice and speech functions, unspecified

4 心血管系・血液系・免疫系・呼吸器系の機能
functions of the cardiovascular, haematological, immunological and respiratory systems

本章は，心血管系（心臓および血管），血液系と免疫系（造血および免疫），呼吸器系（呼吸と運動耐容能）に関する機能を扱う。

心血管系の機能　functions of the cardiovascular system（b 410- b 429）

b 410　**心機能**　heart functions

適切なあるいは必要とする血液量と血圧で，全身に血液を供給する機能。

含まれるもの：心拍数，心調律（リズム），心拍出量。心室筋の収縮力。心臓弁の機能。肺循環へ血液を供給する機能。心臓への循環動態。機能障害の例としては，頻脈，徐脈，不整脈（心不全，心筋症，心筋炎，冠不全時）。

除かれるもの：血管の機能（b 415），血圧の機能（b 420），運動耐容能（b 455）。

b 4100　心拍数　heart rate

毎分あたりの心臓収縮回数に関する機能。

含まれるもの：機能障害の例としては，過剰な心拍数（頻脈）や過少な心拍数（徐脈）。

b 4101　心調律　heart rhythm

心拍動の規則性（リズム）に関する機能。

含まれるもの：機能障害の例としては，不整脈。

b 4102　心室筋の収縮力　contraction force of ventricular muscles

心拍ごとに心室筋によって拍出される血液量に関する機能。

含まれるもの：機能障害の例としては，心拍出量低下。

b 4103　心臓への血液供給　blood supply to the heart

心筋が利用できる血液量に関する機能。

含まれるもの：機能障害の例としては，心筋虚血。

b 4108　その他の特定の心機能　heart functions, other specified

b 4109　詳細不明の心機能　heart functions, unspecified

b 415　**血管の機能**　blood vessel functions

全身に血液を運搬する機能。

含まれるもの：動脈，毛細血管，静脈の機能。血管運動機能。肺動脈，肺毛細血管，肺静脈の機能。静脈弁の機能。機能障害の例としては，動脈の閉塞や狭窄，粥状硬化，

動脈硬化，血栓塞栓，静脈瘤。
除かれるもの：心機能（b 410），血圧の機能（b 420），血液系の機能（b 430），運動耐容能（b 455）。

b 4150 **動脈の機能**　functions of arteries
　　　　動脈内の血流に関する機能。
　　　含まれるもの：機能障害の例としては，動脈拡張，間歇性跛行などの動脈狭窄。

b 4151 **毛細血管の機能**　functions of capillaries
　　　　毛細血管内の血流に関する機能。

b 4152 **静脈の機能**　functions of veins
　　　　静脈内の血流に関する機能および静脈弁の機能。
　　　含まれるもの：機能障害の例としては，静脈弁閉鎖不全（静脈拡張，静脈狭窄，静脈瘤時）。

b 4158 **その他の特定の，血管の機能**　blood vessel functions, other specified

b 4159 **詳細不明の，血管の機能**　blood vessel functions, unspecified

b 420 血圧の機能　blood pressure functions

動脈内の血液の圧力を維持する機能。
含まれるもの：血圧の維持機能。血圧の上昇や下降。機能障害の例としては，低血圧，高血圧，起立性低血圧。
除かれるもの：心機能（b 410），血管の機能（b 415），運動耐容能（b 455）。

b 4200 **血圧の上昇**　increased blood pressure
　　　　年齢の正常値よりも収縮期血圧や拡張期血圧が上昇していることに関する機能。

b 4201 **血圧の低下**　decreased blood pressure
　　　　年齢の正常値よりも収縮期血圧や拡張期血圧が低下していることに関する機能。

b 4202 **血圧の維持**　maintenance of blood pressure
　　　　身体の変化に応じて，適切な血圧を維持することに関する機能。

b 4208 **その他の特定の，血圧の機能**　blood pressure functions, other specified

b 4209 **詳細不明の，血圧の機能**　blood pressure functions, unspecified

b 429 その他の特定の，および詳細不明の，心血管系の機能　functions of the cardio-vascular system, other specified and unspecified

血液系と免疫系の機能　functions of the haematological and immunological systems（b 430- b 439）

b 430　**血液系の機能**　haematological system functions

造血機能，酸素と代謝物質の運搬機能，および凝固機能。

含まれるもの：血液の産生と骨髄の機能。血液の酸素運搬機能。血液に関する脾臓の機能。血液の代謝物質運搬機能。凝固機能。機能障害の例としては，貧血，血友病とその他の凝固異常。

除かれるもの：心血管系の機能（b 410- b 429），免疫系の機能（b 435），運動耐容能（b 455）。

b 4300　**血液の産生**　production of blood

血液の全成分の産生に関する機能。

b 4301　**血液の酸素運搬機能**　oxygen-carrying functions of the blood

全身に酸素を運搬する血液の能力に関する機能。

b 4302　**血液の代謝物運搬機能**　metabolite carrying functions of the blood

全身に，代謝物質を運搬する血液の能力に関する機能。

b 4303　**凝固機能**　clotting functions

外傷を負った部分などでの血液の凝固に関する機能。

b 4308　**その他の特定の，血液系の機能**　haematological system functions, other specified

b 4309　**詳細不明の，血液系の機能**　haematological system functions, unspecified

b 435　**免疫系の機能**　immunological system functions

異物（感染を含む）に対する特異的および非特異的免疫反応による生体防御に関する機能。

含まれるもの：免疫反応(特異的及び非特異的)。過敏反応。リンパ管およびリンパ節の機能。細胞性免疫，抗体を介する免疫。予防接種に対する反応。

機能障害の例としては，自己免疫，アレルギー反応，リンパ節炎，リンパ浮腫。

除かれるもの：血液系の機能（b 430）。

b 4350　**免疫反応**　immune response

異物（感染を含む）に対する身体の感作反応の機能。

b 43500　**特異的免疫反応**　specific immune response

特異的な異物に対する身体の感作反応に関する機能。

b 43501　**非特異的免疫反応**　non-specific immune response

異物（感染を含む）に対する身体の一般的な感作反応に関する機能。

b 43508　**その他の特定の免疫反応**　immune response, other specified

b 43509　**詳細不明の免疫反応**　immune response, unspecified

b4351 過敏反応　hypersensitivity reactions
　　　異物に対する身体の過剰な感作反応に関する機能。例えば，各種の抗原に対する感受性。

　　含まれるもの：機能障害の例としては，過敏症，アレルギー。

　　除かれるもの：食物への耐性（b5153）。

b4352 リンパ管の機能　functions of lymphatic vessels
　　　リンパ液を運搬する脈管に関する機能。

b4353 リンパ節の機能　functions of lymph nodes
　　　リンパ管に沿っているリンパ腺に関する機能。

b4358 その他の特定の，免疫系の機能　immunological system functions, other specified

b4359 詳細不明の，免疫系の機能　immunological system functions, unspecified

b439 その他の特定の，および詳細不明の，血液系および免疫系の機能　functions of the haematological and immunological systems, other specified and unspecified

呼吸器系の機能　functions of the respiratory system（b440-b449）

b440 呼吸機能　respiration functions
肺に空気を吸い込み，空気と血液間でガス交換を行い，空気を吐き出す機能。

含まれるもの：呼吸数，呼吸リズム，呼吸の深さ。機能障害の例としては，無呼吸，過呼吸，不規則な呼吸，奇異性呼吸，肺気腫，気管攣縮。

除かれるもの：呼吸筋の機能（b445），その他の呼吸機能（b450），運動耐容能（b455）。

b4400 呼吸数　respiration rate
　　　毎分あたりの呼吸回数に関する機能。

　　含まれるもの：機能障害の例としては，速すぎる呼吸（頻呼吸），遅すぎる呼吸（徐呼吸）。

b4401 呼吸リズム　respiratory rhythm
　　　呼吸の周期性や規則性に関する機能。

　　含まれるもの：機能障害の例としては，不規則な呼吸。

b4402 呼吸の深さ　depth of respiration
　　　呼吸に伴う肺の拡張容積に関する機能。

　　含まれるもの：機能障害の例としては，浅い呼吸。

b4408 その他の特定の呼吸機能　respiration functions, other specified

b4409 詳細不明の呼吸機能　respiration functions, unspecified

b445　呼吸筋の機能　respiratory muscle functions
　　　呼吸に関与する筋の機能。
　　含まれるもの：胸郭呼吸筋の機能。横隔膜の機能。呼吸補助筋の機能。
　　除かれるもの：呼吸機能（b440），その他の呼吸機能（b450），運動耐容能（b455）。
　　b4450　胸郭呼吸筋の機能　functions of the thoracic respiratory muscles
　　　　　　呼吸に関与する胸郭筋の機能。
　　b4451　横隔膜の機能　functions of the diaphragm
　　　　　　呼吸に関与する時の横隔膜の機能。
　　b4452　呼吸補助筋の機能　functions of accessory respiratory muscles
　　　　　　呼吸に関与する補助呼吸筋群の機能。
　　b4458　その他の特定の，呼吸筋の機能　respiratory muscle functions, other specified
　　b4459　詳細不明の，呼吸筋の機能　respiratory muscle functions, unspecified

b449　その他の特定の，および詳細不明の，呼吸器系の機能　functions of the respiratory system, other specified and unspecified

心血管系と呼吸器系の付加的機能と感覚　additional functions and sensations of the cardiovascular and respiratory systems（b450-b469）

b450　その他の呼吸機能　additional respiratory functions
　　　呼吸に関連するその他の機能。例えば咳，くしゃみ，あくび。
　　含まれるもの：吹くこと，口笛，口呼吸。

b455　運動耐容能　exercise tolerance functions
　　　身体運動負荷に耐えるために必要な，呼吸や心血管系の能力に関する機能。
　　含まれるもの：持久力。有酸素能力。スタミナと易疲労性。
　　除かれるもの：心血管系の機能（b410-b429），血液系の機能（b430），呼吸機能（b440），呼吸筋の機能（b445），その他の呼吸機能（b450）。
　　b4550　全身持久力　general physical endurance
　　　　　　身体運動の耐容能の全身的レベルやスタミナに関する機能。
　　b4551　有酸素能力　aerobic capacity
　　　　　　息切れすることなく運動をすることができる程度に関する機能。
　　b4552　易疲労性　fatiguability
　　　　　　さまざまな体動レベルで起こる，疲労しやすさに関する機能。
　　b4558　その他の特定の運動耐容能　exercise tolerance functions, other specified
　　b4559　詳細不明の運動耐容能　exercise tolerance functions, unspecified

b460 心血管系と呼吸器系に関連した感覚　sensations associated with cardiovascular and respiratory functions

脈の脱落，動悸，息切れなどの感覚。

含まれるもの：胸部のしめつけ感，心拍不整感，呼吸困難，空気飢餓感，気道閉塞感，窒息感，喘鳴。

除かれるもの：痛みの感覚（b280）。

b469 その他の特定の，および詳細不明の，心血管系と呼吸器系の付加的機能と感覚　additional functions and sensations of the cardiovascular and respiratory systems, other specified and unspecified

b498 その他の特定の，心血管系・血液系・免疫系・呼吸器系の機能　functions of the cardiovascular, haematological, immunological and respiratory systems, other specified

b499 詳細不明の，心血管系・血液系・免疫系・呼吸器系の機能　functions of the cardiovascular, haematological, immunological and respiratory systems, unspecified

5　消化器系・代謝系・内分泌系の機能
functions of the digestive, metabolic and endocrine systems

　本章は，食物摂取，消化，排泄に関する機能と，代謝に関する機能および内分泌腺に関する機能を扱う。

消化器系に関連する機能　functions related to the digestive system（b510–b539）

b510　**摂食機能**　ingestion functions
　　固形物や液体を口から身体に取り入れ，処理する機能。
　含まれるもの：吸引，臼磨，咬断と口中での食物の処理，唾液分泌，嚥下，げっぷ，逆流，つば吐き，嘔吐の機能。機能障害の例としては，嚥下障害，食物の誤嚥，空気嚥下症，唾液の過剰分泌，よだれ，唾液分泌不全。
　除かれるもの：消化器系に関連した感覚（b535）。

　b5100　吸引　sucking
　　　　頬，口唇，舌の運動で生み出される吸引力によって，口腔内に取り込む機能。

　b5101　咬断　biting
　　　　前歯で食物を嚙み切る機能。

　b5102　臼磨　chewing
　　　　奥歯（例：大臼歯）で食物を押しつぶし，嚙み砕き，すりつぶす機能。

　b5103　口中での食物の処理　manipulation of food in the mouth
　　　　歯と舌によって食物を口の中で扱う機能。

　b5104　唾液分泌　salivation
　　　　口の中へ唾液を産生し分泌する機能。

　b5105　嚥下　swallowing
　　　　食物や飲み物を適切に調節された速度で口腔，咽頭，食道を通して胃へと送り込む機能。
　　　含まれるもの：機能障害としては，口腔期，咽頭期，食道期の嚥下障害。食物の食道通過の機能障害。

　　　b51050　口腔内嚥下　oral swallowing
　　　　　　食物や飲み物を適切に調節された速度で，口腔を通して胃へと送り込む機能。

　　　b51051　咽頭内嚥下　pharyngeal swallowing
　　　　　　食物や飲み物を適切に調節された速度で，咽頭を通して胃へと送り込む

機能。

  b51052 **食道期嚥下** oesophageal swallowing

    食物や飲み物を適切に調節された速度で，食道を通して胃へと送り込む機能。

  b51058 **その他の特定の嚥下** swallowing, other specified

  b51059 **詳細不明の嚥下** swallowing, unspecified

 b5106 **逆流と嘔吐** regurgitation and vomiting

  胃から食道，口，体外へと，摂食とは逆の方向に液体や固形物を動かす機能。

 b5108 **その他の特定の摂食機能** ingestion functions, other specified

 b5109 **詳細不明の摂食機能** ingestion functions, unspecified

b515 消化機能 digestive functions

 胃腸管での食物の移動，食物の分解と栄養素の吸収の機能。

 含まれるもの：胃での食物の移動機能や蠕動機能。食物の破砕，胃腸における酵素の産生と作用，栄養の吸収，食物への耐性。機能障害の例としては，胃酸過多，吸収不良，食物に対する不耐性，腸の過剰運動性，腸管麻痺，腸閉塞，胆汁分泌低下。

 除かれるもの：摂食機能（b510），同化機能（b520），排便機能（b525），消化器系に関連した感覚（b535）。

 b5150 **胃腸での食物の移動** transport of food through stomach and intestines

  食物を機械的に胃と腸内を移動させる蠕動とそれに関連する機能。

 b5151 **食物の破砕** breakdown of food

  食物を胃腸内で機械的に細かくする機能。

 b5152 **栄養の吸収** absorption of nutrients

  胃腸内を通過する食物や飲み物の栄養分を血流中に取り込む機能。

 b5153 **食物への耐性** tolerance to food

  消化に適した食物や飲み物を受け入れ，不適切なものは拒絶する身体の機能。

  含まれるもの：機能障害の例としては，過敏症やグルテン不耐症。

 b5158 **その他の特定の消化機能** digestive functions, other specified

 b5159 **詳細不明の消化機能** digestive functions, unspecified

b520 同化機能 assimilation functions

 栄養を生体の構成要素に変換する機能。

 含まれるもの：体内に栄養を貯蔵する機能。

 除かれるもの：消化機能（b515），排便機能（b525），体重維持機能（b530），全般的代謝機能（b540）。

b525 排便機能　defecation functions

老廃物と未消化の食物を便として排出およびそれに関連する機能。

含まれるもの：排出，便の固さ，排便の頻度に関係する機能。便意の抑制，鼓腸。機能障害の例としては，便秘，下痢，水様便，便失禁（肛門括約筋不全）。

除かれるもの：消化機能（b515），同化機能（b520），消化器系に関連した感覚（b535）。

b5250　排便　elimination of faeces
　　　老廃物を直腸から体外に排出する機能。その際の腹筋の収縮機能も含む。

b5251　便の固さ　faecal consistency
　　　硬い，硬め，柔らかい，水様などの便の固さ。

b5252　排便の頻度　frequency of defecation
　　　排便の頻度に関する機能。

b5253　排便の抑制　faecal continence
　　　排泄機能を随意的に制御する機能。

b5254　鼓腸　flatulence
　　　過剰に貯まった空気やガス（おなら）を腸から排出する機能。

b5258　その他の特定の排便機能　defecation functions, other specified

b5259　詳細不明の排便機能　defecation functions, unspecified

b530 体重維持機能　weight maintenance functions

適正な体重を維持する機能。発達期における体重の増加を含む。

含まれるもの：適切な体容量指数（BMI）を維持する機能。機能障害の例としては，低体重，悪液質，消耗，過体重，るい痩（やせ），一次性あるいは二次性肥満。

除かれるもの：同化機能（b520），全般的代謝機能（b540），内分泌腺機能（b555）。

b535 消化器系に関連した感覚　sensations associated with the digestive system

食べることや飲むこと，および消化に関連した機能から生じる感覚。

含まれるもの：吐き気，膨満感，腹部の痙攣感。胃の充満感，球感覚（ヒステリーの際に食道を球が上下する感覚），胃痙攣，胃のガス貯留，胸やけ。

除かれるもの：痛みの感覚（b280），摂食機能（b510），消化機能（b515），排便機能（b525）。

b5350　吐き気　sensation of nausea
　　　嘔吐をもよおす感覚。

b5351　膨満感　feeling bloated
　　　胃あるいは腹部の張った感じ。

b5352　腹部の痙攣感　sensation of abdominal cramp
　　　胃腸管が痛みを伴って収縮する感覚。

b5358　その他の特定の，消化器系に関連した感覚　sensations associated with the

digestive system,other specified

b5359 詳細不明の，消化器系に関連した感覚　sensations associated with the digestive system, unspecified

b539 その他の特定の，および詳細不明の，消化器系に関連する機能　functions related to the digestive system, other specified and unspecified

代謝と内分泌系に関連する機能　functions related to metabolism and the endocrine system（b540-b559）

b540 全般的代謝機能　general metabolic functions

炭水化物，蛋白質，脂肪などの身体の基本的な構成要素を制御し，それらをある物質から他の物質に変換したり，分解して活力にする機能。

含まれるもの：代謝機能，基礎代謝率，炭水化物・蛋白質・脂肪の代謝，異化作用，同化作用，身体におけるエネルギー産生の機能。代謝率の増加と減少。

除かれるもの：同化機能（b520），体重維持機能（b530），水分・ミネラル・電解質バランスの機能（b545），体温調節機能（b550），内分泌腺機能（b555）。

b5400 基礎代謝率　basal metabolic rate

特定の安静状態と室温における身体の酸素消費に関する機能。

含まれるもの：基礎代謝率の増加や減少。機能障害の例としては，甲状腺機能亢進症や低下症。

b5401 炭水化物代謝　carbohydrate metabolism

食物中の炭水化物が貯蔵され，グルコース（ぶどう糖）となり，そして最終的には二酸化炭素と水に分解される過程に関する機能。

b5402 蛋白質代謝　protein metabolism

食物中の蛋白質が体内でアミノ酸に変化し，さらに分解される過程に関する機能。

b5403 脂肪代謝　fat metabolism

食物中の脂肪が，体内に貯蔵され分解される過程に関する機能。

b5408 その他の特定の全般的代謝機能　general metabolic functions, other specified

b5409 詳細不明の全般的代謝機能　general metabolic functions, unspecified

b545 水分・ミネラル・電解質バランスの機能　water, mineral and electrolyte balance functions

体内の水分・ミネラル・電解質の制御の機能。

含まれるもの：水分のバランスを調節する機能。カルシウム，亜鉛，鉄分などのミネラ

ルのバランスを調節する機能。ナトリウムやカリウムなどの電解質のバランスなどを調節する機能。機能障害の例としては，水分貯留，脱水，高カルシウム血症，低カルシウム血症，鉄欠乏，高ナトリウム血症，低ナトリウム血症，高カリウム血症，低カリウム血症。

除かれるもの：血液系の機能（b430），全般的代謝機能（b540），内分泌腺機能（b555）。

b5450　**水分バランス**　water balance

体内の水分量の維持に関する調節機能。

含まれるもの：機能障害の例としては，脱水や水分補給。

b54500　**水分貯留**　water retention

体内に，水分を保持する調節機能。

b54501　**水分バランスの維持**　maintenance of water balance

体内水分を最適の量に維持する調節機能。

b54508　**その他の特定の水分バランス**　water balance functions, other specified

b54509　**詳細不明の水分バランス**　water balance functions, unspecified

b5451　**ミネラルバランス**　mineral balance

体内のミネラルの摂取，貯蔵，利用，排泄の間の均衡を維持する調節機能。

b5452　**電解質バランス**　electrolyte balance

体内の電解質の摂取，貯蔵，利用，排泄の間の均衡を維持する調節機能。

b5458　**その他の特定の，水分・ミネラル・電解質バランスの機能**　water, mineral and electrolyte balance functions, other specified

b5459　**詳細不明の，水分・ミネラル・電解質バランスの機能**　water, mineral and electrolyte balance functions, unspecified

b550　体温調節機能　thermoregulatory functions

体温を調節する機能。

含まれるもの：体温の維持機能。機能障害の例としては，低体温や高体温。

除かれるもの：全般的代謝機能（b540），内分泌腺機能（b555）。

b5500　**体温**　body temperature

身体中心部の温度の調節機能。

含まれるもの：機能障害の例としては，高体温や低体温。

b5501　**体温の維持**　maintenance of body temperature

環境温度の変化にあわせて，体温を最適な状態に保つ調節機能。

含まれるもの：暑さや寒冷への順応。

b5508　**その他の特定の体温調節機能**　thermoregulatory functions, other specified

b5509　**詳細不明の体温調節機能**　thermoregulatory functions, unspecified

b555　内分泌腺機能　endocrine gland functions

身体内のホルモンの産生と，そのレベルの制御の機能で，周期的な変化を含む。

含まれるもの：ホルモンバランスの調節機能。機能障害の例としては，下垂体機能亢進症，下垂体機能低下症，甲状腺機能亢進症，甲状腺機能低下症，副腎機能亢進症，副腎機能低下症，副甲状腺機能亢進症，副甲状腺機能低下症，性腺機能亢進症，性腺機能低下症。

除かれるもの：全般的代謝機能（b540），水分・ミネラル・電解質バランスの機能（b545），体温調節機能（b550），性機能（b640），月経の機能（b650）。

b559　その他の特定の，および詳細不明の，代謝と内分泌系に関連する機能　functions related to metabolism and the endocrine system, other specified and unspecified

b598　その他の特定の，消化器系・代謝系・内分泌系の機能　functions of the digestive, metabolic and endocrine systems, other specified

b599　詳細不明の，消化器系・代謝系・内分泌系の機能　functions of the digestive, metabolic and endocrine systems, unspecified

6　尿路・性・生殖の機能
genitourinary and reproductive functions

本章は，排尿機能と，性機能や生殖機能を含む生殖器の機能を扱う。

尿路機能　urinary functions（b610-b639）

b610　尿排泄機能　urinary excretory functions

尿を濾過し集尿する機能。

含まれるもの：尿の濾過，尿を集尿する機能。機能障害の例としては，腎不全，無尿，乏尿（尿量減少），水腎症，低緊張膀胱，尿管閉塞。

除かれるもの：排尿機能（b620）。

b6100　**尿の濾過**　filtration of urine

腎による尿の濾過機能。

b6101　**尿の集尿**　collection of urine

尿管および膀胱による集尿，蓄尿機能。

b6108　**その他の特定の尿排泄機能**　urinary excretory functions, other specified

b6109　**詳細不明の尿排泄機能**　urinary excretory functions, unspecified

b620　排尿機能　urination functions

膀胱から尿を排出する機能。

含まれるもの：排尿，排尿の回数，排尿の抑制（漏れないようにする）に関する機能。機能障害の例としては，腹圧性尿失禁，切迫性尿失禁，反射性尿失禁，溢流性尿失禁，持続性尿失禁，尿滴下，自動膀胱，多尿（症），尿閉，尿意切迫。

除かれるもの：尿排泄機能（b610），排尿機能に関連した感覚（b630）。

b6200　**排尿**　urination

尿を膀胱から排出する機能。

含まれるもの：機能障害の例としては，尿閉。

b6201　**排尿の回数**　frequency of urination

排尿が生じる回数に関する機能。

b6202　**排尿の抑制**　urinary continence

尿漏れを制御する機能。

含まれるもの：機能障害の例としては，腹圧性尿失禁，切迫性尿失禁，反射性尿失禁，持続性尿失禁，混合性尿失禁。

b 6208　その他の特定の排尿機能　urination functions, other specified

b 6209　詳細不明の排尿機能　urination functions, unspecified

b 630　**排尿機能に関連した感覚**　sensations associated with urinary functions

　　排尿中の灼熱感，および切迫感などの感覚。

　　含まれるもの：不完全排尿，膀胱の充満感。

　　除かれるもの：痛みの感覚（b 280），排尿機能（b 620）。

b 639　**その他の特定の，および詳細不明の，尿路機能**　urinary functions, other specified and unspecified

性と生殖の機能　genital and reproductive functions（b 640–b 679）

b 640　**性機能**　sexual functions

　　性活動に関連した精神的および身体的機能。刺激段階，準備段階，オルガズム段階，消褪段階を含む。

　　含まれるもの：性的刺激・準備・オルガズム・消褪期の機能。性的興味，性行動，陰茎勃起，陰核勃起，潤滑，射精，オルガズムに関する機能。機能障害の例としては，インポテンス，冷感症，腟痙，早漏，持続勃起，射精遅延。

　　除かれるもの：生殖の機能（b 660），性と生殖の機能に関連した感覚（b 670）。

b 6400　性的刺激期の機能　functions of sexual arousal phase

　　　　性的関心や興奮の機能。

b 6401　性的準備期の機能　functions of sexual preparatory phase

　　　　性交を行う機能。

b 6402　オルガズム期の機能　functions of orgasmic phase

　　　　オルガズムに到達する機能。

b 6403　性的興奮消褪期の機能　functions of sexual resolution phase

　　　　オルガズムの後の満足と，それに伴ってリラックスする機能。

　　　　含まれるもの：機能障害の例としては，オルガズムについての不満足。

b 6408　その他の特定の性機能　sexual functions, other specified

b 6409　詳細不明の性機能　sexual functions, unspecified

b 650　**月経の機能**　menstruation functions

　　月経周期に関する機能。月経の規則性と月経血の排出を含む。

　　含まれるもの：月経の規則性と間隔，月経血の量，初経，閉経に関する機能。機能障害の例としては，月経前緊張症，原発性および続発性無月経，過多月経，頻発月経，月

経血逆行。

除かれるもの：性機能（b 640），生殖の機能（b 660），性と生殖の機能に関連した感覚（b 670），痛みの感覚（b 280）。

b 6500　**月経周期の規則性**　regularity of menstrual cycle

月経周期の規則性に関する機能。

含まれるもの：過度に頻回な月経，過度に稀な月経。

b 6501　**月経の間隔**　interval between menstruation

２つの月経の間の期間に関係する機能。

b 6502　**月経血の量**　extent of menstrual bleeding

月経血の量に関する機能。

含まれるもの：過度に少ない月経血（過少月経），過度に多い月経血（過多月経）。

b 6508　**その他の特定の，月経の機能**　menstruation functions, other specified

b 6509　**詳細不明の，月経の機能**　menstruation functions, unspecified

b 660　生殖の機能　procreation functions

生殖能力，妊娠，出産，乳汁分泌に関連した機能。

含まれるもの：男性の生殖能力，女性の生殖能力，妊娠，出産および乳汁産生の機能。機能障害の例としては，無精子症，精子減少症，乳汁分泌停止，乳汁漏出症，乳汁産生欠如，生殖能力低下や不妊，自然流産，子宮外妊娠，流産，子宮内胎児発育遅延，羊水過多症，早産，過期産。

除かれるもの：性機能（b 640），月経の機能（b 650）。

b 6600　**生殖能力に関する機能**　functions related to fertility

生殖のために配偶子を作る能力に関連した機能。

含まれるもの：機能障害の例としては，生殖力低下，不妊。

除かれるもの：性機能（b 640）。

b 6601　**妊娠に関する機能**　functions related to pregnancy

妊娠し，妊娠状態を続ける機能。

b 6602　**出産に関する機能**　functions related to childbirth

出産中に必要な機能。

b 6603　**乳汁分泌機能**　lactation

母乳の生成と，これを子どもに与えることに関する機能。

b 6608　**その他の特定の，生殖の機能**　procreation functions, other specified

b 6609　**詳細不明の，生殖の機能**　procreation functions, unspecified

b 670　性と生殖の機能に関連した感覚　sensations associated with genital and reproductive functions

性的刺激，性交，月経，および関連する性と生殖機能から起こる感覚。

含まれるもの：性交時疼痛症，月経困難症，閉経期の熱感，閉経期の寝汗。
除かれるもの：痛みの感覚（b280），排尿機能に関連した感覚（b630），性機能（b640），月経の機能（b650），生殖の機能（b660）。

b6700 **性交に関連した不快感** discomfort associated with sexual intercourse
性的刺激，準備，性交，オルガズム，興奮消褪期に伴う感覚。

b6701 **月経周期に関連した不快感** discomfort associated with the menstrual cycle
月経（月経前や月経後の時期を含む）に関する諸感覚。

b6702 **閉経に関連した不快感** discomfort associated with menopause
閉経期に関連した諸感覚。
含まれるもの：閉経期の熱感と寝汗。

b6708 **その他の特定の，性と生殖の機能に関連した感覚** sensations associated with genital and reproductive functions, other specified

b6709 **詳細不明の，性と生殖の機能に関連した感覚** sensations associated with genital and reproductive functions, unspecified

b679 その他の特定の，および詳細不明の，性と生殖の機能　genital and reproductive functions, other specified and unspecified

b698 その他の特定の，尿路・性・生殖の機能　genitourinary and reproductive functions, other specified

b699 詳細不明の，尿路・性・生殖の機能　genitourinary and reproductive functions, unspecified

7 神経筋骨格と運動に関連する機能
neuromusculoskeletal and movement-related functions

本章は，運動と可動性の機能を扱い，関節，骨，反射，筋の機能を含む。

関節と骨の機能 functions of the joints and bones（b710-b729）

b710 関節の可動性の機能 mobility of joint functions
　　関節の可動域と動きやすさの機能。

　含まれるもの：脊椎，肩，肘，手，股，膝，足の関節や手と足の小関節の，1つまたは複数の関節の可動性。全身の関節の可動性に関連する機能。機能障害の例としては，関節の過度運動性，有痛性関節運動制限，また五十肩，関節炎でみられる障害。

　除かれるもの：関節の安定性の機能（b715），随意運動の制御機能（b760）。

b7100　1つの関節の可動性 mobility of a single joint
　　1つの関節の可動域と動きやすさ。

b7101　複数の関節の可動性 mobility of several joints
　　2つ以上の関節の可動域と動きやすさに関する機能。

b7102　全身の関節の可動性 mobility of joints generalized
　　全身にわたる諸関節の可動域と動きやすさに関する機能。

b7108　その他の特定の，関節の可動性の機能 mobility of joint functions, other specified

b7109　詳細不明の，関節の可動性の機能 mobility of joint functions, unspecified

b715 関節の安定性の機能 stability of joint functions
　　関節の構造の恒常性を維持する機能。

　含まれるもの：1つの関節，複数の関節，全身の関節の安定性に関連する機能。機能障害の例としては，不安定な肩関節，関節脱臼，肩関節脱臼，股関節脱臼。

　除かれるもの：関節の可動性の機能（b710）。

b7150　1つの関節の安定性 stability of a single joint
　　1つの関節の構造の恒常性を維持する機能。

b7151　複数の関節の安定性 stability of several joints
　　2つ以上の関節の構造の恒常性を維持する機能。

b7152　全身の関節の安定性 stability of joints generalized
　　全身にわたる諸関節の構造の恒常性を維持する機能。

b 7158　その他の特定の，関節の安定性の機能　stability of joint functions, other specified

b 7159　詳細不明の，関節の安定性の機能　stability of joint functions, unspecified

b 720　骨の可動性の機能　mobility of bone functions

　　肩甲骨，骨盤，手根骨，足根骨の可動域と動きやすさに関する機能。

　含まれるもの：機能障害の例としては，固着肩甲骨(frozen scapula)，固着骨盤(frozen pelvis)。

　除かれるもの：関節の可動性の機能（b 710）。

b 7200　肩甲骨の可動性　mobility of scapula

　　　肩甲骨の可動域と動きやすさに関する機能。

　　含まれるもの：機能障害の例としては，肩甲骨の前方突出，後退，外旋，内旋。

b 7201　骨盤の可動性　mobility of pelvis

　　　骨盤の可動域と動きやすさに関する機能。

　　含まれるもの：骨盤の回旋。

b 7202　手根骨の可動性　mobility of carpal bones

　　　手根骨の可動域と動きやすさに関する機能。

b 7203　足根骨の可動性　mobility of tarsal bones

　　　足根骨の可動域と動きやすさに関する機能。

b 7208　その他の特定の，骨の可動性の機能　mobility of bone functions, other specified

b 7209　詳細不明の，骨の可動性の機能　mobility of bone functions, unspecified

b 729　その他の特定の，および詳細不明の，関節と骨の機能　functions of the joints and bones, other specified and unspecified

筋の機能　muscle functions（b 730- b 749）

b 730　筋力の機能　muscle power functions

　　１つの筋や筋群の収縮によって生み出される力に関する機能。

　含まれるもの：以下の筋・筋群の筋力に関する機能；特定の筋や筋群，一肢の筋，身体の片側の筋，下半身の筋，四肢の筋，体幹の筋，全身の筋。機能障害の例としては，足あるいは手の小筋群の筋力低下，筋の不全麻痺，筋の完全麻痺，単麻痺，片麻痺，対麻痺，四肢麻痺，無動無言症。

　除かれるもの：眼に付属する構造の機能（b 215），筋緊張の機能（b 735），筋の持久性機能（b 740）。

b 7300　個々の筋や筋群の筋力　power of isolated muscles and muscle groups

特定の個々の筋や筋群の収縮によって生じる力に関する機能。

含まれるもの：機能障害の例としては，足や手の小筋群の筋力低下。

b7301 **一肢の筋力**　power of muscles of one limb

一上肢ないし一下肢の，筋や筋群の収縮によって生じる力に関する機能。

含まれるもの：機能障害の例としては，不全単麻痺や完全単麻痺。

b7302 **身体の片側の筋力**　power of muscles of one side of the body

左右の半身の筋や筋群の収縮によって生じる力に関する機能。

含まれるもの：機能障害の例としては，不全片麻痺や完全片麻痺。

b7303 **下半身の筋力**　power of muscles in lower half of the body

下半身の筋や筋群の収縮によって生じる力に関する機能。

含まれるもの：機能障害の例としては，不全対麻痺や完全対麻痺。

b7304 **四肢の筋力**　power of muscles of all limbs

四肢の筋や筋群の収縮によって生じる力に関する機能。

含まれるもの：機能障害の例としては，不全四肢麻痺や完全四肢麻痺。

b7305 **体幹の筋力**　power of muscles of the trunk

体幹の筋や筋群の収縮によって生じる力に関する機能。

b7306 **全身の筋の筋力**　power of all muscles of the body

身体のすべての筋や筋群の収縮によって生じる力に関する機能。

含まれるもの：機能障害の例としては，無動無言症。

b7308 **その他の特定の，筋力の機能**　muscle power functions, other specified

b7309 **詳細不明の，筋力の機能**　muscle power functions, unspecified

b735　筋緊張の機能　muscle tone functions

安静時の筋の緊張，および他動的に筋を動かそうとした場合に生じる抵抗に関する機能。

含まれるもの：個々の筋や筋群，一肢の筋，身体の片側の筋，下半身の筋，四肢の筋，体幹の筋，全身の筋の筋緊張に関連する機能。機能障害の例としては，筋緊張低下，筋緊張亢進，筋痙縮。

除かれるもの：筋力の機能（b730），筋の持久性機能（b740）。

b7350 **個々の筋や筋群の筋緊張**　tone of isolated muscles and muscle groups

個々の筋や筋群の，安静時における緊張，およびこれらを他動的に動かそうとした場合に生じる抵抗に関する機能。

含まれるもの：機能障害の例としては，斜頸のような局所性ジストニア。

b7351 **一肢の筋緊張**　tone of muscles of one limb

一上肢ないしは一下肢の筋や筋群の，安静時における緊張，およびこれらを他動的に動かそうとした場合に生じる抵抗に関する機能。

含まれるもの：機能障害の例としては，不全単麻痺や完全単麻痺。

b7352　**身体の片側の筋緊張**　tone of muscles of one side of body
　　　　右ないし左半身の筋や筋群の，安静時における緊張，およびこれらを他動的に動かそうとした場合に生じる抵抗に関する機能。
　　　　含まれるもの：機能障害の例としては，不全片麻痺や完全片麻痺。

b7353　**下半身の筋緊張**　tone of muscles of lower half of body
　　　　下半身の筋や筋群の，安静時における緊張，およびこれらを他動的に動かそうとした場合に生じる抵抗に関する機能。
　　　　含まれるもの：機能障害の例としては，不全対麻痺や完全対麻痺。

b7354　**四肢の筋緊張**　tone of muscles of all limbs
　　　　四肢の筋や筋群の，安静時における緊張，およびこれらを他動的に動かそうとした場合に生じる抵抗に関する機能。
　　　　含まれるもの：機能障害の例としては，不全四肢麻痺や完全四肢麻痺。

b7355　**体幹の筋緊張**　tone of muscles of trunk
　　　　体幹の筋や筋群の，安静時における緊張，およびこれらを他動的に動かそうとした場合に生じる抵抗に関する機能。

b7356　**全身の筋の筋緊張**　tone of all muscles of the body
　　　　全身の筋や筋群の，安静時における緊張，およびこれらを他動的に動かそうとした場合に生じる抵抗に関する機能。
　　　　含まれるもの：機能障害の例としては，全身性ジストニー，パーキンソン病，不全全身麻痺，完全全身麻痺。

b7358　**その他の特定の，筋緊張の機能**　muscle tone functions, other specified

b7359　**詳細不明の，筋緊張の機能**　muscle tone functions, unspecified

b740　筋の持久性機能　muscle endurance functions

筋が，必要とされる間，収縮を持続することに関する機能。

含まれるもの：個々の筋，筋群，全身の筋の収縮を持続することに関する機能。機能障害の例としては，重症筋無力症。

除かれるもの：運動耐容能（b455），筋力の機能（b730），筋緊張の機能（b735）。

b7400　**個々の筋の持久性**　endurance of isolated muscles
　　　　個々の筋の，必要とされる間収縮を持続することに関する機能。

b7401　**筋群の持久性**　endurance of muscle groups
　　　　個々の筋群の，必要とされる間収縮を持続することに関する機能。
　　　　含まれるもの：機能障害の例としては，不全単麻痺，完全単麻痺，不全片麻痺，完全片麻痺，不全対麻痺，完全対麻痺。

b7402　**全身の筋の持久性**　endurance of all muscles of the body
　　　　全身の筋の，必要とされる間収縮を持続することに関する機能。
　　　　含まれるもの：機能障害の例としては，不全四肢麻痺，完全四肢麻痺，不全全身

麻痺，完全全身麻痺。

　　b 7408　その他の特定の，筋の持久性機能　muscle endurance functions, other specified

　　b 7409　詳細不明の，筋の持久性機能　muscle endurance functions, unspecified

b 749　その他の特定の，および詳細不明の，筋の機能　muscle functions, other specified and unspecified

運動機能　movement functions（b 750–b 789）

b 750　**運動反射機能**　motor reflex functions

特定の刺激によって自動的に引き起こされる，筋の不随意な収縮に関する機能。

含まれるもの：筋伸張反射，自動的局所性関節反射，侵害刺激，その他の外来刺激によって生じる反射の機能。逃避反射，上腕二頭筋反射，橈骨反射，大腿四頭筋反射，膝蓋腱反射，アキレス腱反射。

　　b 7500　**筋伸張反射**　stretch motor reflex

筋伸張によって自動的に引き起こされる，筋の不随意収縮に関する機能。

　　b 7501　**侵害刺激によって生じる反射**　reflexes generated by noxious stimuli

痛みやその他の侵害刺激によって自動的に引き起こされる，筋の不随意な収縮に関する機能。

含まれるもの：逃避反射。

　　b 7502　**その他の外来刺激によって生じる反射**　reflexes generated by other exteroceptive stimuli

有害刺激以外の外来刺激によって自動的に引き起こされる，筋の不随意な収縮に関する機能。

　　b 7508　その他の特定の運動反射機能　motor reflex functions, other specified

　　b 7509　詳細不明の運動反射機能　motor reflex functions, unspecified

b 755　**不随意運動反応機能**　involuntary movement reaction functions

身体の位置，身体バランス，脅威刺激によって引き起こされる，大きな筋肉または全身の不随意な収縮に関する機能。

含まれるもの：姿勢反応，立ち直り反応，身体適応反応，平衡反応，支持反応，防御反応の機能。

除かれるもの：運動反射機能（b 750）。

b 760　**随意運動の制御機能**　control of voluntary movement functions

随意運動の制御と協調に関する機能。

含まれるもの：単純あるいは複雑な随意運動の制御，随意運動の協調，上肢や下肢の支持機能，左右運動の協調，目と手の協調，目と足の協調の機能。機能障害の例としては，拮抗運動障害のような，制御や協調に関与する機能の障害。

除かれるもの：筋力の機能（b 730），不随意運動の機能（b 765），歩行パターン機能（b 770）。

b 7600　**単純な随意運動の制御**　control of simple voluntary movements
　　　単純あるいは個別的な随意運動の制御と協調に関する機能。

b 7601　**複雑な随意運動の制御**　control of complex voluntary movements
　　　複雑な随意運動の制御と協調に関する機能。

b 7602　**随意運動の協調**　coordination of voluntary movements
　　　調和が保たれた運動を行う時の，単純あるいは複雑な随意運動の協調に関する機能。

　　　含まれるもの：左右の協調。目と手の協調や目と足の協調など，視覚に導かれた運動の協調。機能障害の例としては，拮抗運動障害。

b 7603　**上肢や下肢の支持機能**　supportive functions of arm or leg
　　　上肢（肘や手）もしくは下肢（膝や足）で体重を支持する場合の随意運動の制御や協調に関する機能。

b 7608　**その他の特定の，随意運動の統制機能**　control of voluntary movement functions, other specified

b 7609　**詳細不明の，随意運動の統制機能**　control of voluntary movement functions, unspecified

b 765　**不随意運動の機能**　involuntary movement functions
　　　非意図的，無目的，あるいは半ば目的をもった，筋や筋群の不随意な収縮に関する機能。

　含まれるもの：筋群の不随意収縮。機能障害の例としては，振戦，チック，マンネリズム，常同症，運動保続症，舞踏病，アテトーゼ，音声チック，ジストニー運動，ジスキネジー。

　除かれるもの：随意運動の制御機能（b 760），歩行パターン機能（b 770）。

b 7650　**筋の不随意収縮**　involuntary contractions of muscles
　　　非意図的，無目的，あるいは半ば目的をもった，筋や筋群の不随意な収縮に関する機能。心理的障害の一部として起こるものを含む。

　　　含まれるもの：機能障害の例としては，舞踏病様運動，アテトーゼ運動。睡眠関連の運動障害。

b 7651　**振戦**　tremor
　　　関節周囲の筋群の，交互の収縮・弛緩（ふるえとなって現れる）に関する機能。

b 7652　**チックとマンネリズム**　tics and mannerisms

反復して一見目的があるように，筋群が不随意な収縮に関する機能。

含まれるもの：機能障害の例としては，音声チック，汚言，歯軋り。

b 7653 **常同症と運動保続症** stereotypies and motor perseveration

繰り返し前後に体を揺すったり，うなずいたり，体をくねらせたりなどの，自動的かつ無目的な運動に関する機能。

b 7658 **その他の特定の，不随意運動の機能** involuntary movement functions, other specified

b 7659 **詳細不明の，不随意運動の機能** involuntary movement functions, unspecified

b 770 **歩行パターン機能** gait pattern functions

歩く，走る，その他の全身運動に関連した運動パターンに関する機能。

含まれるもの：歩行パターン，走行パターンに関連する機能。機能障害の例としては，痙性歩行，片麻痺歩行，対麻痺歩行，非対称歩行，跛行，こわばり歩行。

除かれるもの：筋力の機能（b 730），筋緊張の機能（b 735），随意運動の制御機能（b 760），不随意運動の機能（b 765）。

b 780 **筋と運動機能に関連した感覚** sensations related to muscles and movement functions

身体の筋や筋群およびその動きに関連した感覚。

含まれるもの：筋のこわばり感，つっぱり感，筋のひきつり（スパズム），筋の圧迫感，または筋の重い感じ。

除かれるもの：痛みの感覚（b 280）。

b 7800 **筋のこわばりの感覚** sensation of muscle stiffness

筋のつっぱりやこわばりに関する感覚。

b 7801 **筋のひきつり（スパズム）の感覚** sensation of muscle spasm

筋や筋群の不随意な収縮に関する感覚。

b 7808 **その他の特定の，筋と運動機能に関連した感覚** sensations related to muscles and movement functions, other specified

b 7809 **詳細不明の，筋と運動機能に関連した感覚** sensations related to muscles and movement functions, unspecified

b 789 **その他の特定の，および詳細不明の，運動機能** movement functions, other specified and unspecified

b 798 **その他の特定の，神経筋骨格と運動に関連する機能** neuromusculoskeletal and movement-related functions, other specified

b799 詳細不明の，神経筋骨格と運動に関連する機能　neuromusculoskeletal and movement-related functions, unspecified

8 皮膚および関連する構造の機能
functions of the skin and related structures

本章は，皮膚，毛，爪の機能を扱う。

皮膚の機能　functions of the skin（b810-b849）

b810　**皮膚の保護機能**　protective functions of the skin

物理的，化学的，生物学的脅威から，身体を保護するための皮膚の機能。

含まれるもの：日光とその他の放射線に対する保護機能。光線過敏症，色素沈着，皮膚の性状の変化。また，皮膚の機械的刺激に対する防御機能。胼胝(べんち)(たこ)の形成や皮膚の肥厚。機能障害の例としては，皮膚損傷，潰瘍，褥瘡，皮膚の菲薄化。

除かれるもの：皮膚の修復機能（b820），その他の皮膚の機能（b830）。

b820　**皮膚の修復機能**　repair functions of the skin

皮膚に対する損傷，およびその他の傷害を修復する機能。

含まれるもの：痂皮(かひ)(かさぶた)の形成，治癒，瘢痕形成。皮下出血(うちみ)，ケロイド形成。

除かれるもの：皮膚の保護機能（b810），その他の皮膚の機能（b830）。

b830　**その他の皮膚の機能**　other functions of the skin

保護と修復以外の皮膚機能。例えば発汗と冷却。

含まれるもの：発汗，皮脂分泌，体臭。

除かれるもの：皮膚の保護機能（b810），皮膚の修復機能（b820）。

b840　**皮膚に関連した感覚**　sensation related to the skin

皮膚に関連する感覚。かゆみ，灼熱感，ピリピリ感。

含まれるもの：機能障害の例としては，チクチク感，むずむず感。

除かれるもの：痛みの感覚（b280）。

b849　**その他の特定の，および詳細不明の，皮膚の機能**　functions of the skin, other specified and unspecified

毛と爪の機能　functions of the hair and nails（b850-b869）

b850　**毛の機能**　functions of hair

保護，および色彩や外観を特徴づける毛の機能。

含まれるもの：毛の成長，毛の色素形成，発毛の部位の調節。機能障害の例としては，毛の脱落，脱毛症。

b860　**爪の機能**　functions of nails

保護および搔爬（搔く），外観を特徴づける爪の機能。

含まれるもの：爪の成長と色素沈着，爪の性状。

b869　**その他の特定の，および詳細不明の，毛と爪の機能**　functions of the hair and nails, other specified and unspecified

b898　**その他の特定の，皮膚および関連する構造の機能**　functions of the skin and related structures, other specified

b899　**詳細不明の，皮膚および関連する構造の機能**　functions of the skin and related structures, unspecified

身体構造　body structures

定義：身体構造　body structure とは，器官・肢体とその構成部分などの，身体の解剖学的部分である。

機能障害（構造障害を含む）　impairment とは，著しい変異や喪失などといった，心身機能または身体構造上の問題である。

第1評価点
否定的スケールによる共通評価点であり，構造障害の程度や大きさを示す。

xxx.0	構造障害なし	（なし，存在しない，無視できる構造障害……）	0- 4％
xxx.1	軽度の構造障害	（わずかな，低度の構造障害……）	5- 24％
xxx.2	中等度の構造障害	（中程度の，かなりの構造障害……）	25- 49％
xxx.3	重度の構造障害	（高度の，極度の構造障害……）	50- 95％
xxx.4	完全な構造障害	（全くの構造障害……）	96-100％
xxx.8	詳細不明		
xxx.9	非該当		

　ここに示した大まかなパーセント表示は，較正（訳注1）された評価器具やその他の評価基準によって，身体構造における障害を数量的に判定できる場合のためのものである。ちなみに，「構造障害なし」または「完全な構造障害」とされた場合でも，これらは5％までの誤差はあるとみてよい。「中等度の構造障害」の程度は通常「完全な構造障害」の半分までである。パーセント表示は，人口の標準値のパーセンタイル（訳注2）を参照して，それぞれの領域で較正されるべきである。ここに示した数量的なスケールを普遍的に用いることが可能になるためには，研究を重ねて評価の手順が開発される必要がある。

訳注1　較正（キャリブレーション）：測定器などの正確さを保証するために，感度などの調整を行うこと。

訳注2　パーセンタイル（百分位数）：大きさ順に並べた集団の，例えば30パーセント目にある個体の示す数値を30パーセンタイルと呼ぶ。

第2評価点

各身体部位における変化の性質を表すことに使用される。

    0＝構造に変化なし
    1＝全欠損
    2＝部分的欠損
    3＝付加的な部分
    4＝異常な大きさ
    5＝不連続
    6＝位置の変異
    7＝構造上の質的変化（液の貯留を含む）
    8＝詳細不明
    9＝非該当

第3評価点（試案）

部位を示すものを開発予定。

    0＝2部位以上
    1＝右
    2＝左
    3＝両側
    4＝前面
    5＝後面
    6＝近位
    7＝遠位
    8＝詳細不明
    9＝非該当

コード化の通則についての詳細な説明は，付録2を参照されたい。

1 神経系の構造
structures of the nervous system

s 110 脳の構造　structure of brain
    s 1100　脳葉の構造　structure of cortical lobes
        s 11000　前頭葉　frontal lobe
        s 11001　側頭葉　temporal lobe
        s 11002　頭頂葉　parietal lobe
        s 11003　後頭葉　occipital lobe
        s 11008　その他の特定の，脳葉の構造　structure of cortical lobes, other specified
        s 11009　詳細不明の，脳葉の構造　structure of cortical lobes, unspecified
    s 1101　中脳の構造　structure of midbrain
    s 1102　間脳の構造　structure of diencephalon
    s 1103　基底核と関連部位の構造　basal ganglia and related structures
    s 1104　小脳の構造　structure of cerebellum
    s 1105　脳幹の構造　structure of brain stem
        s 11050　延髄　medulla oblongata
        s 11051　橋　pons
        s 11058　その他の特定の，脳幹の構造　structure of brain stem, other specified
        s 11059　詳細不明の，脳幹の構造　structure of brain stem, unspecified
    s 1106　脳神経の構造　structure of cranial nerves
    s 1108　その他の特定の，脳の構造　structure of brain, other specified
    s 1109　詳細不明の，脳の構造　structure of brain, unspecified

s 120 脊髄と関連部位の構造　spinal cord and related structures
    s 1200　脊髄の構造　structure of spinal cord
        s 12000　頸髄　cervical spinal cord
        s 12001　胸髄　thoracic spinal cord
        s 12002　腰仙髄　lumbosacral spinal cord
        s 12003　馬尾　cauda equina
        s 12008　その他の特定の，脊髄の構造　structure of spinal cord, other specified
        s 12009　詳細不明の，脊髄の構造　structure of spinal cord, unspecified
    s 1201　脊髄神経　spinal nerves
    s 1208　その他の特定の，脊髄と関連部位の構造　spinal cord and related structures,

other specified

s 1209　詳細不明の，脊髄と関連部位の構造　spinal cord and related structures, unspecified

s 130　髄膜の構造　structure of meninges

s 140　交感神経系の構造　structure of sympathetic nervous system

s 150　副交感神経系の構造　structure of parasympathetic nervous system

s 198　その他の特定の，神経系の構造　structure of the nervous system, other specified

s 199　詳細不明の，神経系の構造　structure of the nervous system, unspecified

2 目・耳および関連部位の構造
the eye, ear and related structures

s 210 眼窩の構造　structure of eye socket

s 220 眼球の構造　structure of eyeball
    s 2200　結膜・強膜・脈絡膜　conjunctiva, sclera, choroid
    s 2201　角膜　cornea
    s 2202　虹彩　iris
    s 2203　網膜　retina
    s 2204　水晶体（レンズ）　lens of eyeball
    s 2205　硝子体　vitreous body
    s 2208　その他の特定の，眼球の構造　structure of eyeball, other specified
    s 2209　詳細不明の，眼球の構造　structure of eyeball, unspecified

s 230 目の周囲の構造　structures around eye
    s 2300　涙腺と関連部位の構造　lachrymal gland and related structures
    s 2301　まぶた　eyelid
    s 2302　まゆげ　eyebrow
    s 2303　外眼筋　external ocular muscles
    s 2308　その他の特定の，目の周囲の構造　structures around eye, other specified
    s 2309　詳細不明の，目の周囲の構造　structures around eye, unspecified

s 240 外耳の構造　structure of external ear

s 250 中耳の構造　structure of middle ear
    s 2500　鼓膜　tympanic membrane
    s 2501　耳管　eustachian canal
    s 2502　耳小骨　ossicles
    s 2508　その他の特定の，中耳の構造　structure of middle ear, other specified
    s 2509　詳細不明の，中耳の構造　structure of middle ear, unspecified

s 260 内耳の構造　structure of inner ear
    s 2600　蝸牛　cochlea
    s 2601　前庭迷路　vestibular labyrinth

s2602　三半規管　semicircular canals
s2603　内耳道　internal auditory meatus
s2608　その他の特定の，内耳の構造　structure of inner ear, other specified
s2609　詳細不明の，内耳の構造　structure of inner ear, unspecified

s298　その他の特定の，目・耳および関連部位の構造　eye, ear and related structures, other specified

s299　詳細不明の，目・耳および関連部位の構造　eye, ear and related structures, unspecified

補遺 『ICF 国際生活機能分類──国際障害分類改定版──』

2009（平成 21）年 3 月 13 日に開催されました厚生労働省「第 6 回社会保障審議会統計分科会生活機能分類専門委員会」におきまして，「国際生活機能分類の変更すべき用語について」が公表されました。

今後，ICF をご活用の際には，以下の該当する用語につきましては読み替えてご利用くださいますようお願いいたします。

（厚生労働省ホームページ：http://www.mhlw.go.jp/shingi/2009/03/s0313-4.html）

国際生活機能分類の変更すべき用語について

旧	新	該当箇所
【法令の改正等に基づく名称の変更】		
精神分裂病	統合失調症	該当なし
痴呆	認知症	b117　知的機能
【医学の進歩等に対応した名称の変更】		
慢性関節リウマチ	関節リウマチ	該当なし
妊娠中毒症	妊娠高血圧症候群	該当なし
【学会における用語の変更に伴うもの】		
色盲	色覚異常	b210　視覚機能
【ISO との整合性をはかるための変更】		
生産品	製品	多数あり（上記のホームページにて該当箇所をご確認ください。）
【誤訳と思われる箇所】		
論理的思考の機能 含まれるもの： 機能障害の例としては，静脈弁閉鎖不全（静脈拡張，静脈狭窄，静脈瘤）	削除 含まれるもの： 機能障害の例としては，静脈拡張，静脈狭窄，静脈瘤でみられるような弁の閉鎖不全	b147　含まれるもの b4152　含まれるもの

3 音声と発話に関わる構造
structures involved in voice and speech

s 310 鼻の構造　structure of nose
- s 3100　外鼻　external nose
- s 3101　鼻中隔　nasal septum
- s 3102　鼻腔　nasal fossae
- s 3108　その他の特定の，鼻の構造　structure of nose, other specified
- s 3109　詳細不明の，鼻の構造　structure of nose, unspecified

s 320 口の構造　structure of mouth
- s 3200　歯　teeth
- s 3201　歯肉　gums
- s 3202　口蓋の構造　structure of palate
    - s 32020　硬口蓋　hard palate
    - s 32021　軟口蓋　soft palate
- s 3203　舌　tongue
- s 3204　口唇の構造　structure of lips
    - s 32040　上唇　upper lip
    - s 32041　下唇　lower lip
- s 3208　その他の特定の，口の構造　structure of mouth, other specified
- s 3209　詳細不明の，口の構造　structure of mouth, unspecified

s 330 咽頭の構造　structure of pharynx
- s 3300　鼻咽頭　nasal pharynx
- s 3301　口腔咽頭　oral pharynx
- s 3308　その他の特定の，咽頭の構造　structure of pharynx, other specified
- s 3309　詳細不明の，咽頭の構造　structure of pharynx, unspecified

s 340 喉頭の構造　structure of larynx
- s 3400　声帯　vocal folds
- s 3408　その他の特定の，喉頭の構造　structure of larynx, other specified
- s 3409　詳細不明の，喉頭の構造　structure of larynx, unspecified

s 398　その他の特定の，音声と発話に関わる構造　structures involved in voice and speech, other specified

s399 詳細不明の，音声と発話に関わる構造　structures involved in voice and speech, unspecified

4　心血管系・免疫系・呼吸器系の構造
structures of the cardiovascular, immunological and respiratory systems

s 410　心血管系の構造　structure of cardiovascular system
- s 4100　心臓　heart
    - s 41000　心房　atria
    - s 41001　心室　ventricles
    - s 41008　その他の特定の，心臓の構造　structure of heart, other specified
    - s 41009　詳細不明の，心臓の構造　structure of heart, unspecified
- s 4101　動脈　arteries
- s 4102　静脈　veins
- s 4103　毛細血管　capillaries
- s 4108　その他の特定の，心血管系の構造　structure of cardiovascular system, other specified
- s 4109　詳細不明の，心血管系の構造　structure of cardiovascular system, unspecified

s 420　免疫系の構造　structure of immune system
- s 4200　リンパ管　lymphatic vessels
- s 4201　リンパ節　lymphatic nodes
- s 4202　胸腺　thymus
- s 4203　脾臓　spleen
- s 4204　骨髄　bone marrow
- s 4208　その他の特定の，免疫系の構造　structure of immune system, other specified
- s 4209　詳細不明の，免疫系の構造　structure of immune system, unspecified

s 430　呼吸器系の構造　structure of respiratory system
- s 4300　気管　trachea
- s 4301　肺　lungs
    - s 43010　気管・気管支　bronchial tree
    - s 43011　肺胞　alveoli
    - s 43018　その他の特定の，肺の構造　structure of lungs, other specified
    - s 43019　詳細不明の，肺の構造　structure of lungs, unspecified
- s 4302　胸郭　thoracic cage
- s 4303　呼吸筋　muscles of respiration

- s 43030　肋間筋　intercostal muscles
- s 43031　横隔膜　diaphragm
- s 43038　その他の特定の呼吸筋　muscles of respiration, other specified
- s 43039　詳細不明の呼吸筋　muscles of respiration, unspecified
- s 4308　その他の特定の，呼吸器系の構造　structure of respiratory system, other specified
- s 4309　詳細不明の，呼吸器系の構造　structure of respiratory system, unspecified

s 498　その他の特定の，心血管系・免疫系・呼吸器系の構造　structures of the cardiovascular, immunological and respiratory systems, other specified

s 499　詳細不明の，心血管系・免疫系・呼吸器系の構造　structures of the cardiovascular, immunological and respiratory systems, unspecified

5 消化器系・代謝系・内分泌系に関連した構造
structures related to the digestive, metabolic and endocrine systems

s 510 唾液腺の構造　structure of salivary glands

s 520 食道の構造　structure of oesophagus

s 530 胃の構造　structure of stomach

s 540 腸の構造　structure of intestine
- s 5400　小腸　small intestine
- s 5401　大腸　large intestine
- s 5408　その他の特定の，腸の構造　structure of intestine, other specified
- s 5409　詳細不明の，腸の構造　structure of intestine, unspecified

s 550 膵臓の構造　structure of pancreas

s 560 肝臓の構造　structure of liver

s 570 胆嚢と胆管の構造　structure of gall bladder and ducts

s 580 内分泌腺の構造　structure of endocrine glands
- s 5800　脳下垂体　pituitary gland
- s 5801　甲状腺　thyroid gland
- s 5802　副甲状腺（上皮小体）　parathyroid gland
- s 5803　副腎　adrenal gland
- s 5808　その他の特定の，内分泌腺の構造　structure of endocrine glands, other specified
- s 5809　詳細不明の，内分泌腺の構造　structure of endocrine glands, unspecified

s 598 その他の特定の，消化器系・代謝系・内分泌系に関連した構造　structures related to the digestive, metabolic and endocrine systems, other specified

s 599 詳細不明の，消化器系・代謝系・内分泌系に関連した構造　structures related to the digestive, metabolic and endocrine systems, unspecified

6 尿路性器系および生殖系に関連した構造
structures related to the genitourinary and reproductive systems

s 610 尿路系の構造　structure of urinary system
- s 6100　腎臓　kidneys
- s 6101　尿管　ureters
- s 6102　膀胱　urinary bladder
- s 6103　尿道　urethra
- s 6108　その他の特定の，尿路系の構造　structure of urinary system, other specified
- s 6109　詳細不明の，尿路系の構造　structure of urinary system, unspecified

s 620 骨盤底の構造　structure of pelvic floor

s 630 生殖系の構造　structure of reproductive system
- s 6300　卵巣　ovaries
- s 6301　子宮の構造　structure of uterus
    - s 63010　子宮体部　body of uterus
    - s 63011　子宮頸部　cervix
    - s 63012　卵管　fallopian tubes
    - s 63018　その他の特定の，子宮の構造　structure of uterus, other specified
    - s 63019　詳細不明の，子宮の構造　structure of uterus, unspecified
- s 6302　乳房と乳首　breast and nipple
- s 6303　腟と外陰部の構造　structure of vagina and external genitalia
    - s 63030　陰核　clitoris
    - s 63031　大陰唇　labia majora
    - s 63032　小陰唇　labia minora
    - s 63033　腟　vaginal canal
- s 6304　精巣（睾丸）　testes
- s 6305　陰茎の構造　structure of the penis
    - s 63050　亀頭　glans penis
    - s 63051　陰茎の茎部　shaft of penis
    - s 63058　その他の特定の，陰茎の構造　structure of penis, other specified
    - s 63059　詳細不明の，陰茎の構造　structure of penis, unspecified
- s 6306　前立腺　prostate

s 6308 その他の特定の,生殖系の構造　structures of reproductive system, other specified

s 6309 詳細不明の,生殖系の構造　structures of reproductive system, unspecified

s 698 その他の特定の,尿路性器系および生殖系に関連した構造　structures related to the genitourinary and reproductive systems, other specified

s 699 詳細不明の,尿路性器系および生殖系に関連した構造　structures related to the genitourinary and reproductive systems, unspecified

7 運動に関連した構造
structures related to movement

s 710 頭頸部の構造　structure of head and neck region
- s 7100　頭蓋の骨　bones of cranium
- s 7101　顔面の骨　bones of face
- s 7102　頸部の骨　bones of neck region
- s 7103　頭頸部の関節　joints of head and neck region
- s 7104　頭頸部の筋肉　muscles of head and neck region
- s 7105　頭頸部の靱帯と筋膜　ligaments and fasciae of head and neck region
- s 7108　その他の特定の，頭頸部の構造　structure of head and neck region, other specified
- s 7109　詳細不明の，頭頸部の構造　structure of head and neck region, unspecified

s 720 肩部の構造　structure of shoulder region
- s 7200　肩部の骨　bones of shoulder region
- s 7201　肩部の関節　joints of shoulder region
- s 7202　肩部の筋肉　muscles of shoulder region
- s 7203　肩部の靱帯と筋膜　ligaments and fasciae of shoulder region
- s 7208　その他の特定の，肩部の構造　structure of shoulder region, other specified
- s 7209　詳細不明の，肩部の構造　structure of shoulder region, unspecified

s 730 上肢の構造　structure of upper extremity
- s 7300　上腕の構造　structure of upper arm
  - s 73000　上腕の骨　bones of upper arm
  - s 73001　肘関節　elbow joint
  - s 73002　上腕の筋　muscles of upper arm
  - s 73003　上腕の靱帯と筋膜　ligaments and fasciae of upper arm
  - s 73008　その他の特定の，上腕の構造　structure of upper arm, other specified
  - s 73009　詳細不明の，上腕の構造　structure of upper arm, unspecified
- s 7301　前腕の構造　structure of forearm
  - s 73010　前腕の骨　bones of forearm
  - s 73011　手関節　wrist joint
  - s 73012　前腕の筋肉　muscles of forearm
  - s 73013　前腕の靱帯と筋膜　ligaments and fasciae of forearm

7 運動に関連した構造

　　　s 73018　その他の特定の，前腕の構造　structure of forearm, other specified
　　　s 73019　詳細不明の，前腕の構造　structure of forearm, unspecified
　s 7302　手の構造　structure of hand
　　　s 73020　手の骨　bones of hand
　　　s 73021　手と手指の関節　joints of hand and fingers
　　　s 73022　手の筋肉　muscles of hand
　　　s 73023　手の靱帯と筋膜　ligaments and fasciae of hand
　　　s 73028　その他の特定の，手の構造　structure of hand, other specified
　　　s 73029　詳細不明の，手の構造　structure of hand, unspecified
　s 7308　その他の特定の，上肢の構造　structure of upper extremity, other specified
　s 7309　詳細不明の，上肢の構造　structure of upper extremity, unspecified

s 740　骨盤部の構造　structure of pelvic region
　s 7400　骨盤部の骨　bones of pelvic region
　s 7401　骨盤部の関節　joints of pelvic region
　s 7402　骨盤部の筋肉　muscles of pelvic region
　s 7403　骨盤部の靱帯と筋膜　ligaments and fasciae of pelvic region
　s 7408　その他の特定の，骨盤部の構造　structure of pelvic region, other specified
　s 7409　詳細不明の，骨盤部の構造　structure of pelvic region, unspecified

s 750　下肢の構造　structure of lower extremity
　s 7500　大腿の構造　structure of thigh
　　　s 75000　大腿の骨　bones of thigh
　　　s 75001　股関節　hip joint
　　　s 75002　大腿の筋肉　muscles of thigh
　　　s 75003　大腿の靱帯と筋膜　ligaments and fasciae of thigh
　　　s 75008　その他の特定の，大腿の構造　structure of thigh, other specified
　　　s 75009　詳細不明の，大腿の構造　structure of thigh, unspecified
　s 7501　下腿の構造　structure of lower leg
　　　s 75010　下腿の骨　bones of lower leg
　　　s 75011　膝関節　knee joint
　　　s 75012　下腿の筋肉　muscles of lower leg
　　　s 75013　下腿の靱帯と筋膜　ligaments and fasciae of lower leg
　　　s 75018　その他の特定の，下腿の構造　structure of lower leg, other specified
　　　s 75019　詳細不明の，下腿の構造　structure of lower leg, unspecified
　s 7502　足首と足の構造　structure of ankle and foot
　　　s 75020　足首と足の骨　bones of ankle and foot

　　　　s 75021　足関節と足と足趾の関節　ankle joint and joints of foot and toes
　　　　s 75022　足首と足の筋肉　muscles of ankle and foot
　　　　s 75023　足首と足の靱帯と筋膜　ligaments and fasciae of ankle and foot
　　　　s 75028　その他の特定の，足首と足の構造　structure of ankle and foot, other specified
　　　　s 75029　詳細不明の，足首と足の構造　structure of ankle and foot, unspecified
　　s 7508　その他の特定の，下肢の構造　structure of lower extremity, other specified
　　s 7509　詳細不明の，下肢の構造　structure of lower extremity, unspecified

s 760　体幹の構造　structure of trunk
　　s 7600　脊柱の構造　structure of vertebral column
　　　　s 76000　頸部脊柱　cervical vertebral column
　　　　s 76001　胸部脊柱　thoracic vertebral column
　　　　s 76002　腰部脊柱　lumbar vertebral column
　　　　s 76003　仙部脊柱　sacral vertebral column
　　　　s 76004　尾骨　coccyx
　　　　s 76008　その他の特定の，脊柱の構造　structure of vertebral column, other specified
　　　　s 76009　詳細不明の，脊柱の構造　structure of vertebral column, specified
　　s 7601　体幹の筋肉　muscles of trunk
　　s 7602　体幹の靱帯と筋膜　ligaments and fasciae of trunk
　　s 7608　その他の特定の，体幹の構造　structure of trunk, other specified
　　s 7609　詳細不明の，体幹の構造　structure of trunk, unspecified

s 770　運動に関連したその他の筋骨格構造　additional musculoskeletal structures related to movement
　　s 7700　骨　bones
　　s 7701　関節　joints
　　s 7702　筋肉　muscles
　　s 7703　関節外の靱帯・筋膜・筋肉外の腱膜・支帯・中隔・滑液包で詳細不明のもの　extra-articular ligaments, fasciae, extramuscular aponeuroses, retinacula, septa, bursae, unspecified
　　s 7708　その他の特定の，運動に関連したその他の筋骨格構造　additional musculo-skeletal structures related to movement, other specified
　　s 7709　詳細不明の，運動に関連したその他の筋骨格構造　additional musculoskeletal structures related to movement, unspecified

s 798　その他の特定の，運動に関連した構造　structures related to movement, other specified

s 799　詳細不明の，運動に関連した構造　structures related to movement, unspecified

8 皮膚および関連部位の構造
skin and related structures

s 810 皮膚の各部の構造　structure of areas of skin
- s 8100　頭頸部の皮膚　skin of head and neck region
- s 8101　肩部の皮膚　skin of the shoulder region
- s 8102　上肢の皮膚　skin of upper extremity
- s 8103　下腹部および臀部の皮膚　skin of pelvic region
- s 8104　下肢の皮膚　skin of lower extremity
- s 8105　体幹と体幹背部の皮膚　skin of trunk and back
- s 8108　その他の特定の，皮膚の各部の構造　structure of areas of skin, other specified
- s 8109　詳細不明の，皮膚の各部の構造　structure of areas of skin, unspecified

s 820 皮膚の腺の構造　structure of skin glands
- s 8200　汗腺　sweat glands
- s 8201　脂腺　sebaceous glands
- s 8208　その他の特定の，皮膚の腺の構造　structure of skin glands, other specified
- s 8209　詳細不明の，皮膚の腺の構造　structure of skin glands, unspecified

s 830 爪の構造　structure of nails
- s 8300　手指の爪　finger nails
- s 8301　足趾の爪　toe nails
- s 8308　その他の特定の，爪の構造　structure of nails, other specified
- s 8309　詳細不明の，爪の構造　structure of nails, unspecified

s 840 毛の構造　structure of hair

s 898 その他の特定の，皮膚および関連部位の構造　skin and related structures, other specified

s 899 詳細不明の，皮膚および関連部位の構造　skin and related structures, unspecified

活動と参加　activities and participation

定義：**活動**　activity とは，課題や行為の個人による遂行のことである。
　　　参加　participation とは，生活・人生場面（life situation）への関わりのことである。
　　　活動制限　activity limitations とは，個人が活動を行うときに生じる難しさのことである。
　　　参加制約　participation restrictions とは，個人が何らかの生活・人生場面に関わるときに経験する難しさのことである。

評価点

活動と参加は，生活の全ての領域（「注意して視ること」や「基本的学習」から，「社会課題」のような複合的なものまでを含む）を網羅する単一のリストで示されている。この構成要素は，(a)「活動」（activities），(p)「参加」（participation），またはその両者を示すために用いることができる。

活動と参加の構成要素に対しては2つの評価点がある。ひとつは活動と参加が実際に行われている状況（以下「実行状況」〈performance〉という）の評価点であり，もうひとつは「能力」（capacity）の評価点である。「実行状況」の評価点とは，個人が現在の環境のもとで行っている活動や参加を表すものである。現在の環境は，社会的状況を含むため，この評価点で示される実行状況は，その人の実際生活の背景における「生活・人生場面への関わり」あるいは「生活経験」としても理解することができる。この背景には，環境因子，すなわち物的側面，社会的側面，人々の社会的な態度の側面などの全ての側面が含まれており，「環境因子」の分類を用いてコード化することができる。

「能力」の評価点とは，ある課題や行為を遂行する個人の能力を表すものである。この評価点は，ある領域について，ある時点で達成することができる最高の生活機能レベルを示す。能力は，画一的・標準的な環境において評価されるものであり，環境により調整された個人の能力を反映する。環境因子を，この画一的・標準的な環境の特徴を示すために用いることができる。

「能力」の評価点と「実行状況」の評価点はいずれも，福祉用具や人的支援をともなう場合と，ともなわない場合の両方について，以下のスケールに従って用いることができる。

　　xxx.0　困難なし　　（なし，存在しない，無視できる困難……）　　0-4％
　　xxx.1　軽度の困難　（わずかな，低度の困難……）　　　　　　　　5-24％

xxx.2	中等度の困難　（中程度の，かなりの困難……）	25-49％
xxx.3	重度の困難　　（高度の，極度の困難……）	50-95％
xxx.4	完全な困難　　（全くの困難……）	96-100％
xxx.8	詳細不明	
xxx.9	非該当	

　ここに示した大まかなパーセント表示は，較正（訳注1）された評価器具やその他の評価基準によって，「実行状況」上の問題あるいは「能力」の制限を数量的に判定できる場合のためのものである。ちなみに，「困難なし」または「完全な困難」とされた場合でも，これらは5％までの誤差はあるとみてよい。「中等度の困難」の程度は通常「完全な困難」の半分までである。パーセント表示は，集団の標準値のパーセンタイル（訳注2）を参照して，それぞれの領域で較正されるべきである。ここに示した数量的なスケールを普遍的に用いることが可能になるためには，研究を重ねて評価の手順が開発される必要がある。

　コード化の通則についての詳細な説明は，付録2を参照されたい。

訳注1　較正（キャリブレーション）：測定器などの正確さを保証するために，感度などの調整を行うこと。

訳注2　パーセンタイル（百分位数）：大きさ順に並べた集団の，例えば30パーセント目にある個体の示す数値を30パーセンタイルと呼ぶ。

1 学習と知識の応用
learning and applying knowledge

本章は，学習，学習した知識の応用，思考，問題解決，意思決定を扱う。

目的をもった感覚的経験　purposeful sensory experiences（d 110- d 129）

d 110　注意して視ること　watching

　　視覚刺激を経験するために，意図的に視覚を用いること。例えば，スポーツ行事や子どもが遊んでいるのを注視すること。

d 115　注意して聞くこと　listening

　　聴覚刺激を経験するために，意図的に聴覚を用いること。例えば，ラジオ，音楽，講義を注意して聞くこと。

d 120　その他の目的のある感覚　other purposeful sensing

　　刺激を経験するために，意図的に身体のその他の（視る，聞く以外の）基本的な感覚を用いること。例えば，質感を触って感じること，甘みを味わうこと，花のにおいを嗅ぐこと。

d 129　その他の特定の，および詳細不明の，目的をもった感覚経験　purposeful sensory experiences, other specified and unspecified

基礎的学習　basic learning（d 130- d 159）

d 130　模倣　copying

　　学習の基礎的な構成要素としての真似や物まね。例えば，ジェスチャー，音，アルファベットの文字の模倣。

d 135　反復　rehearsing

　　学習の基礎的な構成要素として，一連の出来事やシンボルを繰り返すこと。例えば，10まで数えること，詩の朗読をすること。

d140 読むことの学習　learning to read
書かれたもの（点字を含む）を流暢で正確に読む能力を発達させること。例えば，文字やアルファベットを認識すること。単語を正しい発音で発語すること。単語や句を理解すること。

d145 書くことの学習　learning to write
意味を伝えるために，音，単語，句を表す記号（点字を含む「シンボル」）を作る能力を発達させること。例えば，効果的に綴ること，正しい文法を用いること。

d150 計算の学習　learning to calculate
数を活用したり，単純もしくは複雑な数学的演算を行う能力を発達させること。例えば，加法や減法の数学的記号を用いること，問題に対し正しい数学的演算を適用すること。

d155 技能の習得　acquiring skills
技能の習得を開始し，遂行するために，統合された一連の行為や課題について，基本的あるいは複雑な能力を発達させること。例えば，道具を扱うこと，チェスなどのゲームで遊ぶこと。

含まれるもの：基本的および複雑な技能の習得。

- d1550　**基本的な技能の習得**　acquiring basic skills
  基本的で目的のある行為の学習。例えば，食事に用いる箸やナイフ・フォーク，鉛筆，または簡単な道具の操作を学習すること。
- d1551　**複雑な技能の習得**　acquiring complex skills
  統合された一連の行為を学習することで，規則に従い，自分の動きを順序だてて協調させることができるようになること。例えば，フットボールなどの試合をすることや，建築用の道具を使うことを学習すること。
- d1558　**その他の特定の，技能の習得**　acquiring skills, other specified
- d1559　**詳細不明の，技能の習得**　acquiring skills, unspecified

d159 その他特定の，および詳細不明の，基礎的学習　basic learning, other specified and unspecified

知識の応用　applying knowledge（d160-d179）

d160 注意を集中すること　focusing attention
特定の刺激に意図的に集中すること。例えば，気を散らすような音に気を向けないこと。

1　学習と知識の応用

d 163　**思考**　thinking

目標に向けた，あるいは目標をもたない概念や観念，イメージを，一人であるいは他人と一緒に形成し操作すること。例えば，小説の創作，定理の証明，思い巡らすこと，ブレインストーミング，沈思，熟考，思索，反省。

除かれるもの：問題解決（d 175），意思決定（d 177）。

d 166　**読むこと**　reading

一般的な知識あるいは特定の情報を得る目的で，書かれた言語（例：文字や点字で表記された本，使用説明書，新聞）の理解や解釈といった活動を遂行すること。

除かれるもの：読むことの学習（d 140）。

d 170　**書くこと**　writing

情報を伝えるために記号や言語を用いたり，新たに生み出すこと。例えば，出来事や概念の記録を書くこと，手紙の下書きをすること。

除かれるもの：書くことの学習（d 145）。

d 172　**計算**　calculating

言葉で示された問題を解くために数学的原理を応用して計算を遂行したり，その結果を出したり示したりすること。例えば，3つの数の加算をすること，ある数を他の数で割った結果を出すこと。

除かれるもの：計算の学習（d 150）。

d 175　**問題解決**　solving problems

問題や状況の解決法を見出すことであり，問題の同定や分析，選択肢や解決法の展開，解決法から予期される効果の評価，選択した解決法の遂行によってなされる。例えば，2者間の論争を解決すること。

含まれるもの：単純もしくは複雑な問題の解決。

除かれるもの：思考（d 163），意思決定（d 177）。

d 1750　**単純な問題の解決**　solving simple problems

単一の問題や疑問を含む単純な問題の解決法を見出すこと。問題の同定や分析，解決法の展開，解決法から予期される効果の評価，選択した解決法の遂行によってなされる。

d 1751　**複雑な問題の解決**　solving complex problems

複合的および相互に関係する問題，いくつかの関連した問題を含む，複雑な問題の解決法を見出すこと。問題の同定や分析，解決法の展開，解決法から予期される効果の評価，選択した解決法の遂行によってなされる。

d 1758　**その他の特定の問題解決**　solving problems, other specified

d 1759　詳細不明の問題解決　solving problems, unspecified

d 177　意思決定　making decisions
　　選択肢の中からの選択，選択の実行，選択の効果の評価を行うこと。例えば，特定の品目を選んで，購入すること。なすべきいくつかの課題の中から1つの課題の遂行を決定したり，遂行すること。
　　除かれるもの：思考（d 163），問題解決（d 175）。

d 179　その他の特定の，および詳細不明の，知識の応用　applying knowledge, other specified and unspecified

d 198　その他の特定の，学習と知識の応用　learning and applying knowledge, other specified

d 199　詳細不明の，学習と知識の応用　learning and applying knowledge, unspecified

2　一般的な課題と要求
general tasks and demands

本章は，単一のあるいは多数の課題の遂行，日課の調整，ストレスへの対処についての一般的な側面を扱う。これらの項目は，さまざまな環境下で課題を遂行することの基礎にある特徴を明らかにするために，より特化した課題や行為と結びつけて用いることができる。

d 210　**単一課題の遂行**　undertaking a single task

単一の課題を構成しているさまざまな精神的および身体的な要素に関連した，単純な行為または複雑で調整された行為を遂行すること。例えば，1つの課題への着手や，1つの課題のために必要な時間，空間，材料の調整。課題遂行のペースの決定。1つの課題の遂行，完成，維持。

含まれるもの：1つの単純もしくは複雑な課題の遂行。単一の課題を単独に，もしくはグループで遂行すること。

除かれるもの：技能の習得（d 155），問題解決（d 175），意思決定（d 177），複数課題の遂行（d 220）。

d 2100　**単純な単一課題の遂行**　undertaking a simple task

単純な単一の課題を行うのに必要な時間や空間を準備，着手，調整すること。一つの主要な構成要素からなる単純な単一課題を遂行すること。例えば，本を読むこと，手紙を書くこと，ベッドを整えること。

d 2101　**複雑な単一課題の遂行**　undertaking a complex task

複雑な単一の課題を行うのに必要な時間や空間を準備，着手，調整すること。順次にあるいは同時に行われる2つ以上の構成要素からなる複雑な単一の課題を遂行すること。例えば，自宅の家具を配置すること，学校の宿題をすること。

d 2102　**単独での単一課題の遂行**　undertaking a single task independently

独力で他者の援助なしに，単純もしくは複雑な単一の課題を行うのに必要な時間や空間を準備，着手，調整すること。

d 2103　**グループでの単一課題の遂行**　undertaking a single task in a group

単純もしくは複雑な単一の課題を，その一部または全段階を他者と協力しながら行うのに必要な時間や空間を準備，着手，調整すること。

d 2108　**その他の特定の，単一課題の遂行**　undertaking single tasks, other specified

d 2109　**詳細不明の，単一課題の遂行**　undertaking single tasks, unspecified

d 220　複数課題の遂行　undertaking multiple tasks

順次あるいは同時に行うべき，多数の統合され複雑な課題があり，それを構成するさまざまな要素としての，単純な行為または複雑で調整された行為を遂行すること。

含まれるもの：複数課題の遂行，複数課題の達成，複数課題を単独に，もしくはグループで遂行すること。

除かれるもの：技能の習得（d 155），問題解決（d 175），意思決定（d 177），単一課題の遂行（d 210）。

- d 2200　**複数課題の遂行**　carrying out multiple tasks
  いくつかの課題を同時あるいは順次に行うのに必要な時間や空間を準備，着手，調整し，またそれらの課題を管理し，遂行すること。

- d 2201　**複数課題の達成**　completing multiple tasks
  いくつかの課題を同時または順次に達成すること。

- d 2202　**単独での複数課題の遂行**　undertaking multiple tasks independently
  いくつかの課題を同時または順次に，独力で他者の援助なしに行うのに必要な時間や空間を準備，着手，調整し，また複数の課題を管理し，遂行すること。

- d 2203　**グループでの複数課題の遂行**　undertaking multiple tasks in a group
  いくつかの課題を同時または順次に，その一部または全段階を他者と協力しながら行うのに必要な時間や空間を準備，着手，調整し，また複数の課題を管理し，遂行すること。

- d 2208　**その他の特定の，複数課題の遂行**　undertaking multiple tasks, other specified
- d 2209　**詳細不明の，複数課題の遂行**　undertaking multiple tasks, unspecified

d 230　日課の遂行　carrying out daily routine

日々の手続きや義務に必要なことを，計画，管理，達成するために，単純な行為または複雑で調整された行為を遂行すること。例えば，1日を通してのさまざまな活動の時間を配分し，計画を立てること。

含まれるもの：日課の管理，達成，自分の活動レベルの管理。

除かれるもの：複数課題の遂行（d 220）。

- d 2301　**日課の管理**　managing daily routine
  日々の手続きや義務に必要なことを計画し，管理するために，単純な行為または複雑で調整された行為を遂行すること。

- d 2302　**日課の達成**　completing the daily routine
  日々の手続きや義務に必要なことを達成するために，単純な行為または複雑で調整された行為を遂行すること。

- d 2303　**自分の活動レベルの管理**　managing one's own activity level
  日々の手続きや義務に必要なエネルギーや時間を調整するための，行為や行動を遂行すること。

d 2308　その他の特定の，日課の遂行　carrying out daily routine, other specified

d 2309　詳細不明の，日課の遂行　carrying out daily routine, unspecified

d 240　ストレスとその他の心理的要求への対処　handling stress and other psychological demands

　　責任重大で，ストレス，動揺，危機を伴うような課題の遂行に際して，心理的要求をうまく管理し，統制するために求められる，単純な行為または複雑で調整された行為を遂行すること。例えば，交通渋滞の中で乗り物を運転すること。多数の子どもの世話をすること。

　　含まれるもの：責任への対処，ストレスや危機の対処。

d 2400　責任への対処　handling responsibilities

　　課題遂行の責任を管理し，これらの責任が要求するものを査定するための，単純な行為または複雑で調整された行為を遂行すること。

d 2401　ストレスへの対処　handling stress

　　課題遂行に関連したプレッシャー，非常事態，ストレスにうまく対処するために求められる，単純な行為または複雑で調整された行為を遂行すること。

d 2402　危機への対処　handling crisis

　　急激に起こった危険や困難にさらされた状況や時間において，決定的な転機にうまく対処するために求められる，単純な行為または複雑で調整された行為を遂行すること。

d 2408　その他の特定の，ストレスとその他の心理的要求への対処　handling stress and other psychological demands, other specified

d 2409　詳細不明の，ストレスとその他の心理的要求への対処　handling stress and other psychological demands, unspecified

d 298　その他の特定の，一般的な課題と要求　general tasks and demands, other specified

d 299　詳細不明の，一般的な課題と要求　general tasks and demands, unspecified

3　コミュニケーション
communication

本章は，メッセージを受け取ることや生み出すこと，会話の遂行，コミュニケーション器具や技術の使用を含む，言語，記号，シンボルによるコミュニケーションの一般的および特定の特徴を扱う。

コミュニケーションの理解　communicating-receiving（d 310- d 329）

d 310　**話し言葉の理解**　communicating with-receiving-spoken messages

　　話し言葉（音声言語）のメッセージに関して，字句通りの意味や言外の意味を理解すること。例えば，言明が事実を述べるものか，慣用表現かを理解すること。

d 315　**非言語的メッセージの理解**　communicating with-receiving-nonverbal messages

　　ジェスチャー，シンボル，絵によって伝えられるメッセージに関して，字句通りの意味や言外の意味を理解すること。例えば，子どもが目をこするのを疲れているのだと理解したり，非常ベルが火事を意味していると理解すること。

　　含まれるもの：ジェスチャー，一般的な記号とシンボル，または絵と写真の理解。

　d 3150　**ジェスチャーの理解**　communicating with-receiving-body gestures

　　　　顔の表情，手の動きやサイン，姿勢，その他のボディランゲージによって伝えられる意味を理解すること。

　d 3151　**一般的な記号とシンボルの理解**　communicating with-receiving-general signs and symbols

　　　　公共の記号やシンボルによって表される意味を理解すること。例えば，交通標識，警告表示，楽譜，科学的記号，図像（アイコン）などの理解。

　d 3152　**絵と写真の理解**　communicating with-receiving-drawings and photographs

　　　　絵（例えば，線画，グラフィックデザイン，絵画，三次元表示），グラフ，表，写真によって表される意味を理解すること。例えば，身長表の上向き線は子どもの成長を表すことを理解すること。

　d 3158　**その他の特定の，非言語的メッセージの理解**　communicating with-receiving-nonverbal messages, other specified

　d 3159　**詳細不明の，非言語的メッセージの理解**　communicating with-receiving-nonverbal messages, unspecified

d 320 **公式手話によるメッセージの理解** communicating with-receiving-formal sign language messages

    字句通りの意味や言外の意味をもつ公式手話のメッセージを受け取り，理解すること。

d 325 **書き言葉によるメッセージの理解** communicating with-receiving-written messages

    書き言葉（点字を含む）によって伝えられるメッセージに関して，字句通りの意味や言外の意味を理解すること。例えば，日刊新聞で政治的な出来事を理解したり，宗教の経典の内容を理解すること。

d 329 **その他の特定の，および詳細不明の，コミュニケーションの理解** communicating-receiving, other specified and unspecified

コミュニケーションの表出　communicating-producing（d 330- d 349）

d 330 **話すこと** speaking

    字句通りの意味や言外の意味をもつ，話し言葉（音声言語）によるメッセージとして，語，句，または文章を生み出すこと。例えば，話し言葉として事実を表現したり，物語を話すこと。

d 335 **非言語的メッセージの表出** producing nonverbal messages

    メッセージを伝えるために，ジェスチャー，シンボル，絵を用いること。例えば，賛成でないことを示すために頭を横に振ること。事実や複雑な概念を伝えるために絵や図を描くこと。

    含まれるもの：ジェスチャー，記号とシンボル，絵と写真による表出。

  d 3350　**ジェスチャーによる表出**　producing body language

        顔のジェスチャー（例えば，笑顔，しかめ面，困り顔），腕と手の動きと姿勢（例えば，愛情を示すための抱擁）などの身体の動きによって意味を伝えること。

  d 3351　**記号とシンボルによる表出**　producing signs and symbols

        記号，シンボル（例えば，図像（アイコン），ブリスシンボル，科学記号），象徴的な記号表記法を用いて意味を伝えること。例えば，メロディを伝えるために楽譜を用いること。

  d 3352　**絵と写真による表出**　producing drawings and photographs

        描画，絵画，スケッチ，作図，図解，写真によって意味を伝えること。例えば，ある場所への方向を教えるために地図を描くこと。

  d 3358　**その他の特定の，非言語的メッセージの表出**　producing nonverbal messages, other specified

d 3359 詳細不明の，非言語的メッセージの表出　producing nonverbal messages, unspecified

d 340 公式手話によるメッセージの表出　producing messages in formal sign language

公式手話によって，字句通りの意味や言外の意味を伝えること。

d 345 書き言葉によるメッセージの表出　writing messages

書き言葉を通して伝えられるメッセージの，字句通りの意味や言外の意味を生み出すこと。例えば，友人に手紙を書くこと。

d 349 その他の特定の，および詳細不明の，コミュニケーションの表出　communication-producing, other specified and unspecified

会話並びにコミュニケーション用具および技法の利用　conversation and use of communication devices and techniques（d 350- d 369）

d 350 会話　conversation

話し言葉(音声言語)，書き言葉，記号，その他の方法の言語を用いて行われる，考えやアイデアの交換を開始し，持続し，終結すること。公的場面や日常生活の場面で，知り合いまたはよく知らない人と，1人または複数の人とで行われる。

　含まれるもの：会話の開始，持続，終結。一対一または多人数での会話。

d 3500　**会話の開始**　starting a conversation

対話や意見交換を開始すること。例えば，自己紹介，慣習的な挨拶，話題の導入，質問すること。

d 3501　**会話の持続**　sustaining a conversation

対話や意見交換を持続し，形成すること。アイデアを加えたり，新たな話題を導入したり，既に言及された話題に戻ったり，交互に話したり身振りしたりすることによる。

d 3502　**会話の終結**　ending a conversation

対話や意見交換を終わらせること。慣習的な終結の辞や表現や，討議中の話題を終結することによる。

d 3503　**一対一での会話**　conversing with one person

1人の人と，対話や意見交換を開始し，持続し，形成し，終結すること。例えば，友人と天気について話すこと。

d 3504　多人数での会話　conversing with many people
　　　　2人以上の人と，対話あるいは意見交換を開始し，持続し，形成，終結すること。例えば，グループでの意見交換を開始し，参加すること。

d 3508　その他の特定の会話　conversation, other specified

d 3509　詳細不明の会話　conversation, unspecified

d 355　ディスカッション　discussion

　事柄の吟味を，賛成あるいは反対の議論や討論によって開始し，持続し，終結すること。話し言葉(音声言語)，書き言葉，記号，その他の形式の言葉を用いて，公的な場面や日常生活の場面で，知り合いまたはよく知らない人と，1人または複数の人とで行われる。

含まれるもの：一対一，または多人数でのディスカッション。

d 3550　一対一でのディスカッション　discussion with one person
　　　　1人の人と，議論や討論を開始し，持続し，形成し，終結すること。

d 3551　多人数でのディスカッション　discussion with many people
　　　　2人以上の人と，議論や討論を開始し，持続し，形成し，終結すること。

d 3558　その他の特定のディスカッション　discussion, other specified

d 3559　詳細不明のディスカッション　discussion, unspecified

d 360　コミュニケーション用具および技法の利用　using communication devices and techniques

　コミュニケーションのために，器具や技法，その他の手段を用いること。例えば，電話で友人と話すこと。

含まれるもの：遠隔通信用具の利用，書字用具の利用，コミュニケーション技法の利用。

d 3600　遠隔通信用具の利用　using telecommunication devices
　　　　コミュニケーションの手段として，電話やその他の用具を用いること。例えば，ファックスやテレックスを使用すること。

d 3601　書字用具の利用　using writing machines
　　　　コミュニケーションの手段として，書字用具を用いること。例えば，タイプライター，コンピュータ，点字タイプライターを使用すること。

d 3602　コミュニケーション技法の利用　using communication techniques
　　　　コミュニケーションのための技法となる行為や課題を遂行すること。例えば，読唇術。

d 3608　その他の特定の，コミュニケーション用具および技法の利用　using communication devices and techniques, other specified

d 3609　詳細不明の，コミュニケーション用具および技法の利用　using communication devices and techniques, unspecified

d 369 その他の特定の,および詳細不明の,会話とコミュニケーション用具および技法の利用　conversation and use of communication devices and techniques, other specified and unspecified

d 398 その他の特定のコミュニケーション　communication, other specified

d 399 詳細不明のコミュニケーション　communication, unspecified

4 運動・移動
mobility

　本章は，姿勢あるいは位置を変化させることや，ある場所から他の場所へと乗り移ること（移乗），物を運び，動かし，操作すること，歩き，走り，昇降すること，さまざまな交通手段を用いることによる移動を扱う。

姿勢の変換と保持　changing and maintaining body position（d 410-d 429）

d 410　**基本的な姿勢の変換**　changing basic body position
　　　　ある姿勢になること。ある姿勢をやめること。ある位置から他の位置への移動。例えば，椅子から立ち上がってベッドに横になること。ひざまずいたり，しゃがむことやその姿勢をやめること。
　　含まれるもの：横たわったり，しゃがんだり，ひざまずいたり，座ったり，立ったり，体を曲げたり，重心を移動した状態から，姿勢を変えること。
　　除かれるもの：乗り移り（移乗）（d 420）。

　d 4100　**横たわること**　lying down
　　　　横たわった姿勢になることや，その姿勢をやめること。水平な姿勢から，立位や座位などの他の姿勢に変わること。
　　含まれるもの：腹這いになること。

　d 4101　**しゃがむこと**　squatting
　　　　床の高さのトイレを使うために必要な姿勢をとる時のように，膝を折って臀部を座面や踵につけて座ったりしゃがんだりした姿勢をとることや，その姿勢をやめること。あるいはその姿勢から他の姿勢に変わること（例えば立ち上がることなど）。

　d 4102　**ひざまずくこと**　kneeling
　　　　（教会で）祈る時のように，脚を曲げて膝で身体を支えるような姿勢になることや，その姿勢をやめること。あるいはその姿勢から立位などの他の姿勢に変わること。

　d 4103　**座ること**　sitting
　　　　座位になったり，その姿勢をやめること。また，その姿勢から立位あるいは臥位などの他の姿勢に変わること。
　　含まれるもの：脚を曲げて，あるいは組んで座ること。足をついてあるいは足を浮かして座ること。

d 4104 立つこと　standing
　　　　立位になったり，立位をやめること。また，立った姿勢から臥位や座位などの他の姿勢に変わること。

d 4105 体を曲げること　bending
　　　　お辞儀をしたり，下の物を取るように，体幹部で背を下方または側方に傾けること。

d 4106 体の重心を変えること　shifting the body's centre of gravity
　　　　立っている時に一方の足から他方の足へと重心を移す時のように，座っている時，立っている時，横になっている時に，体重をある場所から別の場所へと調整あるいは移すこと。
　　　　除かれるもの：乗り移り（移乗）（d 420），歩行（d 450）。

d 4108 その他の特定の，基本的な姿勢の変化　changing basic body position, other specified

d 4109 詳細不明の，基本的な姿勢の変化　changing basic body position, unspecified

d 415　姿勢の保持　maintaining a body position

　仕事や授業で座ったままでいたり，立ったままでいる時のように，必要に応じて同じ姿勢を保つこと。

　含まれるもの：臥位，しゃがみ位，ひざまずいた姿勢，座位，立位の保持。

d 4150 臥位の保持　maintaining a lying position
　　　　ベッドで腹這いのままでいる時のように，必要に応じて一定の時間，臥位を保つこと。
　　　　含まれるもの：腹臥位（うつぶせ），背臥位（あおむけ），側臥位（横むき寝）を保つこと。

d 4151 しゃがみ位の保持　maintaining a squatting position
　　　　床に椅子なしで座っている時にように，必要に応じて一定の時間，しゃがみ位を保つこと。

d 4152 ひざまずいた姿勢の保持　maintaining a kneeling position
　　　　教会で祈っている時のように，必要に応じて一定の時間，脚を曲げて膝で身体を支えるようなひざまずいた姿勢を保つこと。

d 4153 座位の保持　maintaining a sitting position
　　　　机やテーブルに座っている時のように，必要に応じて一定の時間，椅子または床に座位を保つこと。
　　　　含まれるもの：脚を伸ばして，あるいは組んで座っていること。足を床について，あるいは足を浮かして座っていること。

d 4154 立位の保持　maintaining a standing position
　　　　列に並んで立っている時のように，必要に応じて一定の時間，立位を保つこと。

含まれるもの：斜面や滑りやすい床面，堅い床面上で立位を保つこと。

d 4158　その他の特定の，姿勢の保持　maintaining a body position, other specified

d 4159　詳細不明の，姿勢の保持　maintaining a body position, unspecified

d 420　乗り移り（移乗）　transferring oneself

姿勢を変えずにベンチの上で横に移動する時や，ベッドから椅子への移動の時のように，ある面から他の面へと移動すること。

含まれるもの：座位あるいは臥位のままでの乗り移り。

除かれるもの：基本的な姿勢の変換（d 410）。

d 4200　座位での乗り移り　transferring oneself while sitting

椅子からベッドへと移動する時のように，ある面に座った状態から，同等あるいは異なる高さの他の座面へと移動すること。

含まれるもの：座った状態から，便座などの他の座位への移動，車椅子から車の座席への移動。

除かれるもの：基本的な姿勢の変換（d 410）。

d 4201　臥位での乗り移り　transferring oneself while lying

あるベッドから他のベッドへの移乗の時のように，ある位置で横たわった状態から，同じもしくは異なる高さの他の臥位へと移動すること。

除かれるもの：基本的な姿勢の変換（d 410）。

d 4208　その他の特定の乗り移り　transferring oneself, other specified

d 4209　詳細不明の乗り移り　transferring oneself, unspecified

d 429　その他の特定の，および詳細不明の，姿勢の変換と保持　changing and maintaining body position, other specified and unspecified

物の運搬・移動・操作　carrying, moving and handling objects（d 430–d 449）

d 430　持ち上げることと運ぶこと　lifting and carrying objects

カップを持ち上げたり，子どもをある部屋から別の部屋へ運ぶ時のように，物を持ち上げること，ある場所から別の場所へと物を持っていくこと。

含まれるもの：持ち上げること。手に持ったり，腕に抱えたり，肩や腰，背中，頭の上に載せて運搬すること。物を置くこと。

d 4300　持ち上げる　lifting

テーブルからグラスを持ち上げることのように，低い位置から高い位置へと動かすために，物を持ち上げること。

d 4301　手に持って運ぶ　carrying in the hands

コップやスーツケースを運ぶことのように，手を使って，物をある場所から別の場所へと持っていく，あるいは移動させること。

- d 4302 **腕に抱えて運ぶ** carrying in the arms

    子どもを運ぶことのように，腕と手を使って，物をある場所から別の場所へと持っていく，あるいは移動させること。

- d 4303 **肩・腰・背に担いで運ぶ** carrying on shoulders, hip and back

    大きな荷物を運ぶことのように，肩，腰，背を使って，物をある場所から別の場所へと持っていく，あるいは移動させること。

- d 4304 **頭の上にのせて運ぶ** carrying on the head

    水の入った容器を頭の上にのせて運ぶことのように，頭部を使って，物をある場所から別の場所へと持っていく，あるいは移動させること。

- d 4305 **物を置く** putting down objects

    水の入った容器を地面に置くことのように，手や腕，その他の身体の部分を使って，物をあるものの上やある場所に置くこと。

- d 4308 **その他の特定の，持ち上げて運ぶこと** lifting and carrying, other specified

- d 4309 **詳細不明の，持ち上げて運ぶこと** lifting and carrying, unspecified

d 435 下肢を使って物を動かすこと moving objects with lower extremities

ボールを蹴ることや自転車のペダルを漕ぐことのように足を使って，物を動かすことを目的とした協調性のある行為を遂行すること。

含まれるもの：足で押す，蹴る。

- d 4350 **下肢で押すこと** pushing with lower extremities

    足で椅子を押しのけることのように，足を使って，物に力を及ぼして遠ざけること。

- d 4351 **蹴ること** kicking

    ボールを蹴ることのように，足を使って，物をつきとばすこと。

- d 4358 **その他の特定の，下肢を使って物を動かすこと** moving objects with lower extremities, other specified

- d 4359 **詳細不明の，下肢を使って物を動かすこと** moving objects with lower extremities, unspecified

d 440 細かな手の使用 fine hand use

テーブルの上の硬貨を取り上げたり，ダイヤルや把手を回すのに必要な動きのように，手と手指を用いて，物を扱ったり，つまみあげたり，操作したり，放したりといった協調性のある行為を遂行すること。

含まれるもの：つまみあげること，握ること，操作すること，放すこと。

除かれるもの：持ち上げることと運ぶこと（d 430）。

d 4400 　つまみあげること　picking up
　　　　鉛筆をつまみ上げることのように，手と手指を用いて，小さな物を持ち上げたり，取り上げること。
d 4401 　握ること　grasping
　　　　道具やドアの把手を握ることのように，片手または両手を用いて，物をつかんだり，持つこと。
d 4402 　操作すること　manipulating
　　　　コインや小さな物を扱うことのように，手指と手を使って，物をあやつること。
d 4403 　放すこと　releasing
　　　　衣類を落とすことのように，落としたり，位置を変化させるために，手指と手を使って物を離すこと。
d 4408 　その他の特定の，細かな手の使用　fine hand use, other specified
d 4409 　詳細不明の，細かな手の使用　fine hand use, unspecified

d 445　手と腕の使用　hand and arm use

ドアの把手を回したり，物を投げたりつかまえる時のように，手と腕を使って，物を動かしたり操作するのに必要な協調性のある行為を遂行すること。

含まれるもの：物を押したり引いたりすること，手を伸ばすこと，手や腕を回しひねること，投げること，つかまえること。

除かれるもの：細かな手の使用（d 440）。

d 4450 　引くこと　pulling
　　　　閉まったドアを引くことのように，手指や手，腕を使って，物を自分の方向に引きよせたり，ある場所から他の場所へと動かすこと。
d 4451 　押すこと　pushing
　　　　ある動物を押しのける時のように，手指や手，腕を使って，物を自分から遠ざける方向に動かしたり，ある場所から他の場所へと動かすこと。
d 4452 　手を伸ばすこと　reaching
　　　　本を取ろうとテーブルや机の向こう側へ手を伸ばすように，手と腕を使って，物の方に伸ばしたり，触ったり，握ったりすること。
d 4453 　手や腕を回しひねること　turning or twisting the hands or arms
　　　　道具や用具を使うために必要な手の動きのように，手指や手，腕を使って，物を回転させたり，回したり，曲げたりすること。
d 4454 　投げること　throwing
　　　　ボールを投げることのように，手指や手，腕を使って，物を持ち上げ，力を加えて空中に放ること。
d 4455 　つかまえること　catching
　　　　ボールを受け取ることのように，手指や手，腕を使って，動いている物をつか

まえたり，止めたり，把持すること。

- d 4458 　その他の特定の，手と腕の使用　hand and arm use, other specified
- d 4459 　詳細不明の，手と腕の使用　hand and arm use, unspecified

d 449　その他の特定の，および詳細不明の，物の運搬・移動・操作　carrying, moving and handling objects, other specified and unspecified

歩行と移動　walking and moving（d 450 - d 469）

d 450　歩行　walking

　　常に片方の足が地面についた状態で，一歩一歩，足を動かすこと。例えば，散歩，ぶらぶら歩き，前後左右への歩行。

　　含まれるもの：短距離あるいは長距離の歩行，さまざまな地面あるいは床面上の歩行，障害物を避けての歩行。

　　除かれるもの：乗り移り（移乗）（d 420），移動（d 455）。

- d 4500 　短距離歩行　walking short distances

　　1キロメートル未満の歩行。例えば，部屋や廊下，建物の中，屋外の短距離の歩行。

- d 4501 　長距離歩行　walking long distances

　　1キロメートル以上の歩行。例えば，村内あるいは町内の歩行，村から村への歩行，広々とした土地での歩行。

- d 4502 　さまざまな地面や床面上の歩行　walking on different surfaces

　　傾斜したり，凹凸があったり，あるいは動く床面での歩行。例えば，草の上，砂利，氷，雪の上での歩行。船，電車，その他の乗り物の上または中での歩行。

- d 4503 　障害物を避けての歩行　walking around obstacles

　　動いていたり静止している物，人，動物，乗り物などを避けるために必要な歩行。例えば，市場あるいは店の中での歩行。交通渋滞やその他の混雑した場所での歩行。

- d 4508 　その他の特定の歩行　walking, other specified
- d 4509 　詳細不明の歩行　walking, unspecified

d 455　移動　moving around

　　歩行以外の方法によって，ある場所から別の場所へと身体全体を移動させること。例えば，岩を登る，通りを駆ける，スキップする，疾走する，跳ぶ，とんぼ返りする，障害物の周囲を走り回る。

　　含まれるもの：這うこと，登り降りすること，走ること，ジョギングすること，跳ぶこ

と，水泳。

　除かれるもの：乗り移り（移乗）（d 420），歩行（d 450）。

d 4550　**這うこと**　crawling

　　　手や腕，それと膝を使って，うつぶせのままで身体全体をある場所から別の場所へと移動させること。

d 4551　**登り降りすること**　climbing

　　　段，岩，梯子，階段，舗道の縁石などの床面やその他の物の上で，身体全体を上方あるいは下方へと移動させること。

d 4552　**走ること**　running

　　　両方の足が同時に地面から離れている時がある素早い足どりで移動すること。

d 4553　**跳ぶこと**　jumping

　　　両足を曲げて伸ばすことによって地面から離れ，上方に動くこと。例えば，片足でのジャンプ，ホップ，スキップ，水中へのジャンプや飛び込み。

d 4554　**水泳**　swimming

　　　身体を水底につけない状態で，手足や全身の動きにより，水中を進めること。

d 4558　**その他の特定の移動**　moving around, other specified

d 4559　**詳細不明の移動**　moving around, unspecified

d 460　さまざまな場所での移動　moving around in different locations

　さまざまな場所や状況での歩行や移動。例えば，家の中の部屋から部屋への歩行。屋内での歩行。街路を歩くこと。

　含まれるもの：自宅内での移動，自宅以外の屋内移動，屋外の移動。

d 4600　**自宅内の移動**　moving around within the home

　　　自宅内，部屋の中，部屋から部屋へ，また住宅あるいはアパート・マンション等の周囲における歩行や移動。

　　　含まれるもの：別の階への移動。バルコニー，中庭，ポーチ，庭園での移動。

d 4601　**自宅以外の屋内移動**　moving around within buildings other than home

　　　自宅以外の屋内の歩行や移動。例えば，他人の住宅やその他の私的建物，コミュニティ用の私的あるいは公共建物，囲いこまれた区域内での移動。

　　　含まれるもの：建物や囲いこまれた区域内のあらゆる部分での移動，すなわち公共あるいは私的な建物の，異なる階の間，内部，外部，周囲での移動。

d 4602　**屋外の移動**　moving around outside the home and other buildings

　　　自宅や他の建物の近辺，あるいは離れた場所での，公共あるいは私的交通機関を用いない歩行と移動。例えば，町や村の中を，短距離あるいは長距離歩くこと。

　　　含まれるもの：近隣，町，村，市街地の街路の歩行と移動。交通機関を利用しない，都市間あるいは更に長い距離の移動。

d 4608　**その他の特定の，さまざまな場所での移動**　moving around in different locations, other specified

d 4609　詳細不明の，さまざまな場所での移動　moving around in different locations, unspecified

d 465　**用具を用いての移動**　moving around using equipment

　　移動を容易にしたり，ふつうと違う移動方法を可能にするように設計された特別な用具を用いて，ある場所から別の場所へとどのような歩行面や空間であろうと，全身を移動させること。例えば，スケート，スキー，スキューバダイビング用具などを使っての移動，車椅子や歩行器を使って通りを移動すること。

　　除かれるもの：乗り移り（移乗）（d 420），歩行（d 450），移動（d 455），交通機関や手段の利用（d 470），運転や操作（d 475）。

d 469　**その他の特定の，および詳細不明の，歩行と移動**　walking and moving, other specified and unspecified

交通機関や手段を利用しての移動　moving around using transportation（d 470- d 489）

d 470　**交通機関や手段の利用**　using transportation

　　移動のために，乗客として交通機関や手段を用いること。例えば，自動車，バス，人力車，ミニバス，動物，動物の力による乗り物，私的なあるいは公共のタクシー，バス，電車，路面電車，地下鉄，船や飛行機に乗ること。

　　含まれるもの：人力による交通手段の利用。動力つきの私的な交通手段・公共交通機関の利用。

　　除かれるもの：用具を用いての移動（d 465），運転や操作（d 475）。

　d 4700　**人力による交通手段の利用**　using human-powered vehicles

　　　　乗客として，人力による交通手段を利用して移動すること。例えば，人力車や手こぎ舟に乗ること。

　d 4701　**動力つきの私的交通手段の利用**　using private motorized transportation

　　　　乗客として私的な動力つきの交通手段を利用して地上，海上，空中を移動すること。例えば，タクシー，自家用の飛行機・船に乗客として乗ること。

　d 4702　**動力つきの公共交通機関の利用**　using public motorized transportation

　　　　乗客として公共交通のための動力つきの交通手段を利用して地上，海上，空中を移動すること。例えば，バス，電車，地下鉄，飛行機に乗客として乗ること。

　d 4708　その他の特定の，交通機関や手段の利用　using transportation, other specified

　d 4709　詳細不明の，交通機関や手段の利用　using transportation, unspecified

d 475　運転や操作　driving

乗り物もしくは乗り物を引く動物を操作して動かすこと，自分の意志に基づいて移動すること，また自動車，自転車，ボート，動物の引く乗り物といったあらゆる形式の交通手段を自由に使うこと。

含まれるもの：人力による交通手段，動力つきの交通手段，動物の力による交通手段の運転や操作。

除かれるもの：用具を用いての移動（d 465），交通機関や手段の利用（d 470）。

- d 4750　**人力による交通手段の操作**　driving human-powered transportation
  自転車，三輪車，手こぎ舟などの，人力による交通手段を操作すること。
- d 4751　**動力つきの交通手段の運転**　driving motorized vehicles
  自動車，オートバイ，モーターボート，飛行機などの，動力つきの交通手段を運転すること。
- d 4752　**動物の力による交通手段の操作**　driving animal-powered vehicles
  荷馬車や馬車などの，動物の力による交通手段を操作すること。
- d 4758　その他の特定の，運転や操作　driving, other specified
- d 4759　詳細不明の，運転や操作　driving, unspecified

d 480　交通手段として動物に乗ること　riding animals for transportation

馬，牛，らくだ，象などの動物の背中に乗って移動すること。

除かれるもの：運転や操作（d 475），レクリエーションとレジャー（d 920）。

d 489　その他の特定の，および詳細不明の，交通機関や手段を利用しての移動
moving around using transportation, other specified and unspecified

d 498　その他の特定の運動・移動　mobility, other specified

d 499　詳細不明の運動・移動　mobility, unspecified

5 セルフケア
self-care

本章は，自分の身体をケアすること，自分の身体を洗って拭き乾かすこと，自分の全身や身体各部の手入れをすること，更衣をすること，食べること，飲むことなど，自分の健康管理に注意することを扱う。

d510 **自分の身体を洗うこと** washing oneself

清浄や乾燥のための適切な用具や手段を用い，水を使って，全身や身体の一部を洗って拭き乾かすこと。例えば，入浴すること，シャワーを浴びること，手や足，顔，髪を洗うこと，タオルで拭き乾かすこと。

含まれるもの：身体の一部や全身を洗うこと。自分の身体を拭き乾かすこと。

除かれるもの：身体各部の手入れ（d520），排泄（d530）。

d5100 **身体の一部を洗うこと** washing body parts

清潔にする目的で，手や顔，足，髪，爪などの身体の一部に対して，水や石鹸，その他のものを用いること。

d5101 **全身を洗うこと** washing whole body

清潔にする目的で，全身に対して，水や石鹸，その他のものを用いること。例えば，入浴やシャワー。

d5102 **身体を拭き乾かすこと** drying oneself

洗った後などに，身体の一部や全身を乾かすために，タオルやその他の手段を用いること。

d5108 **その他の特定の，自分の身体を洗うこと** washing oneself, other specified

d5109 **詳細不明の，自分の身体を洗うこと** washing oneself, unspecified

d520 **身体各部の手入れ** caring for body parts

肌や顔，歯，頭皮，爪，陰部などの身体部位に対して，洗って乾かすこと以上の手入れをすること。

含まれるもの：皮膚，歯，頭髪と髭，手足の爪の手入れ。

除かれるもの：自分の身体を洗うこと（d510），排泄（d530）。

d5200 **皮膚の手入れ** caring for skin

皮膚のきめと保湿状態の手入れ。例えば，たこや魚の目を取ること，保湿ローションや化粧品を使っての手入れ。

d5201 **歯の手入れ** caring for teeth

歯科衛生上の手入れ。例えば，歯磨き，歯間清掃，義歯や歯科矯正具の手入れ。

d5202 **頭髪と髭の手入れ** caring for hair

頭髪と髭の手入れ。例えば，髪をすいたり整えることや，髭を剃ったり刈り込み。

d5203 **手の爪の手入れ** caring for fingernails

手の爪を清潔にし，切り，磨くこと。

d5204 **足の爪の手入れ** caring for toenails

足の爪を清潔にし，切り，磨くこと。

d5208 **その他の特定の，身体各部の手入れ** caring for body parts, other specified

d5209 **詳細不明の，身体各部の手入れ** caring for body parts, unspecified

d530 排泄 toileting

排泄（生理，排尿，排便）を計画し，遂行するとともに，その後清潔にすること。

含まれるもの：排尿や排便の管理，生理のケア。

除かれるもの：自分の身体を洗うこと（d510），身体各部の手入れ（d520）。

d5300 **排尿の管理** regulating urination

排尿を調整し適切に行うこと。例えば，尿意を表出すること。排尿に適した姿勢をとること。排尿に適した場所を選び，そこに行くこと。排尿前後に衣服を着脱すること。排尿後に身体をきれいにすること。

d5301 **排便の管理** regulating defecation

排便を調整し適切に行うこと。例えば，便意を表出すること。排便に適した姿勢をとること。排便に適した場所を選び，そこに行くこと。排便前後に衣服を着脱すること。排便後に身体をきれいにすること。

d5302 **生理のケア** menstrual care

生理に対して調整し，計画し，ケアすること。例えば，生理を予測し，生理用品を用いること。

d5308 **その他の特定の排泄** toileting, other specified

d5309 **詳細不明の排泄** toileting, unspecified

d540 更衣 dressing

社会的状況と気候条件に合わせて，順序だった衣服と履き物の着脱を手際よく行うこと。例えば，シャツ，スカート，ブラウス，ズボン，下着，サリー，和服，タイツ，帽子，手袋，コート，靴，ブーツ，サンダル，スリッパなどの着脱と調節。

含まれるもの：衣服や履き物の着脱，適切な衣服の選択。

d5400 **衣服を着ること** putting on clothes

手際よく，身体のさまざまな部位に衣服を着ること。例えば，頭，腕，肩，上半身，下半身に衣服を着ること。手袋や帽子を身につけること。

d 5401　**衣服を脱ぐこと**　taking off clothes

　　　　　手際よく，身体のさまざまな部位の衣服を脱ぐこと。例えば，頭，腕，肩，上半身，下半身の衣服を脱ぐこと。手袋や帽子を脱ぐこと。

d 5402　**履き物を履くこと**　putting on footwear

　　　　　手際よく，靴下，ストッキング，履き物を履くこと。

d 5403　**履き物を脱ぐこと**　taking off footwear

　　　　　手際よく，靴下，ストッキング，履き物を脱ぐこと。

d 5404　**適切な衣服の選択**　choosing appropriate clothing

　　　　　明示されたあるいは暗黙の衣服についての慣例（ドレスコード）や，社会的あるいは文化的慣習に従うこと。気候条件に合わせて更衣すること。

d 5408　**その他の特定の更衣**　dressing, other specified

d 5409　**詳細不明の更衣**　dressing, unspecified

d 550　食べること　eating

　　提供された食べ物を手際よく口に運び，文化的に許容される方法で食べること。例えば，食べ物を細かく切る，砕く，瓶や缶を開ける，はしやフォークなどを使う，食事をとる，会食をする，正餐をとること。

　　除かれるもの：飲むこと（d 560）。

d 560　飲むこと　drinking

　　文化的に許容される方法で，飲み物の容器を取り，口に運び，飲むこと。飲み物を混ぜる，かきまぜる，注ぐ，瓶や缶を開ける，ストローを使って飲む，蛇口や泉などの流水から飲む，母乳を飲むこと。

　　除かれるもの：食べること（d 550）。

d 570　健康に注意すること　looking after one's health

　　身体的快適性や健康および身体的・精神的な安寧を確保すること。例えば，バランスのとれた食事をとること。適切なレベルの身体的活動を維持すること。適切な温度を保持すること。健康を害するものを避けること。コンドームの使用などによる安全な性生活を行うこと。予防接種を受けること。定期的な健康診断を受けること。

　　含まれるもの：身体的快適性の確保，食事や体調の管理，健康の維持。

d 5700　**身体的快適性の確保**　ensuring one's physical comfort

　　　　　快適な姿勢をとったり，暑すぎず寒すぎないようにしたり，適当な照明下にあることの必要性を意識し，それを確保することで，自分自身のケアをすること。

d 5701　**食事や体調の管理**　managing diet and fitness

　　　　　栄養のある食べ物の選択や摂取，また体力の維持の必要性を意識した上で，自己のケアをすること。

d 5702　健康の維持　maintaining one's health
　　　健康上のリスクへの対応と疾病の予防のために必要なことを行う必要性を意識した上で，自己のケアをすること。例えば，専門家の助力を求めること。医療上その他の健康上の助言に従うこと。けがや感染症，薬物使用，性感染症などの健康上のリスクを回避すること。

d 5708　その他の特定の，健康に注意すること　looking after one's health, other specified

d 5709　詳細不明の，健康に注意すること　looking after one's health, unspecified

d 598　その他の特定のセルフケア　self-care, other specified

d 599　詳細不明のセルフケア　self-care, unspecified

6　家庭生活
domestic life

本章は，家庭における日々の活動や課題の遂行を扱う。家庭生活の領域とは，住居，食料，衣服，その他の必需品を入手したり，掃除や修繕をしたり，個人的にその他の家庭用品を手入れすることや，他者を支援することを含む。

必需品の入手　acquisition of necessities（d610-d629）

d610　住居の入手　acquiring a place to live

家やアパート，その他の住宅を購入あるいは賃借し，家具調度を整えること。

含まれるもの：住居の購入や貸借，家具調度の整備。

除かれるもの：物品とサービスの入手（d620），家庭用品の管理（d650）。

d6100　**住居の購入**　buying a place to live

家，アパート，その他の住宅の所有権を得ること。

d6101　**住居の賃借**　renting a place to live

他人のものである家，アパート，その他の住居を，家賃を支払うことによって使用権を得ること。

d6102　**家具調度の整備**　furnishing a place to live

家具や設備，その他の部屋を装飾する備品を住居に据え付け，部屋を装飾すること。

d6108　**その他の特定の，住居の入手**　acquiring a place to live, other specified

d6109　**詳細不明の，住居の入手**　acquiring a place to live, unspecified

d620　物品とサービスの入手　acquisition of goods and services

日々の生活に必要な全ての物品とサービスを選択し，入手し，運搬すること。例えば，食料，飲み物，衣服，清掃用具，燃料，家庭用品，用具，台所用品，調理用品，家庭用器具，道具を選択し，入手し，運搬し，貯蔵すること。公益サービスやその他の家庭生活を支援するサービスを入手すること。

含まれるもの：買い物，日常必需品の収集。

除かれるもの：住居の入手（d610）。

d6200　**買い物**　shopping

代金を支払い，日々の生活に必要な物品とサービスを入手すること（仲介者に買い物をするよう指導や監督することを含む）。例えば，店や市場で食料，飲み物，

清掃用具，家庭用品，衣服を選択すること。必要な物品の質や価格を比較すること。選択した物品，サービス，支払い交渉と支払い，物品の運搬。

- d6201 **日常必需品の収集**　gathering daily necessities

    代金を払わずに，日々の生活に必要な物品とサービスを収集すること（人に指示し，監督することによって日用品を収集することを含む）。例えば，野菜や果物を収穫すること，燃料や水を入手しておくこと。

- d6208 **その他の特定の，物品とサービスの入手**　acquisition of goods and services, other specified

- d6209 **詳細不明の，物品とサービスの入手**　acquisition of goods and services, unspecified

d629 その他の特定の，および詳細不明の，必需品の入手　acquisition of necessities, other specified and unspecified

家事　household tasks（d630-d649）

d630 調理　preparing meals

自分や他人のために，簡単あるいは手の込んだ食事を計画し，準備し，調理し，配膳すること。例えば，献立を立てること，飲食物を選択すること，食事の材料を入手すること，加熱して調理すること，冷たい飲食物を準備すること，食べ物を配膳することなどによって，それを行うこと。

含まれるもの：簡単あるいは手の込んだ食事の準備。

除かれるもの：食べること（d550），飲むこと（d560），物品とサービスの入手（d620），調理以外の家事（d640），家庭用品の管理（d650），他者への援助（d660）。

- d6300 **簡単な食事の調理**　preparing simple meals

    少数の材料を用いて，簡単に準備や配膳ができるような食事を準備し，調理し，配膳すること。例えば，軽食や小皿料理を作ること。米やポテトのような食べ物を切ったり，かきまぜたり，ゆでたり，加熱して食材を加工すること。

- d6301 **手の込んだ食事の調理**　preparing complex meals

    多数の材料を用いて，手の込んだ方法で準備や配膳するような食事を計画し，準備し，調理し，配膳すること。例えば，フルコースメニューを計画すること。皮をむいたり，スライスしたり，混ぜたり，こねたり，かきまぜる行為を組み合わせて食材を加工すること。その場の状況と文化にふさわしいマナーで食事を提供し配膳すること。

    除かれるもの：家庭用器具の使用（d6403）。

- d6308 **その他の特定の調理**　preparing meals, other specified

d 6309　**詳細不明の調理**　preparing meals, unspecified

d 640　調理以外の家事　doing housework

家の掃除，衣服の洗濯，家庭用器具の使用，食料の貯蔵，ゴミ捨てによる家事の管理。例えば，床を掃く，モップがけ，カウンターや壁などの表面の洗浄。家庭ゴミを集め捨てること。部屋やクロゼット，引き出しの整頓。衣服を集めたり，洗濯，乾燥，たたむこと，アイロンかけ。靴磨き。ほうきやブラシ，掃除機の使用。洗濯機，乾燥機，アイロンなどの使用によって，それを行うこと。

含まれるもの：衣服や衣類の洗濯と乾燥，台所の掃除と台所用具の洗浄，居住部分の掃除，家庭用器具の使用，日常必需品の貯蔵，ゴミ捨て。

除かれるもの：住居の入手（d 610），物品とサービスの入手（d 620），調理（d 630），家庭用品の管理（d 650），他者への援助（d 660）。

d 6400　**衣服や衣類の洗濯と乾燥**　washing and drying clothes and garments
　　　　衣服や衣類を手で洗濯し，空中に掛けて乾かすこと。

d 6401　**台所の掃除と台所用具の洗浄**　cleaning cooking area and utensils
　　　　調理後の後片づけ。例えば，皿，鉢，鍋，調理道具を洗うこと。調理や，食事の場所のテーブルや床を掃除すること。

d 6402　**居住部分の掃除**　cleaning living area
　　　　家族の居住部分の掃除。例えば，整頓，清掃，床を掃く，雑巾がけ，床のモップがけ，窓や壁の清掃，浴室やトイレの清掃，家具調度を清掃。

d 6403　**家庭用器具の使用**　using household appliances
　　　　あらゆる種類の家庭用器具を使用すること。例えば，洗濯機，乾燥機，アイロン，掃除機，皿洗い機を使用すること。

d 6404　**日常必需品の貯蔵**　storing daily necessities
　　　　日々の生活に必要な食べ物，飲み物，衣服，その他の家庭用品を貯蔵すること。例えば，缶詰，塩づけや冷蔵などの方法で保存用食品を準備すること。食べ物を新鮮な状態で保管したり，動物の手が届かないところで保管すること。

d 6405　**ゴミ捨て**　disposing of garbage
　　　　家庭のゴミを捨てること。例えば，家の周りのゴミやくずの集積，始末するゴミの準備，ゴミ処理機の使用，ゴミの焼却。

d 6408　**その他の特定の家事**　doing housework, other specified

d 6409　**詳細不明の家事**　doing housework, unspecified

d 649　その他の特定の，および詳細不明の，家事　household tasks, other specified and unspecified

家庭用品の管理および他者への援助　caring for household objects and assisting others（d 650-d 669）

d 650　**家庭用品の管理**　caring for household objects

家庭用品およびその他の個人用品を維持し，補修すること。その家庭用品等には，家とその内部，衣服，乗り物，福祉用具や，植物と動物の世話を含む。例えば，部屋の壁のペンキ塗り，壁紙貼り，家具の配置。配管の修理。乗り物が正常に動く状態に保っておくこと。植物の水やり，ペットと家畜の毛づくろいや餌をあげること。

含まれるもの：衣服の作製と補修。住居，家具，家庭内器具の手入れ。乗り物の手入れ。福祉用具の手入れ。屋内外の植物の手入れ，動物の世話。

除かれるもの：住居の入手（d 610），物品とサービスの入手（d 620），調理以外の家事（d 640），他者への援助（d 660），報酬を伴う仕事（d 850）。

d 6500　**衣服の作製と補修**　making and repairing clothes

衣服の作製と補修。例えば，衣類の縫製，製作，修繕。ボタンやファスナーの付け直し。衣類のアイロンがけ。靴の修繕，靴磨き。

除かれるもの：家庭用器具の使用（d 6403）。

d 6501　**住居と家具の手入れ**　maintaining dwelling and furnishings

住宅とその外装や内装，内部を補修，手入れすること。例えば，ペンキ塗り，設備や家具の補修，補修に必要な道具の使用。

d 6502　**家庭内器具の手入れ**　maintaining domestic appliances

調理，清掃，補修用のあらゆる家庭内の器具の補修や手入れをすること。例えば，道具に油をさして修理すること，洗濯機を手入れすること。

d 6503　**乗り物の手入れ**　maintaining vehicles

個人的に利用するために，自転車，カート，自動車，ボートなど，動力つきの，または動力なしの乗り物を補修したり，手入れをすること。

d 6504　**福祉用具の手入れ**　maintaining assistive devices

福祉用具（義肢や装具，家事や個人的ケアのための特別な道具など）を補修したり，手入れをすること。例えば，杖，歩行器，車椅子，スクーターなど，個人的移動のための福祉用具を手入れしたり，補修すること。コミュニケーション福祉用具やレクリエーション用福祉用具を手入れすること。

d 6505　**屋内外の植物の手入れ**　taking care of plants, indoors and outdoors

屋内外の植物の世話。例えば，植物を植えること，水をやること，肥料を与えること，ガーデニング，個人的な使用のための食用植物を栽培すること。

d 6506　**動物の世話**　taking care of animals

家畜とペットの世話。例えば，ペットに餌をあげること，洗うこと，毛並みを手入れすること，運動させること。動物とペットの健康管理。留守中の動物とペットの世話の手配。

d 6508　その他の特定の，家庭用品の管理　caring for household objects, specified

d 6509　詳細不明の，家庭用品の管理　caring for household objects, unspecified

d 660　他者への援助　assisting others

　　家族や他人の学習，コミュニケーション，セルフケア，移動を，家の内外で援助したり，安寧を気遣うこと。

　　含まれるもの：他者のセルフケア・移動・コミュニケーション・対人関係・栄養摂取・健康維持への援助。

　　除かれるもの：報酬を伴う仕事（d 850）。

d 6600　他者のセルフケアへの援助　assisting others with self-care

　　　家族や他人のセルフケアを援助すること。他者への食事，入浴，更衣の援助を含む。例えば，子どもや病人，あるいは基本的なセルフケアに困難のある家族を世話すること。他者の排泄を援助すること。

d 6601　他者の移動への援助　assisting others in movement

　　　家族や他人の移動や屋外に出ることを援助すること。例えば，近所，市内，学校，職場，その他の目的地などへの往復を援助すること。

d 6602　他者のコミュニケーションへの援助　assisting others in communication

　　　家族や他人のコミュニケーションを援助すること。例えば，話したり，書いたり，読むことを援助すること。

d 6603　他者の対人関係への援助　assisting others in interpersonal relations

　　　家族や他人の対人相互関係を援助すること。例えば，人間関係をつくったり，維持したり，断つことを援助すること。

d 6604　他者の栄養摂取への援助　assisting others in nutrition

　　　家族や他人の栄養摂取を援助すること。例えば，彼ら／彼女らが食事を準備し，食べることを援助すること。

d 6605　他者の健康維持への援助　assisting others in health maintenance

　　　家族や他人が公式あるいは非公式な保健・医療を受けるのを援助すること。例えば，子どもが定期健康診断を受けることや，高齢の身内が必要な服薬することを援助すること。

d 6608　その他の特定の，他者への援助　assisting others, other specified

d 6609　詳細不明の，他者への援助　assisting others, unspecified

d 669　その他の特定の，および詳細不明の，家庭用品の手入れと他者への援助　caring for household objects and assisting others, other specified and unspecified

d 698　その他の特定の家庭生活　domestic life, other specified

d699 詳細不明の家庭生活　domestic life, unspecified

7 対人関係
interpersonal interactions and relationships

本章は，状況に見合った社会的に適切な方法を用いて，人々（よく知らない人，友人，親戚，家族，恋人）と，基本的で複雑な相互関係をもつために必要とされる行為や課題の遂行について扱う。

一般的な対人関係　general interpersonal interactions（d 710–d 729）

d 710　基本的な対人関係　basic interpersonal interactions

状況に見合った社会的に適切な方法で，人々と対人関係をもつこと。例えば，適切な思いやりや敬意を示すこと。他人の気持ちに適切に対応すること。

含まれるもの：対人関係における敬意と思いやり，感謝，寛容の表明。対人関係における批判や合図への対応。対人関係における適切な身体的接触の使用。

d 7100　**対人関係における敬意と思いやり**　respect and warmth in relationships

状況に見合った社会的に適切な方法で，いたわりや敬意を示したり，それに対応したり，すること。

d 7101　**対人関係における感謝**　appreciation in relationships

状況に見合った社会的に適切な方法で，満足や感謝の気持ちを示したり，それに対応したり，すること。

d 7102　**対人関係における寛容さ**　tolerance in relationships

状況に見合った社会的に適切な方法で，行動を理解し受け入れることを示したり，それに対応したり，すること。

d 7103　**対人関係における批判**　criticism in relationships

状況に見合った社会的に適切な方法で，明確な，あるいは暗黙の意見の相違や不一致を示したり，それに対応したり，すること。

d 7104　**対人関係における合図**　social cues in relationships

社会関係の中で生じる，目くばせや，うなずきなどのサインとヒントを適切に用いたり，それに対応したり，すること。

d 7105　**対人関係における身体的接触**　physical contact in relationships

状況に見合った社会的に適切な方法で，人々と身体的に接触したり，それに対応したり，すること。

d 7108　**その他の特定の，基本的な対人関係**　basic interpersonal interactions, other specified d 7109　詳細不明の，基本的な対人関係　basic interpersonal interactions, unspecified

d 720　複雑な対人関係　complex interpersonal interactions

状況に見合った社会的に適切な方法で，他者と対人関係を維持し調整すること。例えば，感情や衝動の制御，言語的あるいは身体的攻撃性の制御，社会的相互作用の中での自主的な行為，社会的ルールと慣習に従った行為によってそれを行うこと。

含まれるもの：対人関係の形成や終結，対人関係における行動の制御。社会的ルールに従った相互関係あるいは社会的空間の維持。

d 7200　対人関係の形成　forming relationships

状況に見合った社会的に適切な方法で，他の人々との対人関係を短期間あるいは長期間，開始し維持すること。例えば，自己紹介，友人関係や職業上の関係の発見や樹立。永続的であったり，恋愛感情があったり，親密なものになりうる人間関係の構築。

d 7201　対人関係の終結　terminating relationships

状況に見合った社会的に適切な方法で，他の人々との相互関係を終結すること。例えば，訪問の終わりに，一旦，関係を終わらせること。新しい町へ引っ越す際に，長期にわたる友人関係を終わらせること。職場の同僚，学校の同僚，サービス提供者との関係を終わらせること。恋愛関係あるいは親密な関係を終結させること。

d 7202　対人関係における行動の制御　regulating behaviours within interactions

状況に見合った社会的に適切な方法で，他の人々との人間関係における感情，衝動，言語的攻撃性，身体的攻撃性を制御すること。

d 7203　社会的ルールに従った対人関係　interacting according to social rules

社会的相互関係の中で自立して行動し，他の人々との対人関係における役割や地位，その他の社会的身分を支配している社会的慣例に従うこと。

d 7204　社会的距離の維持　maintaining social space

状況に見合った社会的に適切な方法で，自分自身と他人との距離を認識し維持すること。

d 7208　その他の特定の，複雑な対人関係　complex interpersonal interactions, other specified

d 7209　詳細不明の，複雑な対人関係　complex interpersonal interactions, unspecified

d 729　その他の特定の，および詳細不明の，一般的な対人関係　general interpersonal interactions, other specified and unspecified

特別な対人関係　particular interpersonal relationships（d 730-d 779）

d 730　**よく知らない人との関係**　relating with strangers

　　　　ある特定の理由があって，一時的によく知らない人と接触したり，遭遇すること。例えば，道を尋ねたり，物を買うこと。

d 740　**公的な関係**　formal relationships

　　　　公的な状況（雇用主，専門家，サービス提供者との関係）において，特定な関係をつくり保つこと。

　　　　含まれるもの：権限のある人，下位の立場にある人，同等の立場にある人との関係。

　　d 7400　**権限のある人との関係**　relating with persons in authority

　　　　　　本人自身の社会的地位とくらべて権力をもった人，地位のある人，名声のある人との公的な関係（雇用主との関係）をつくり保つこと。

　　d 7401　**下位の立場にある人との関係**　relating with subordinates

　　　　　　本人と比べ，社会的な地位や名声について，下位の立場にある人との公的な関係（被雇用者あるいは使用人との関係）をつくり保つこと。

　　d 7402　**同等の立場にある人との関係**　relating with equals

　　　　　　社会的な権威や地位，名声が，本人と同等な人との公的な関係をつくり保つこと。

　　d 7408　**その他の特定の，公的な関係**　formal relationships, other specified

　　d 7409　**詳細不明の，公的な関係**　formal relationships, other unspecified

d 750　**非公式な社会的関係**　informal social relationships

　　　　他の人々との関係に加わること。例えば，同じコミュニティや居住区に住んでいる人々，同僚，友人，遊び仲間，類似した経歴や職業をもつ人々との一時的な関係。

　　　　含まれるもの：友人，隣人，知人，同居者，仲間との非公式な関係。

　　d 7500　**友人との非公式な関係**　informal relationships with friends

　　　　　　相互の敬意や共通の興味によって特徴づけられる友人関係をつくり保つこと。

　　d 7501　**隣人との非公式な関係**　informal relationships with neighbours

　　　　　　近隣の住居や住宅区に住む人々との非公式な関係をつくり保つこと。

　　d 7502　**知人との非公式な関係**　informal relationships with acquaintances

　　　　　　知人ではあるが，親しい友人ではない人々との非公式な関係をつくり保つこと。

　　d 7503　**同居者との非公式な関係**　informal relationships with co-inhabitants

　　　　　　私的あるいは公的に経営されている家や他の住居に同居している同居者との何らかの理由での非公式な関係をつくり保つこと。

　　d 7504　**仲間との非公式な関係**　informal relationships with peers

　　　　　　年齢，興味，その他の特徴を共有する人々との非公式な関係をつくり保つこと。

d 7508　その他の特定の，非公式な社会関係　informal social relationships, other specified

d 7509　詳細不明の，非公式な社会関係　informal social relationships, unspecified

d 760　家族関係　family relationships

血族や親類関係をつくり保つこと。例えば，核家族，拡大家族，里子をもつ家族，養子をもつ家族，義理の家族。またいとこや法的後見人のような更に遠い関係。

含まれるもの：子どもとの関係，親との関係，兄弟姉妹や親族との関係。

d 7600　子どもとの関係　parent-child relationships

実の親もしくは養子縁組の親になること。あるいは親であること。例えば，子どもをもつこと。親として子どもと関係をもつこと。養子との親子関係を構築し，維持すること。実の子ども，もしくは養子の子どもに対して物的，知的，情緒的養育を提供すること。

d 7601　親との関係　child-parent relationships

自分の親との関係を構築し，維持すること。例えば，幼い子どもが自分の親に従うこと。成人した子どもが年老いた親の世話をすること。

d 7602　兄弟姉妹との関係　sibling relationships

血縁，養子縁組，結婚を通して，片親または両親が同じである兄弟関係や姉妹関係をつくり保つこと。

d 7603　親族との関係　extended family relationships

いとこ，おば，おじ，祖父母などの親族との親戚関係をつくり保つこと。

d 7608　その他の特定の家族関係　family relationships, other specified

d 7609　詳細不明の家族関係　family relationships, unspecified

d 770　親密な関係　intimate relationships

個人間の親密な関係あるいは恋愛関係をつくり保つこと。例えば，夫と妻，恋人同士，性的パートナー同士との関係。

含まれるもの：恋愛関係，婚姻関係，性的関係。

d 7700　恋愛関係　romantic relationships

情緒的，身体的愛情に基づいてつくり保つ関係で，長期の親密な関係へと至る可能性のあるもの。

d 7701　婚姻関係　spousal relationships

法的な，他人との親密な関係を構築し，維持すること。例えば，法的結婚として法的に既婚の夫あるいは妻となること。非婚（内縁）の配偶者となることを含む。

d 7702　性的関係　sexual relationships

配偶者やその他のパートナーと性的な関係を構築し，維持すること。

d 7708 その他の特定の親密な関係　intimate relationships, other specified

d 7709 詳細不明の親密な関係　intimate relationships, unspecified

d 779 その他の特定の，および詳細不明の，特別な対人関係　particular interpersonal relationships, other specified and unspecified

d 798 その他の特定の対人関係　interpersonal interactions and relationships, other specified

d 799 詳細不明の対人関係　interpersonal interactions and relationships, unspecified

8 主要な生活領域
major life areas

本章は，教育，仕事と雇用に携わり，経済的取引きを行うために必要とされる課題や行為に従事したり，遂行することを扱う。

教育　education（d 810-d 839）

d 810　**非公式な教育**　informal education

家庭やその他の非制度的な環境での学習。例えば，親や家族から工芸やその他の技能を学ぶことや，家庭教育（ホームスクーリング）。

d 815　**就学前教育**　preschool education

子どもを学校型環境へと導入し，義務教育の準備をするために主として作られた組織的な初歩レベルの教育で学ぶこと。例えば，就学の準備として，保育所または同様の環境で技能を獲得することを通して，など。

d 820　**学校教育**　school education

学校へ入学し，学校に関連した責任や権利に関与し，初等・中等教育プログラムにおいて，課程や教科，その他のカリキュラムで要求されることを学ぶこと。例えば，学校に規則正しく通うこと。他の生徒と協調して学ぶことや，先生から指導を受けること。割り当てられた課題や学習課題を調整したり，勉強したり，成し遂げること。教育の別の段階へ進むこと。

d 825　**職業訓練**　vocational training

技能職，一般職，専門職として雇用されるための準備として，職業プログラムのあらゆる活動に従事し，カリキュラム教材を学ぶこと。

d 830　**高等教育**　higher education

総合大学，単科大学，専門職教育機関における高等教育プログラムの活動に従事し，学位，卒業証書，修了証書，その他の認可に必要とされるカリキュラムのあらゆる側面を学ぶこと。例えば，学士や修士の課程を修了すること，医学などの専門職教育機関を修了すること。

d 839 その他の特定の，および詳細不明の，教育　education, other specified and unspecified

仕事と雇用　work and employment（d 840-d 859）

d 840　見習研修（職業準備）　apprenticeship (work preparation)

雇用の準備に関連したプログラムへの従事。例えば，見習研修，インターン制，年季契約雇用，現職訓練などに必要な課題を遂行すること。

除かれるもの：職業訓練（d 825）。

d 845　仕事の獲得・維持・終了　acquiring, keeping and terminating a job

仕事を求めたり，見つけたり，選択すること。雇用されること。雇用を受け入れること。仕事，一般職，職業，専門職の継続と昇格。適切な方法で退職すること。

含まれるもの：職探し。履歴書と職務経歴書の準備。雇用主への連絡と面接の準備。仕事の継続。仕事の自己評価。退職の予告。退職すること。

d 8450　職探し　seeking employment

一般職や専門職，その他の雇用形態における仕事を決めたり選んだりすること。雇用されるために必要な課題を遂行すること。例えば，職場訪問，採用面接に参加すること。

d 8451　仕事の継続　maintaining a job

職業，一般職，専門職，その他の雇用形態を継続するために，仕事に関連した課題を遂行すること。昇進やその他の雇用における昇格を得ること。

d 8452　退職　terminating a job

適切な方法で退職すること。

d 8458　その他の特定の，仕事の獲得・維持・終了　acquiring, keeping and terminating a job, other specified

d 8459　詳細不明の，仕事の獲得・維持・終了　acquiring, keeping and terminating a job, unspecified

d 850　報酬を伴う仕事　remunerative employment

賃金を得て，被雇用者（常勤・非常勤を問わず）や自営業者として，職業，一般職，専門職，その他の雇用形態での労働に従事すること。例えば，職探し，就職，仕事上必要な課題の遂行，要求されている時間通りの仕事への従事，他の労働者を監督すること，監督されること，個人またはグループで必要な仕事の遂行。

含まれるもの：自営業。常勤や非常勤での雇用。

d 8500　自営業　self-employment

個人が見つけだしたり創出したり，あるいは公式の雇用関係なしで他人から請け負った，報酬を伴う仕事に従事すること。例えば，季節農業労働，自由契約の作家やコンサルタントとしての仕事，短期契約の仕事，芸術家や工芸家としての仕事，店やその他のビジネスの所有や経営。

除かれるもの：非常勤の雇用，常勤の雇用（d 8501・d 8502）。

d 8501 　非常勤雇用　part-time employment

賃金を得て，被雇用者として，非常勤の仕事に従事すること。例えば，職探し，就職，仕事上必要な課題の遂行，要求されている時間通りの仕事への従事，他の労働者を監督すること，監督されること，個人またはグループでの必要な仕事の遂行。

d 8502 　常勤雇用　full-time employment

賃金を得て，被雇用者として，常勤の仕事に従事すること。例えば，職探し，就職，仕事上必要な課題の遂行，要求されている時間通りの仕事への従事，他の労働者を監督すること，監督されること，個人またはグループでの必要な仕事の遂行。

d 8508 　その他の特定の，報酬を伴う仕事　remunerative employment, other specified

d 8509 　詳細不明の，報酬を伴う仕事　remunerative employment, unspecified

d 855　無報酬の仕事　non-remunerative employment

賃金の支払われない労働に，常勤あるいは非常勤として従事すること。例えば，組織化された仕事の活動，仕事上必要な課題の遂行。要求されている時間通りの仕事への従事。他の労働者を監督すること，監督されること。個人でおよびグループでの必要な仕事の遂行。例えば，ボランティア，奉仕労働，コミュニティや宗教団体への無報酬での労働，無報酬での家の周りの労働。

除かれるもの：第6章：家庭生活

d 859　その他の特定の，および詳細不明の，仕事と雇用　work and employment, other specified and unspecified

経済生活　economic life（d 860-d 879）

d 860　基本的な経済的取引き　basic economic transactions

単純な経済取引きのあらゆる形態へ従事すること。例えば，食料を購入するための金銭の使用，物物交換，物品やサービスの交換，金銭を貯蓄すること。

d 865　複雑な経済的取引き　complex economic transactions

　　資本や資産の交換，利益や経済的価値の創出など，あらゆる形態の複雑な経済的取引きへ従事すること。例えば，ビジネス，工場，設備を買うこと。銀行口座の維持，商品の売買。

d 870　経済的自給　economic self-sufficiency

　　現在および将来のニーズに対する経済的保障を確保するために，私的または公的な財産を管理していること。

　　含まれるもの：個人の資産と経済上の公的な資格・権利。

　d 8700　**個人の資産**　personal economic resources

　　　　現在および将来のニーズに対する経済的保障を確保するために，個人的・私的な財産を管理していること。

　d 8701　**経済上の公的な資格・権利**　public economic entitlements

　　　　現在および将来のニーズに対する経済的保障を確保するために，経済上の公的な資格・権利を保有していること。

　d 8708　その他の特定の経済的自給　economic self-sufficiency, other specified

　d 8709　詳細不明の経済的自給　economic self-sufficiency, unspecified

d 879　その他の特定の，および詳細不明の，経済生活　economic life, other specified and unspecified

d 898　その他の特定の主要な生活領域　major life areas, other specified

d 899　詳細不明の主要な生活領域　major life areas, unspecified

9　コミュニティライフ・社会生活・市民生活
community, social and civic life

本章は，家族外での組織化された社会生活，コミュニティライフ，社会生活や市民生活の種々の分野に従事するのに必要な行為や課題を扱う。

d910　コミュニティライフ　community life

コミュニティにおける社会生活のあらゆる面に関与すること。例えば，慈善団体，社会奉仕クラブ，専門職の社会的団体に関与すること。

含まれるもの：非公式または公式の団体，式典。

除かれるもの：無報酬の仕事（d855），レクリエーションとレジャー（d920），宗教とスピリチュアリティ（d930），政治活動と市民権（d950）。

d9100　**非公式団体**　informal associations

共通の興味をもつ人々によって組織された社会団体やコミュニティ団体（例えば，地方の社会的クラブ，民族グループ）に関与すること。

d9101　**公式の団体**　formal associations

専門家などメンバーが限定されたグループ（例えば，法律家，医師，学者の団体）に関与すること。

d9102　**式典**　ceremonies

宗教的ではない式典や社会的式典（例えば，結婚式，葬式，通過儀礼）に関与すること。

d9108　**その他の特定のコミュニティライフ**　community life, other specified

d9109　**詳細不明のコミュニティライフ**　community life, unspecified

d920　レクリエーションとレジャー　recreation and leisure

あらゆる形態の遊び，レクリエーション，レジャー活動へ関与すること。例えば，非公式のまたは組織化された遊び，スポーツ，フィットネス，リラクセーション，娯楽や気晴らし，美術館・博物館・映画・演劇へ行くこと，工芸や趣味に携わること，読書，楽器の演奏，観光，観光旅行，旅行。

含まれるもの：遊び，スポーツ，芸術と文化，工芸，趣味，社交。

除かれるもの：交通手段として動物に乗ること（d480），報酬を伴うあるいは無報酬の仕事（d850・d855），宗教とスピリチュアリティ（d930），政治活動と市民権（d950）。

d9200　**遊び**　play

ルールのあるゲーム，構造化や組織化されていないゲーム，自然発生的なレク

リエーションへ関与すること。例えば，チェスやトランプをすることや，子どもの遊び。

- d 9201 **スポーツ** sports
  個人または団体競技として非公式あるいは公式に組織化されたゲームや運動行事（例えば，ボーリング，体操，サッカー）へ関与すること。

- d 9202 **芸術と文化** arts and culture
  芸術的あるいは文化的な行事への関与と鑑賞。例えば，演劇，映画，博物館，美術館へ行くこと。演劇で役を演ずること。読書や楽器を演奏すること。

- d 9203 **工芸** crafts
  手工芸（例えば，陶芸や編物）へ関与すること。

- d 9204 **趣味** hobbies
  娯楽（例えば，切手収集，硬貨収集，骨董収集）へ関与すること。

- d 9205 **社交** socializing
  非公式な一時的な集まり（例えば，友人や親戚の訪問，公的な場での非公式な集まり）へ関与すること。

- d 9208 **その他の特定の，レクリエーションとレジャー** recreation and leisure, other specified

- d 9209 **詳細不明の，レクリエーションとレジャー** recreation and leisure, unspecified

d 930 宗教とスピリチュアリティ religion and spirituality

自己実現のため，宗教的またはスピリチュアルな活動，組織化，儀礼に関与すること。意味や宗教的あるいはスピリチュアルな価値を発見すること。神的な力との結びつきを確立すること。例えば，教会，寺院，モスク，シナゴーグへの出席。祈り。宗教的目的のための詠唱，精神的瞑想。

含まれるもの：宗教団体とスピリチュアリティ。

- d 9300 **宗教団体** organized religion
  宗教団体の儀式，活動，行事へ関与すること。

- d 9301 **スピリチュアリティ** spirituality
  組織化された宗教以外の，スピリチュアルな活動や行事へ関与すること。

- d 9308 **その他の特定の，宗教とスピリチュアリティ** religion and spirituality, other specified

- d 9309 **詳細不明の，宗教とスピリチュアリティ** religion and spirituality, unspecified

d 940 人権 human rights

国家的かつ国際的に認められ，人間であれば誰もが与えられる権利の享受。例えば，世界人権宣言（1948）や国連・障害者の機会均等化に関する標準規則（1993）によって認められた人権，自己決定や自律の権利，自分の運命を管理する権利の享受。

除かれるもの:政治活動と市民権(d 950)。

d 950 政治活動と市民権 political life and citizenship

市民として,社会的,政治的,統治的活動に関与すること。市民として,合法的地位を有し,その役割と関連した権利,保護,特権,義務を享受すること。例えば,選挙権や被選挙権,政治団体の結成の権利,市民権に伴う権利や自由(例えば,言論,結社,信教の自由。理由なき取り調べと差し押さえに対する保護。黙秘権や裁判を受ける権利。その他の法的権利や差別に対する保護)を享受すること,市民として法的立場を有すること。

除かれるもの:人権(d 940)。

d 998 その他の特定の,コミュニティライフ・社会生活・市民生活 community, social and civic life, other specified

d 999 詳細不明の,コミュニティライフ・社会生活・市民生活 community, social and civic life, unspecified

環境因子　environmental factors

定義：環境因子 environmental factors とは，人々が生活し，人生を送っている物的な環境や社会的環境，人々の社会的な態度による環境を構成する因子のことである。

環境因子のコーディング

環境因子は分類の第2部をなす背景因子 (contextual factors) の一つの構成要素である。環境因子は，生活機能の各構成要素について考慮され，それに応じてコーディング（コード化）されなければならない（付録2参照）。

環境因子は，本人の視点から評価されなければならない。例えば，視覚障害者のための凹凸舗装がなされていない場所で舗道の縁石をカットして段差をなくすことは，車椅子使用者にとっては促進因子 (facilitator) としてコード化されるが，視覚障害者にとっては阻害因子 (barrier, 障壁) としてコード化されることになる。

第1評価点は，その因子がどの程度に促進因子や阻害因子になるのかを示す。ある環境因子が，なぜ促進因子や阻害因子となるか，また，どの程度に促進因子あるいは阻害因子となるかにはさまざまな理由がある。したがって，評価者は，促進因子の場合には，ある資源の利用のしやすさ（アクセシビリティ），それが信頼できるものか変化しやすいものか，良質か粗悪かなどの問題を考慮することが必要となる。また，阻害因子の場合には，その因子がどのくらいの頻度で人に困難を与えるか，困難が大きいか小さいか，避けられるか否かを考慮する必要がある。更に，環境因子は，それが存在すること（例えば，障害のある人に対する否定的態度），あるいはそれが存在しないこと（例えば，必要なサービスが得られないこと）のいずれによっても阻害因子となりうることも考慮されなければならない。なお，ある健康状態にある人々の生活・人生に環境因子が及ぼす影響は多様で複雑であるため，更なる調査研究によりこの相互作用がより理解されることが望まれる。その結果，環境因子についてなんらかの第2評価点を設けることが有益だということになることもありうる。

環境因子の種々の集合を，貧困，開発，農村状況，都市状況，社会資本といった一つの用語で要約できる場合もある。ICFには，これらの要約用語は含めておらず，評価者はこれらの構成する個別の因子を別々にとらえて，コード化すべきである。もう一度述べるが，環境因子について，これらの要約された用語で説明できる，明瞭で一定したセット（組み合わせ）があるかどうかを決定するためには，更なる調査研究が必要である。

第1評価点

以下は，ひとつの環境因子について，どの程度，促進因子あるいは阻害因子として作用するのかを示すためのスケールである。以下のように，小数点（．）が用いられた場合には阻害因子を示し，＋記号が用いられた場合には促進因子を示す。

xxx.0	阻害因子なし	（なし，存在しない，無視できる阻害因子……）	0- 4％
xxx.1	軽度の阻害因子	（わずかな，低度の阻害因子……）	5- 24％
xxx.2	中等度の阻害因子	（中程度の，かなりの阻害因子……）	25- 49％
xxx.3	重度の阻害因子	（高度の，極度の阻害因子……）	50- 95％
xxx.4	完全な阻害因子	（全くの阻害因子……）	96-100％
xxx＋0	促進因子なし	（なし，存在しない，無視できる促進因子……）	0- 4％
xxx＋1	軽度の促進因子	（わずかな，低度の促進因子……）	5- 24％
xxx＋2	中等度の促進因子	（中程度の，かなりの促進因子……）	25- 49％
xxx＋3	高度の促進因子	（重度の，極度の促進因子……）	50- 95％
xxx＋4	完全な促進因子	（全くの促進因子……）	96-100％
xxx.8	詳細不明の阻害因子		
xxx＋8	詳細不明の促進因子		
xxx.9	非該当		

ここに示した大まかなパーセント表示は，較正（訳注1）された評価器具やその他の評価基準によって，環境における阻害因子あるいは促進因子を数量的に判定できる場合に用いるためのものである。ちなみに，「阻害因子なし」または「完全な阻害因子」とされた場合でも，これらは5％までの誤差はあるとみてよい。「中等度の阻害因子」の程度は通常「完全な阻害因子」の半分までである。パーセント表示は，集団の標準値のパーセンタイル（訳注2）を参照して，それぞれの領域で較正されるべきである。ここに示した数量的なスケールを普遍的に用いることが可能になるためには，研究を重ねて評価の手順が開発される必要がある。

第2評価点

開発予定

訳注1　較正（キャリブレーション）：測定器などの正確さを保証するために，感度などの調整を行うこと。

訳注2　パーセンタイル（百分位数）：大きさ順に並べた集団の，例えば30パーセント目にある個体の示す数値を30パーセンタイルと呼ぶ。

1 生産品と用具
products and technology

本章は，個人の身近な環境において採集，創作，生産，製造された，自然あるいは人工的な生産品や生産品のシステム，装置，器具を扱う。これらは ISO 9999 のテクニカルエイドの分類において，「障害のある人々が使用する，特別に生産されたあるいは一般的に利用し得る，あらゆる生産品，器具，装置あるいは技術システムであり，障害を予防し，代償し，監視し，軽減し，中和化するもの」と定義されている。どのような生産品あるいは用具であっても支援的でありうることが認められている (ISO9999 障害者のためのテクニカルエイドの分類（第 2 版），ISO/TC173/SC，ISO/DIS 9999 (rev.))。しかし環境因子の分類の目的に従い，ここでは支援的な生産品と用具（福祉用具）は，より狭く，障害のある人の生活機能を改善するために改造や特別設計がなされた，あらゆる生産品，器具，装置，用具と定義する。

e 110 **個人消費用の生産品や物質**　products or substances for personal consumption
身体に取り入れるために採集されたり，加工されたり，製造されたりした，天然あるいは人工の物体や物質。

含まれるもの：食品，薬。

e 1100　**食品**　food
食べるために採集されたり，加工されたり，製造されたりした，天然あるいは人工の物体や物質。例えば，さまざまな成分からなる生の食べ物や飲み物。さまざまな成分からなる加工や調理がされた食べ物や飲み物。ハーブやミネラル（ビタミンや他の補助食品）。

e 1101　**薬**　drugs
医療目的のために採集されたり，加工されたり，製造されたりした，天然あるいは人工の物体や物質。例えば，アロパシー（逆症療法）用薬物や自然療法的薬物。

e 1108　**その他の特定の，個人消費用の生産品や物質**　products or substances for personal consumption, other specified

e 1109　**詳細不明の，個人消費用の生産品や物質**　products or substances for personal consumption, unspecified

e 115　**日常生活における個人用の生産品と用具**　products and technology for personal use in daily living
日々の活動において用いる装置，生産品，用具。改造や特別設計がなされたものや，

使用する人の体内に装着したり，身につけたり，身の回りで使うものを含む。

含まれるもの：個人用の一般的かつ支援的な生産品と用具（福祉用具）。

e1150　**日常生活における個人用の一般的な生産品と用具**　general products and technology for personal use in daily living

　　日々の活動において用いる装置，生産品，用具のうち，改造や特別設計はなされていないもの。例えば，衣服や織物。家具や器具。清掃用の製品や道具。

e1151　**日常生活における個人用の支援的な生産品と用具（福祉用具）**　assistive products and technology for personal use in daily living

　　日々の生活を支援するための装置，生産品，用具であって，改造や特別設計がなされたもの。例えば，義肢や装具。神経機能代行機器（例：蠕動運動，膀胱，呼吸，心拍数を制御する刺激装置）。個人の屋内環境の制御を補助するための環境制御装置（スキャナー，リモートコントロールシステム，音声コントロールシステム，タイマー）。

e1158　**その他の特定の，日常生活における個人用の生産品と用具**　products and technology for personal use in daily living, other specified

e1159　**詳細不明の，日常生活における個人用の生産品と用具**　products and technology for personal use in daily living, unspecified

e120　個人的な屋内外の移動と交通のための生産品と用具　products and technology for personal indoor and outdoor mobility and transportation

　屋内外を移動するために用いる装置，生産品，用具。改造や特別設計がなされたものや，使用する人の体内に装着したり，身につけたり，身の回りで使うものを含む。

含まれるもの：個人的な屋内外の移動と交通のための，一般的かつ支援的な生産品と用具。

e1200　**個人的な屋内外の移動と交通のための一般的な生産品と用具**　general products and technology for personal indoor and outdoor mobility and transportation

　　屋内外を移動するために用いる装置，生産品，用具であって，改造や特別設計はなされていないもの。例えば，陸上や水上，空中を移動する際に用いる，動力つきや動力なしの乗り物（例：バス，車，バン，その他の動力のある車両や動物による輸送）。

e1201　**個人的な屋内外の移動と交通のための支援的な生産品と用具（福祉用具）**　assistive products and technology for personal indoor and outdoor mobility and transportation

　　屋内外を移動するために用いる装置，生産品，用具であって，改造や特別設計がなされたもの。例えば，歩行補助具，特殊車両，改造された乗り物，車椅子，スクーター，移乗器具。

e1208　**その他の特定の，個人的な屋内外の移動と交通のための生産品と用具**　products

and technology for personal indoor and outdoor mobility and transportation, other specified

e 1209　詳細不明の，個人的な屋内外の移動と交通のための生産品と用具　products and technology for personal indoor and outdoor mobility and transportation, unspecified

e 125　コミュニケーション用の生産品と用具　products and technology for communication

情報の伝達活動に用いる装置，生産品，用具。改造や特別設計がなされたものや，使用する人の体内に装着したり，身につけたり，身の回りで使うものを含む。

含まれるもの：コミュニケーション用の，一般的かつ支援的な生産品と用具（福祉用具）。

e 1250　コミュニケーション用の一般的な生産品と用具　general products and technology for communication

情報の伝達活動において用いる装置，生産品，用具であって，改造や特別設計はなされていないもの。例えば，視聴覚器具，録音機や受信機，テレビとビデオ設備，電話機，音声伝達システムと対面型コミュニケーション用具。

e 1251　コミュニケーション用の支援的な生産品と用具（福祉用具）　assistive products and technology for communication

情報伝達を支援する装置，生産品，用具であって，改造や特別設計がなされたもの。例えば，特殊な視覚器具，電気光学的器具，特殊な書字用具，描画用または手書き用の用具。信号システム。特殊なコンピュータのソフトウェアやハードウェア。人工内耳，補聴器，学習用FM補聴器，人工声帯。コミュニケーションボード，めがね，コンタクトレンズ。

e 1258　その他の特定の，コミュニケーション用の生産品と用具　products and technology for communication, other specified

e 1259　詳細不明の，コミュニケーション用の生産品と用具　products and technology for communication, unspecified

e 130　教育用の生産品と用具　products and technology for education

知識や学識，技能の習得のために用いる装置，生産品，工程，手法，用具。改造や特別設計がなされたものを含む。

含まれるもの：教育用の一般的かつ支援的な生産品と用具（福祉用具）。

e 1300　教育用の一般的な生産品と用具　general products and technology for education

知識や学識，技能の習得のために用いる装置，生産品，工程，手法，用具であって，改造や特別設計はなされていないもの。例えば，書物，マニュアル，教育用玩具。コンピュータのハードウェアやソフトウェア。

e 1301　教育用の支援的な生産品と用具（福祉用具）　assistive products and technology for education

知識や学識,技能の習得のために用いる装置,生産品,工程,手法,用具であって,改造や特別設計がなされたもの。例えば,特別なコンピュータ機器。

e 1308 その他の特定の,教育用の生産品と用具　products and technology for education, other specified

e 1309 詳細不明の,教育用の生産品と用具　products and technology for education, unspecified

e 135 仕事用の生産品と用具　products and technology for employment

仕事上の活動を容易にするために用いる装置,生産品,用具。

含まれるもの：仕事用の一般的かつ支援的な生産品と用具（福祉用具）。

e 1350 仕事用の一般的な生産品と用具　general products and technology for employment

作業活動を促進するために,仕事に関連して用いる装置,生産品,用具であって,改造されていないもの。例えば,道具,機械,事務用設備。

e 1351 仕事用の支援的な生産品と用具（福祉用具）　assistive products and technology for employment

作業活動を促進するために,仕事に関連して用いる装置,生産品,用具であって,改造や特別設計がなされたもの。例えば,高さが調整可能なテーブルや机,ファイルキャビネット。リモートコントロールの事務所の出入り口。仕事に関連した課題の遂行を促進させたり,職場環境を制御するためのコンピュータのハードウェアやソフトウェア,付属品や環境制御装置（例：スキャナー,リモートコントロールシステム,音声コントロールシステム,タイマー）。

e 1358 その他の特定の,仕事用の生産品と用具　products and technology for employment, other specified

e 1359 詳細不明の,仕事用の生産品と用具　products and technology for employment, unspecified

e 140 文化・レクリエーション・スポーツ用の生産品と用具　products and technology for culture, recreation and sport

文化活動やレクリエーション,スポーツを行ったり,活発にするために用いる装置,生産品,用具。改造や特別設計がなされたものを含む。

含まれるもの：文化・レクリエーション・スポーツ用の,一般的かつ支援的な生産品と用具（福祉用具）。

e 1400 文化・レクリエーション・スポーツ用の一般的な生産品と用具　general products and technology for culture, recreation and sport

文化活動やレクリエーション,スポーツを行ったり,活発にするために用いる

装置，生産品，用具であって，改造あるいは特別にデザインされていないもの。例えば，玩具，スキー板，テニスボール，楽器。

e1401 文化・レクリエーション・スポーツ用の支援的な生産品と用具（福祉用具） assistive products and technology for culture, recreation and sport

文化活動やレクリエーション，スポーツを行ったり，活発にするために用いる装置，生産品，用具であって，改造や特別設計がなされたもの。例えば，スポーツ用に改良された移動用具，音楽やその他の芸術活動のために改造された用具。

e1408 その他の特定の，文化・レクリエーション・スポーツ用の生産品と用具 products and technology for culture, recreation and sport, other specified

e1409 詳細不明の，文化・レクリエーション・スポーツ用の生産品と用具 products and technology for culture, recreation and sport, unspecified

e145 宗教とスピリチュアリティ儀式用の生産品と用具 products and technology for the practice of religion and spirituality

宗教やスピリチュアリティ儀式に関連して象徴的意味を与えられたり，もつようになった，独特のあるいは量産された生産品と用具。改造や特別設計がなされたものを含む。

含まれるもの：宗教とスピリチュアリティ儀式用の，一般的かつ支援的な生産品と用具（福祉用具）。

e1450 宗教とスピリチュアリティ儀式用の一般的な生産品と用具 general products and technology for the practice of religion or spirituality

宗教やスピリチュアリティ儀式に関連して象徴的意味を与えられたり，もつようになった，独特のあるいは量産された生産品と用具であって，改造や特別設計はなされていないもの。例えば，（タイ土着宗教の）精霊の家，メイポール，かぶり物，仮面，十字架，（ユダヤ教の）燭台，（イスラム教の）礼拝用敷物。

e1451 宗教とスピリチュアリティ儀式用の支援的な生産品と用具（福祉用具） assistive products and technology for the practice of religion or spirituality

宗教やスピリチュアリティ儀式に関連して象徴的意味を与えられたり，もつようになった生産物と機器であって，改造あるいは特別にデザインされたもの。例えば，点字による宗教的書物，点字タロットカード，寺院に入る時の車椅子の車輪のための特別な保護カバー。

e1458 その他の特定の，宗教とスピリチュアリティ儀式用の生産品と用具 products and technology for the practice of religion or spirituality, other specified

e1459 詳細不明の，宗教とスピリチュアリティ儀式用の生産品と用具 products and technology for the practice of religion or spirituality, unspecified

e150 公共の建物の設計・建設用の生産品と用具 design, construction and building products and technology of buildings for public use

公共の利用のために計画・設計・建設された人工的な環境の建物内外を形作る生産品と用具。改造や特別設計がなされたものを含む。

含まれるもの：建物の出入り，建物内の設備・道順に関連する設計・建設用の生産品と用具。

e1500 **公共の建物の出入りに関連する設計・建設用の生産品と用具** design, construction and building products and technology for entering and exiting buildings for public use

公共の利用のために計画・設計・建設された人工的な環境への，出入りに関連する生産品と用具。例えば，公共の利用のための建物（例：職場，商店，劇場）や公共の建物の，出入り口の設計や建設，移設可能なまたは固定式のスロープ，自動扉，ドアの把手，段差のないドアの出入り口などの設計や建設。

e1501 **公共の建物内の設備の利用を容易にする設計・建設用の生産品と用具** design, construction and building products and technology for gaining access to facilities inside buildings for public use

公共の利用のために設計・建設された屋内の設備に関連する生産品と用具。例えば，手洗いの設備，電話，ループアンテナ，エレベーター，エスカレーター，サーモスタット（温度調節用）。講堂やスタジアムに分散配置された利用容易（アクセスが容易）な座席。

e1502 **公共の建物内の道案内・道順・場所表示の配置に関連する設計・建設用の生産品と用具** design, construction and building products and technology for way finding, path routing and designation of locations in buildings for public use

公共の利用のために設計・建設された，建物内外の生産品と用具であって，建物内や近辺の地理が分かり，行きたい場所の位置を確認することを支援するためのもの。例えば，点字または文字での，標識，廊下の幅や床面の状態の表示，利用容易（アクセスが容易）な売店の案内，また，その他の形式の案内板。

e1508 **その他の特定の，公共の建物の設計・建設用の生産品と用具** design, construction and building products and technology of buildings for public use, other specified

e1509 **詳細不明の，公共の建物の設計・建設用の生産品と用具** design, construction and building products and technology of buildings for public use, unspecified

e155 **私用の建物の設計・建設用の生産品と用具** design, construction and building products and technology of buildings for private use

私的な利用のために計画・設計・建設された人工的な環境の建物内外を形作る生産品と用具。改造や特別設計がなされたものを含む。

含まれるもの：建物の出入り・建物内の設備・道順に関連する設計・建設用の生産品と用具。

e 1550　**私用の建物の出入りに関連する設計・建設用の生産品と用具**　design, construction and building products and technology for entering and exiting of buildings for private use

　　私的な利用のために計画・設計・建設された人工的な環境への，出入りに関連する生産品と用具。例えば，自宅の出入り口，携帯用または据え置き式のスロープ，自動扉，ドアの把手，水平ドアの出入り口などの設計や建設。

e 1551　**私用の建物内の設備の利用を容易にする設計・建設用の生産品と用具**　design, construction and building products and technology for gaining access to facilities in buildings for private use

　　私的な利用のために設計・建設された建物内の設備に関連する生産品と用具。例えば，自宅の手洗いの設備，電話，ループアンテナ，キッチンキャビネット，電気器具，電子調節器具。

e 1552　**私用の建物内の道案内・道順・場所表示の配置に関連する設計・建設用の生産品と用具**　design, construction and building products and technology for way finding, path routing and designation of locations in buildings for private use

　　私的な利用のために設計・建設された，建物内外の生産品と用具であって，建物内や近辺の地理が分かり，行きたい場所の位置を確認することを支援するためのもの。例えば，点字や文字での標識，廊下の幅や床面の状態の表示。

e 1558　**その他の特定の，私用の建物の設計・建設用の生産品と用具**　design, construction and building products and technology of buildings for private use, other specified

e 1559　**詳細不明の，私用の建物の設計・建設用の生産品と用具**　design, construction and building products and technology of buildings for private use, unspecified

e 160　土地開発関連の生産品と用具　products and technology of land development

　　土地や領域に関連する生産品と用具で，土地利用政策の実行，空間の設計や計画，開発を通じて個人の屋外環境に影響を及ぼすもの。改造や特別設計がなされたものを含む。

　含まれるもの：土地利用政策によって制定された土地領域。例えば，農村地区，郊外地区，都市地区，公園，自然保護区，野生生物保護区。

e 1600　**農村の土地開発関連の生産品と用具**　products and technology of rural land development

　　農村地区における生産品と用具で，農村の土地利用政策の実行，空間の設計や計画，開発を通じて個人の屋外環境に影響を及ぼすもの。例えば，農地，小道，道標。

e 1601　**郊外の土地開発関連の生産品と用具**　products and technology of suburban land development

　　郊外地区における生産品と用具で，郊外の土地利用政策の実行，空間の設計や

計画，開発を通じて個人の屋外環境に影響を及ぼすもの。例えば，段差が解消された舗道の縁石，小道，道標，街灯。

- e1602 　都市の土地開発関連の生産品と用具　products and technology of urban land development

    都市地区における生産品と用具で，都市の土地利用政策の実行，空間の設計や計画，開発を通じて個人の屋外環境に影響を及ぼすもの。例えば，段差が解消された舗道の縁石，斜面，道標，街灯。

- e1603 　公園・自然保護区・野生生物保護区のための生産品と用具　products and technology of parks, conservation and wildlife areas

    公園，自然保護区，野生生物保護区における生産品と用具で，土地利用政策の実行，空間の設計や計画，開発を通じて個人の屋外環境に影響を及ぼすもの。例えば，公園の標識や野生生物保護区内の小道。

- e1608 　その他の特定の，土地開発関連の生産品と用具　products and technology of land development, other specified

- e1609 　詳細不明の，土地開発関連の生産品と用具　products and technology of land development, unspecified

e165　資産　assets

経済的な交換価値のある生産品や事物。例えば，金銭，商品，資産，その他の貴重品で，個人が所有するか，あるいは使用権をもつもの。

含まれるもの：有形あるいは無形の生産品や商品。経済的資産。

- e1650 　経済的資産　financial assets

    労働や資本財，サービスとの交換媒体になる生産品で，金銭やその他の財政手段のようなもの。

- e1651 　有形の資産　tangible assets

    労働や資本財，サービスとの交換媒体になる生産品や事物で，家や土地所有権，衣服や食物，技術的物品のようなもの。

- e1652 　無形の資産　intangible assets

    労働や資本財，サービスとの交換媒体になる生産品で，知的所有物や知識，技能のようなもの。

- e1658 　その他の特定の資産　assets, other specified
- e1659 　詳細不明の資産　assets, unspecified

e198　その他の特定の，生産品と用具　products and technology, other specified

e199　詳細不明の，生産品と用具　products and technology, unspecified

2　自然環境と人間がもたらした環境変化
natural environment and human-made changes to environment

本章は，自然（物的）環境における生物的な要素と無生物的な要素を扱う。また，環境のうち，人間によって変えられた構成部分，あるいはその環境における住民の特徴を扱う。

e 210　自然地理　physical geography
地形と水域の特徴。

含まれるもの：山系（土地の起伏，質，広がり。標高を含む地形。）と，水系（湖や河川，海などの水域）に含まれる地理の特徴。

- e 2100　**地形**　land forms
  地形の特徴。例えば，山，丘，谷，平野。

- e 2101　**水域**　bodies of water
  水域の特徴。例えば，湖，ダム，川，小川。

- e 2108　**その他の特定の自然地理**　physical geography, other specified

- e 2109　**詳細不明の自然地理**　physical geography, unspecified

e 215　人口・住民　population
ある環境に生活して，その環境に相応しい生活様式を共有している人々の集団。

含まれるもの：人口統計的変化，人口密度。

- e 2150　**人口統計的変化**　demographic change
  人々の集団内で起こる変化。例えば，ある地域における，住民の出生や死亡，加齢，移住によって生じる総人口の構成と変動。

- e 2151　**人口密度**　population density
  土地の単位面積あたりの人の密度で，高密度や低密度などの特徴を含む。

- e 2158　**その他の特定の，人口・住民**　population, other specified

- e 2159　**詳細不明の，人口・住民**　population, unspecified

e 220　植物相と動物相　flora and fauna
植物と動物。

除かれるもの：家畜・家禽など（e 350），人口・住民（e 215）。

- e 2200　**植物**　plants
  光合成をし，真核生物で多細胞である，植物界の有機体。胚を作る，葉緑体を含む，繊維質の細胞壁をもつ，移動力をもたないという特徴があるもの。例えば，

木，花，灌木，つる植物。

e 2201　動物　animals

　　動物界の多細胞有機体。移動能力，非光合成代謝，刺激に対する著明な反応，制限された成長，一定の身体的構造などの特徴において植物とは異なる。例えば，野生や農場の動物，爬虫類，鳥類，魚類，哺乳類。

　　除かれるもの：資産（e 165），家畜・家禽など（e 350）。

e 2208　その他の特定の，植物相と動物相　flora and fauna, other specified

e 2209　詳細不明の，植物相と動物相　flora and fauna, unspecified

e 225　気候　climate

　気象上の特徴と現象。例えば，天候。

　含まれるもの：気温，湿度，気圧，降水量，風，四季の変化。

e 2250　気温　temperature

　　暑さや寒さの程度。例えば，気温が高い・低い，平均的気温，異常気温。

e 2251　湿度　humidity

　　空気中の湿気のレベル。例えば，湿度が高い・低い。

e 2252　気圧　atmospheric pressure

　　環境空気の圧力。例えば，海抜の高さ，気象条件と関連した圧力。

e 2253　降水量　precipitation

　　水分の降下。例えば，雨，露，雪，みぞれ，雹，あられ。

e 2254　風　wind

　　空気の多少とも速い自然的な動き。例えば，微風・強風・突風。

e 2255　四季の変化　seasonal variation

　　ある季節から次の季節への，規則的で予測できる自然な変化。例えば，夏，秋，冬，春。

e 2258　その他の特定の気候　climate, other specified

e 2259　詳細不明の気候　climate, unspecified

e 230　自然災害　natural events

　個人のまわりの物的環境を破壊する地理的あるいは大気的変動で，定期的あるいは不定期的に起こるもの。例えば，地震，厳しく猛烈な天候条件(例：トルネード(大旋風)，ハリケーン，台風，洪水，森林火災，着氷性嵐)。

e 235　人的災害　human-caused events

　人によって引き起こされた自然環境の変化や混乱で，人々の日々の生活が破壊される可能性があるもの。紛争と戦争に関連する現象と状況を含む。例えば，人々の大移動，社会的生産基盤（インフラストラクチャー），家屋，土地の破壊，環境災害，土壌汚染，

水質汚染，大気汚染（例：有害廃液）。

e 240　光　light

日光や人工照明（例：ろうそく，石油・灯油ランプ，火，電気）により，物を見えるようにする電磁放射線。これらは外界についての有益な情報を与えるが，時々かえって混乱させる情報を与えることもある。

含まれるもの：光の強度，光の質，色彩のコントラスト。

e 2400　**光の強度**　light intensity

自然光源（例：太陽）や人工光源によって発せられるエネルギーのレベルや量。

e 2401　**光の質**　light quality

視覚的環境において提供された光の性質や，作り出された色彩のコントラスト。これらは外界についての有益な情報を与える（例：階段やドアがあるという視覚情報）が，時々かえって混乱させる情報を与えることもある（例：視覚イメージがあまりに多く提示された場合など）。

e 2408　**その他の特定の光**　light, other specified

e 2409　**詳細不明の光**　light, unspecified

e 245　時間的変化　time-related changes

自然な，規則的な，もしくは予測可能な時間的な変化。

含まれるもの：昼夜の周期，月の周期。

e 2450　**昼夜の周期**　day/night cycles

昼から夜へ，また昼へと移るといった，自然な，規則的な，もしくは予測可能な変化。例えば，昼，夜，夜明け，夕暮れ。

e 2451　**月の周期**　lunar cycles

地球に対する月の位置に関する，自然な，規則的な，もしくは予測可能な変化。

e 2458　**その他の特定の，時間的変化**　time-related changes, other specified

e 2459　**詳細不明の，時間的変化**　time-related changes, unspecified

e 250　音　sound

聞こえる，あるいは聞こえうる現象。例えば，あらゆる音量・音色・音域での，叩きつけるような，鈴を鳴らすような，太鼓を叩くような，歌うような，口笛を吹くような，叫ぶような，蜂がブンブンいうような音。これらは外界についての有益な情報を与えるが，時々かえって混乱させる情報を与えることもある。

含まれるもの：音の強度，音の質。

e 2500　**音の強度**　sound intensity

生み出されるエネルギーの総量によって決まる聴覚現象のレベルあるいは量。高いエネルギーレベルは大きな音として知覚され，低いエネルギーレベルは静か

な音として知覚される。

 e 2501 **音の質** sound quality

  音の波長や波形によって決まる音の性質で，音色や音の高低として知覚されるもの。例えば，耳障りな音や旋律的な音。これらは外界についての有益な情報を与える（例：犬のほえ声と猫のなき声の区別）が，時々かえって混乱させる情報を与えることもある（例：周囲の雑音）。

 e 2508 **その他の特定の音** sound, other specified

 e 2509 **詳細不明の音** sound, unspecified

e 255 振動 vibration

物理的動揺によって引き起こされる，規則的あるいは不規則的な物体や人体の振子的揺れ動き。例えば，大小の設備や航空機，爆発によって引き起こされる，物や建物，人における，振動や揺れ，あるいは素早く急激な動き。

除かれるもの：自然災害（e 230），例えば地震による大地の振動や揺れ。

e 260 空気の質 air quality

大気（屋外）あるいは閉鎖された区域（屋内）の空気の特徴。これらは外界についての有益な情報を与えるが，時々かえって混乱させる情報を与えることもある。

含まれるもの：屋内外の空気の質。

 e 2600 **屋内の空気の質** indoor air quality

  建物の内，あるいは閉鎖された空間の空気の性質であり，においや煙，湿度，空調(制御された空気の質)，制御されていない空気の質によって決まる。これらは外界についての有益な情報を与える(例：漏れたガスのにおい)が，時々かえって混乱させる情報を与えることもある（例：香水のきついにおい）。

 e 2601 **屋外の空気の質** outdoor air quality

  屋外，あるいは閉鎖された空間の外の空気の性質であり，においや煙，湿度，オゾン濃度，その他の大気の特徴によって決まる。これらは外界についての有益な情報(例：雨のにおい)，あるいは混乱させる情報(例：有害なにおい)を提供しうる。

 e 2608 **その他の特定の，空気の質** air quality, other specified

 e 2609 **詳細不明の，空気の質** air quality, unspecified

e 298 その他の特定の，自然環境と人間がもたらした環境変化 natural environment and human-made changes to environment, other specified

e 299 詳細不明の，自然環境と人間がもたらした環境変化 natural environment and human-made changes to environment, unspecified

3　支援と関係
support and relationships

本章は，家庭，職場，学校，遊びの場，その他の日常的な活動場面において，実際，身体的あるいは心情的に人へ支援を提供したり，養育したり，保護したり，介助したり，人間関係を結んだりする，人間や動物を扱う。本章には支援を提供する人々の態度は含まれない。本章で述べる環境因子は人間や動物そのものではなく，提供される身体的あるいは心情的な支援の分量である。

e 310　**家族**　immediate family

血縁や婚姻，その他の文化的に家族と認知される関係にある人々。例えば，配偶者，パートナー，両親，兄弟姉妹，子，里親，養父母，祖父母。
除かれるもの：親族（e 315）。対人サービス提供者（e 340）。

e 315　**親族**　extended family

家族関係または婚姻を通じて関係をもつ人々，またその他の文化的に親族であると認知される関係にある人々。例えば，伯(叔)母，伯(叔)父，おい，めい。
除かれるもの：家族（e 310）。

e 320　**友人**　friends

近しく継続的に関係をもつ人で，信頼と相互支持によって特徴づけられる。

e 325　**知人・仲間・同僚・隣人・コミュニティの成員**　acquaintances, peers, colleagues, neighbours and community members

職場や学校，娯楽，その他の生活場面において，知人や仲間，同僚，隣人，コミュニティの成員としてお互いによく知っている人々。これらの人は，年齢や性別，宗教的信条，民族などの人口統計的特徴を共有するか，共通の興味や利益を追求している。
除かれるもの：団体と組織に関するサービス（e 5550）。

e 330　**権限をもつ立場にある人々**　people in positions of authority

他人に代わって意思決定をする責任をもっている人々。また，社会での社会的，経済的，文化的，宗教的役割に基づいて，社会的に規定された影響力や権力をもつ人々。例えば，教師，雇用主，監督者，宗教指導者，代理の意思決定者，後見人，管財人。

e 335　**下位の立場にある人々**　people in subordinate positions

職場や学校，その他の状況において，職権をもつ地位にある人々から日々の生活に影響を受けている人々。例えば，学生，労働者，宗教団体のメンバー。
除かれるもの：家族（e310）。

e340 対人サービス提供者　personal care providers and personal assistants

個人が日常生活や仕事，教育，その他の生活状況における実行状況を維持することを支援するのに必要なサービスを提供する人々。それらは公的または私的な資金によって，あるいはボランティアとして提供されるサービスである。例えば，家事と家の維持管理への支援の提供者，人的補助者，移動補助者，有料ヘルパー，乳母（ベビーシッター），その他の主たる介護者として働く人々。
除かれるもの：家族（e310），親族（e315），友人（e320），一般的な社会的支援サービス（e5750），保健の専門職（e355）。

e345 よく知らない人　strangers

よく知らない，関係のない人々や，関係や交際がまだ確立されていない人々。例えば，生活の場面を共にしていても本人には知られていない人々のことで，代理にきた教員や仕事仲間，代理のケア提供者。

e350 家畜・家禽など　domesticated animals

身体的，情緒的，心理的な支えとなる動物。例えば，ペット（イヌ，ネコ，トリ，サカナなど），個人的な移動と交通のための動物。
除かれるもの：動物（e2201），資産（e165）。

e355 保健の専門職　health professionals

保健制度の枠内で働いている，さまざまなサービスの提供者。例えば，医師，看護師，理学療法士，作業療法士，言語聴覚士，義肢装具士，医療ソーシャルワーカー，その他の同様のサービス提供者。
除かれるもの：その他の専門職（e360）

e360 その他の専門職　other professionals

保健制度の枠外で働いているが，保健に関連したサービスを提供する，さまざまなサービスの提供者。例えば，ソーシャルワーカー，教員，建築家，デザイナー。
除かれるもの：保健の専門職（e355）

e398 その他の特定の，支援と関係　support and relationships, other specified

e399 詳細不明の，支援と関係　support and relationships, unspecified

4 態度
attitudes

本章は，習慣，慣行，イデオロギー，価値観，規範，事実に関する信念や宗教的信念によって現れる態度を扱う。これらの態度は，人と人との関係にはじまり，コミュニティとしての結びつきから，政治的，経済的，法的構造などに至るまでの，あらゆるレベルにおける，個人の行動と社会生活に影響を及ぼす。例えば，ある人への信頼や人間としての価値に関する，個人的あるいは社会的態度は，肯定的で敬意を示すふるまい，あるいは否定的で差別的なふるまい（例：ある人に対する烙印押し，決めつけ，排斥，無視）を動機づけうる。ここで分類する態度とは，その状況が記述される人以外の人々の態度であり，その当人自身の態度ではない。個人に関しての態度は，環境因子の第3章の関係の分類に準じて分類している。価値や信念を態度とは別にコード化はしない。それは，価値や信念は態度の背景にある推進力であると考えられるからである。

e410 **家族の態度** individual attitudes of immediate family members

家族の成員が，本人（評価される人）やその他の事柄（例：社会的，政治的，経済的な問題）についてもつ，全般的あるいは特定の意見や信念で，個々の行動や行為に影響を及ぼすもの。

e415 **親族の態度** individual attitudes of extended family members

親族の成員が，本人（評価される人）やその他の事柄（例：社会的，政治的，経済的な問題）についてもつ，全般的なあるいは特定の意見や信念で，個々の行動や行為に影響を及ぼすもの。

e420 **友人の態度** individual attitudes of friends

友人が，本人（評価される人）やその他の事柄（例：社会的，政治的，経済的な問題）についてもつ，全般的なあるいは特定の意見や信念で，個々の行動や行為に影響を及ぼすもの。

e425 **知人・仲間・同僚・隣人・コミュニティの成員の態度** individual attitudes of acquaintances, peers, colleagues, neighbours and community members

知人や仲間，同僚，隣人，コミュニティの成員が，本人（評価される人）やその他の事柄（例：社会的，政治的，経済的な問題）についてもつ，全般的なあるいは特定の意見や信念で，個々の行動や行為に影響を及ぼすもの。

e430 権限をもつ立場にある人々の態度　individual attitudes of people in positions of authority

　　権限をもつ立場にある人々が，本人（評価される人）やその他の事柄（例：社会的，政治的，経済的な問題）についてもつ，全般的あるいは特定の意見や信念で，個々の行動や行為に影響を及ぼすもの。

e435 下位の立場にある人々の態度　individual attitudes of people in subordinate positions

　　下位の立場にある人々が，本人（評価される人）やその他の事柄（例：社会的，政治的，経済的な問題）についてもつ，全般的あるいは特定の意見や信念で，個々の行動や行為に影響を及ぼすもの。

e440 対人サービス提供者の態度　individual attitudes of personal care providers and personal assistants

　　対人サービスの提供者が，本人（評価される人）やその他の事柄（例：社会的，政治的，経済的な問題）についてもつ，全般的あるいは特定の意見や信念で，個々の行動や行為に影響を及ぼすもの。

e445 よく知らない人の態度　individual attitudes of strangers

　　よく知らない人が，本人（評価される人）やその他の事柄（例：社会的，政治的，経済的な問題）についてもつ，全般的あるいは特定の意見や信念で，個々の行動や行為に影響を及ぼすもの。

e450 保健の専門職者の態度　individual attitudes of health professionals

　　保健の専門職者が，本人（評価される人）やその他の事柄（例：社会的，政治的，経済的な問題）についてもつ，全般的あるいは特定の意見や信念で，個々の行動や行為に影響を及ぼすもの。

e455 その他の専門職者の態度　individual attitudes of other professionals

　　保健関連の専門職者が，本人（評価される人）やその他の事柄（例：社会的，政治的，経済的な問題）についてもつ，全般的あるいは特定の意見や信念で，個々の行動や行為に影響を及ぼすもの。

e460 社会的態度　societal attitudes

　　ある文化的，社会的な背景をもつ集団に属していたり，もっと細分化された文化的なその他の社会的なつながりのあるグループに属する人々が，社会的，政治的，経済的な問題に関してもつ，全般的あるいは特定の意見や信念で，グループまたは個々の行動

や行為に影響を及ぼすもの。

e 465 社会的規範・慣行・イデオロギー　social norms, practices and ideologies

習慣，慣行，規則，価値観や規範的信念に関する抽象的な体系（例：イデオロギー，規範的世界観，道徳哲学）であり，社会的な背景の中で生じ，社会的にも個人的にも，慣行や行動に影響を及ぼしたり，それらを創り出したりするもの。例えば，道徳，宗教的行動，礼儀作法に関する社会的規範。宗教上の教義と，それによる規範や慣行。儀式または社会的集会を統制する規範。

e 498 その他の特定の態度　attitudes, other specified

e 499 詳細不明の態度　attitudes, unspecified

5 サービス・制度・政策
services, systems and policies

本章は，以下の3点を扱う。
1. サービス，すなわち利益を提供し，組織化されたプログラムや事業を供給するものである。これらは，公的，私的，あるいは任意（ボランティア）的といった形態をとることができる。また，サービスの提供者を含む個人のニーズを満たすために，地区，コミュニティ，地域，地方自治体，国家，国際レベルにおいて，雇用主，団体，組織，機関，政府によって確立される。サービスによって提供される物品は，一般的なものと，改造あるいは特別にデザインされたものとがある。
2. 制度，すなわち社会のさまざまな部門でのサービスやプログラム，その他の基盤整備的活動を組織するために，地区，地方自治体，政府，国際機関，その他の公認された権限ある機関によって制定された，行政的統制と監視の機構である。
3. 政策，すなわち，地方，地域，国家，国際的などの各種のレベルにおける行政機関，あるいはその他の公認された権限ある機関によって制定された規則，規制，基準。政策は，社会のさまざまな部門でのサービスやプログラム，その他の活動を組織し，制御し，監視する制度を支配し統制する。

e510 消費財生産のためのサービス・制度・政策　services, systems and policies for the production of consumer goods

人々によって消費あるいは使用される物と生産品の生産について，制御し供給するサービス，制度，政策。

e5100　消費財生産のためのサービス　services for the production of consumer goods

消費財と生産品を集積，創作，生産，製造するためのサービスやプログラム。例えば，移動，コミュニケーション，教育，交通，就労，家事のために用いる生産品と用具。これらのサービスの提供者を含む。

除かれるもの：教育と訓練のサービス（e5850），コミュニケーションサービス（e5350），第1章　生産品と用具。

e5101　消費財生産のための制度　systems for the production of consumer goods

行政的に管理や監視を行う機構。例えば，生産品の基準を定める地域機関や国家機関，国際機関（例：国際標準化機構）。消費財や生産品の集積や創作，生産，製造について管理する消費者団体。

e5102　消費財生産のための政策　policies for the production of consumer goods

消費財や生産品を集積，創作，生産，製造するための基準について，どの基準

を採用するかといった政策。

- e 5108　その他の特定の，消費財生産のためのサービス・制度・政策　services, systems and policies for the production of consumer goods, other specified
- e 5109　詳細不明の，消費財生産のためのサービス・制度・政策　services, systems and policies for the production of consumer goods, unspecified

e 515　建築・建設に関連するサービス・制度・政策　architecture and construction services, systems and policies

公的あるいは私的な建物を設計し建造するためのサービス，制度，政策。

除かれるもの：土地計画に関連するサービス・制度・政策（e 520）。

- e 5150　**建築・建設に関連するサービス**　architecture and construction services

    居住用，商業用，工業用および公的な建物を設計し，建造し，維持をするサービスとプログラム。例えば，家屋建築。また，設計の原則や建築規約，規則，基準について運用を図ること。これらのサービスの提供者を含む。

- e 5151　**建築・建設に関連する制度**　architecture and construction systems

    居住用，商業用，工業用および公的な建物の計画，設計，建造，維持について制御する行政的な管理と監視の機構。例えば，建築規約，建築基準，火災や生命に関する安全基準を定めて，監視するための機構。

- e 5152　**建築・建設に関連する政策**　architecture and construction policies

    居住用，商業用，工業用および公的な建物の計画，設計，建造，維持について制御する立法や規制，基準。例えば，建築規約，建築基準，火災や生命に関する安全基準についての政策。

- e 5158　その他の特定の，建築・建設に関連するサービス・制度・政策　architecture and construction services, systems and policies, other specified
- e 5159　詳細不明の，建築・建設に関連するサービス・制度・政策　architecture and construction services, systems and policies, unspecified

e 520　土地計画に関連するサービス・制度・政策　open space planning services, systems and policies

農村，郊外，都市地区における公有地（例：公園，森林，海岸線，湿地帯）や私有地に関する計画，設計，開発，維持のためのサービス，制度，政策。

除かれるもの：建築・建設に関連するサービス・制度・政策（e 515）。

- e 5200　**土地計画に関連するサービス**　open space planning services

    都市，郊外，農村，レクリエーション，自然保護や環境保護のための土地，集会や商業目的の土地（広場・野外市場），ある意図をもって使用するための歩行者や乗り物の交通ルートを，計画し，作り，維持することを目的とするサービスとプログラム。これらのサービスの提供者を含む。

除かれるもの：公共あるいは私用の建物の設計・建設用の生産品と用具（e 150・e 155），土地開発関連の生産品と用具（e 160）。

e 5201　**土地計画に関連する制度**　open space planning systems

　　土地（農村部や郊外，都市部の土地，あるいは公園，自然保護地区や野生保護地区など）に関する計画，設計，開発，維持を統括する，行政的な管理と監視の機構。例えば，地区や地域，あるいは国家が，土地計画に関する法令や設計規則，また文化遺産や自然保護のための政策，環境保護のための政策などの策定。

e 5202　**土地計画に関連する政策**　open space planning policies

　　土地（農村部や郊外，都市部の土地，あるいは公園，自然保護地区や野生保護地区など）に関する計画，設計，開発，維持を司る立法や規制，基準。例えば，地区や地域，あるいは国家が策定する，土地計画に関する法令や設計規則。文化遺産や自然保護のための政策，環境保護のための政策。

e 5208　**その他の特定の，土地計画に関連するサービス・制度・政策**　open space planning services, systems and policies, other specified

e 5209　**詳細不明の，土地計画に関連するサービス・制度・政策**　open space planning services, systems and policies, unspecified

e 525　住宅供給サービス・制度・政策　housing services, systems and policies

　人々に避難所や住居を供給するためのサービス，制度，政策。

e 5250　**住宅供給サービス**　housing services

　　人々が住むための住居や避難所の発見，供給，維持を目的とするサービスとプログラム。例えば，住宅代理店，家屋供給組織，ホームレスの人々のための避難所。これらのサービスの提供者を含む。

e 5251　**住宅供給制度**　housing systems

　　人々の住居や避難所を統括する行政的な管理と監視の機構。例えば，住居政策を実施し監視するための制度。

e 5252　**住宅供給政策**　housing policies

　　人々の住居や避難所を統括する立法，規制，基準。例えば，住宅や避難所への入居資格を決定する立法や政策。住宅の開発や維持に関する政府の関与にかかわる政策。住宅をどのように，どこに開発するかにかかわる政策。

e 5258　**その他の特定の，住宅供給サービス・制度・政策**　housing services, systems and policies, other specified

e 5259　**詳細不明の，住宅供給サービス・制度・政策**　housing services, systems and policies, unspecified

e 530　公共事業サービス・制度・政策　utilities services, systems and policies

　公衆に供給される公共事業を目的とするサービス，制度，政策。例えば，水道，ガス，

電気，衛生サービス，公共交通，その他の不可欠なサービス。

除かれるもの：市民保護サービス・制度・政策（e 545）。

e 5300　**公共事業サービス**　utilities services

全住民に不可欠なエネルギー（例：ガスや電気）や衛生サービス，水道の提供，また住民や商業的消費者のための，その他の不可欠なサービス（例：緊急時の復旧サービス）を提供するサービスとプログラム。これらのサービスの提供者を含む。

e 5301　**公共事業制度**　utilities systems

公共事業サービスの提供を統括する，行政的な管理と監視のメカニズム。例えば，保健委員会，安全委員会，消費者協議会。

e 5302　**公共事業政策**　utilities policies

公共事業サービスの提供を統括する，立法や規制，基準。例えば，水道やガスの供給を管理する保健と安全の基準。コミュニティにおける衛生活動。物資が不足したり，自然災害の際における，その他の不可欠なサービスやそれを供給するための政策。

e 5308　**その他の特定の，公共事業サービス・制度・政策**　utilities services, systems and policies, other specified

e 5309　**詳細不明の，公共事業サービス・制度・政策**　utilities services, systems and policies, unspecified

e 535　**コミュニケーションサービス・制度・政策**　communication services, systems and policies

情報の伝達を目的とするサービス，制度，政策。

e 5350　**コミュニケーションサービス**　communication services

電話，ファックス，通常郵便，航空郵便，電子メール，コンピュータによるシステム（例：電話転送サービス，テレタイプサービス，テレテックスサービス，インターネットサービスプロバイダー）を含むその他の多様な方法を活用して，情報を伝達することを目的とするサービスとプログラム。これらのサービスの提供者を含む。

除かれるもの：メディアサービス（e 5600）。

e 5351　**コミュニケーション制度**　communication systems

コミュニケーション関連の行政的な管理と監視のメカニズム。例えば，電話やファックス，通常郵便，航空郵便，電子メール，コンピュータによるシステムを含むその他の多様な方法を活用した情報伝達を統括するために設置された，電気通信関係の官庁やその他の類似団体。

e 5352　**コミュニケーション政策**　communication policies

電話やファックス，郵便局，電子メール，コンピュータによるシステムを含む

その他の多様な方法を活用した情報伝達を統括するための立法や規制，基準。例えば，コミュニケーションサービスを利用するための資格。郵便局に住所を登録するために必要とされる要件。電気通信の規格を策定するための基準。

e5358 その他の特定の，コミュニケーションサービス・制度・政策　communication services, systems and policies, other specified

e5359 詳細不明の，コミュニケーションサービス・制度・政策　communication services, systems and policies, unspecified

e540 交通サービス・制度・政策　transportation services, systems and policies

人や物品を移動させることを目的とするサービス，制度，政策。

e5400 交通サービス　transportation services

道路や小道，鉄道，空路，水路を活用した公共交通や私的交通により，人や物品を移動させることを目的とするサービスとプログラム。これらのサービスの提供者を含む。

除かれるもの：個人的な屋内外の移動と交通のための生産品と用具（e120）。

e5401 交通制度　transportation systems

道路や小道，鉄道，空路，水路を活用した，人や物品の移動を統括する行政的な管理と監視の機構。例えば，乗り物を操縦するための資格を審査決定するための制度。さまざまなタイプの交通の使用に関連する保健と安全の基準を適用し監視するための制度。

除かれるもの：社会保障サービス・制度・政策（e570）。

e5402 交通政策　transportation policies

道路や小道，鉄道，空路，水路を活用した，人や品物の移動を統括する立法や規制，基準。例えば，交通機関の計画に関する法令や政策。公共交通機関の供給とその利用しやすさ（アクセス）のための政策。

e5408 その他の特定の，交通サービス・制度・政策　transportation services, systems and policies, other specified

e5409 詳細不明の，交通サービス・制度・政策　transportation services, systems and policies, unspecified

e545 市民保護サービス・制度・政策　civil protection services, systems and policies

人と財産を保護することを目的とするサービス，制度，政策。

除かれるもの：公共事業サービス・制度・政策（e530）。

e5450 市民保護サービス　civil protection services

コミュニティによって組織された，人と財産を保護することを目的とするサービスとプログラム。例えば，消防や警察のサービス，緊急サービス，救急車サービス。これらのサービスの提供者を含む。

e 5451　**市民保護制度**　civil protection systems

　　人と財産を保護することを統括するための行政的な管理と監視の機構。例えば，警察や消防のサービス，緊急サービス，救急車サービスが体系だてて提供されるための制度。

e 5452　**市民保護政策**　civil protection policies

　　人と財産を保護することを統括する，立法や規制，基準。例えば，警察や消防のサービス，緊急サービス，救急車サービスの提供を運用する政策。

e 5458　**その他の特定の，市民保護サービス・制度・政策**　civil protection services, systems and policies, other specified

e 5459　**詳細不明の，市民保護サービス・制度・政策**　civil protection services, systems and policies, unspecified

e 550　司法サービス・制度・政策　legal services, systems and policies

　　国の立法や法律に関連するサービス，制度，政策。

e 5500　**司法サービス**　legal services

　　法律の定めに従って，国家の権威を行使することを目的とするサービスとプログラム。例えば，民事訴訟や刑事裁判について聴取し解決する裁判所や法廷，その他の機関。法定代理人，公証人，仲介，調停や矯正または刑務施設のサービス。これらのサービスの提供者を含む。

e 5501　**司法制度**　legal systems

　　法律の施行を統括するための行政的な管理と監視の機構。例えば，公式の規則（例：法律，規制，慣習法，宗教法，国際法，条約）を施行し監視するための制度。

e 5502　**司法政策**　legal policies

　　法律，規制，慣習法，宗教法，国際法，条約などの，立法や規制，基準であり，法を施行し運用するもの。

e 5508　**その他の特定の，司法サービス・制度・政策**　legal services, systems and policies, other specified

e 5509　**詳細不明の，司法サービス・制度・政策**　legal services, systems and policies, unspecified

e 555　団体と組織に関するサービス・制度・政策　associations and organizational services, systems and policies

　　非営利的興味や利益を共有して，会員制の団体組織を作った人々に関連するサービス，制度，政策。

e 5550　**団体と組織に関するサービス**　associations and organizational services

　　非営利的興味や利益を共有して集まった人々のために，自らが提供するサービ

スとプログラム。例えば，レクリエーションやレジャー，スポーツ，文化，宗教，相互扶助に関するサービスを提供する団体や組織。

e 5551 **団体と組織に関する制度**　associations and organizational systems

非営利的興味や利益を共有して集まった人々の関係と活動を統括するための行政的な管理と監視の機構。また，相互扶助団体，レクリエーションやレジャー関連の団体，文化や宗教的団体，非営利組織といった団体や組織の設立や運営を管理するための行政的な管理と監視の機構。

e 5552 **団体と組織に関する政策**　associations and organizational policies

非営利的興味や利益を共有して集まった人々の関係と活動を統括するための立法や規制，基準。例えば，相互扶助団体，レクリエーションやレジャー関連の団体，文化や宗教的団体，非営利組織といった団体や組織の設立や運営を管理するための政策。

e 5558 **その他の特定の，団体と組織に関するサービス・制度・政策**　associations and organizational services, systems and policies, other specified

e 5559 **詳細不明の，団体と組織に関するサービス・制度・政策**　associations and organizational services, systems and policies, unspecified

e 560　メディアサービス・制度・政策　media services, systems and policies

ラジオやテレビ，新聞，インターネットを通じてマスコミュニケーションを提供するサービス，制度，政策。

e 5600 **メディアサービス**　media services

マスコミュニケーションを提供することを目的としたサービスと制度。例えば，ラジオやテレビ，文字放送サービス，報道サービス，新聞，点字サービス，コンピュータによるマスコミュニケーション（ホームページやインターネット）。これらのサービスの提供者を含む。

除かれるもの：コミュニケーションサービス（e 5350）。

e 5601 **メディア制度**　media systems

ニュースや情報を一般公衆に提供することを統括するための行政的な管理と監視機構。例えば，ラジオやテレビ，報道サービス，新聞などを経由したり，コンピュータによるマスコミュニケーション（ホームページやインターネット）を経由して通信する際に，通信の内容や配信，普及，通信手段の入手（アクセス）やその利用方法について管理運営する基準。

含まれるもの：テレビの字幕，新聞やその他の出版物の点字版，電光掲示システム。

除かれるもの：コミュニケーション制度（e 5351）。

e 5602 **メディア政策**　media policies

ニュースや情報を一般公衆に提供することを統括するための立法や規制，基準。

例えば，ラジオやテレビ，報道サービス，新聞などを経由したり，コンピュータによるマスコミュニケーション（ホームページやインターネット）を経由して通信する際に，通信の内容や配信，普及，通信手段の入手（アクセス）とその利用方法を管理運営するための政策。

除かれるもの：コミュニケーション政策（e 5352）。

e 5608 その他の特定の，メディアサービス・制度・政策　media services, systems and policies, other specified

e 5609 詳細不明の，メディアサービス・制度・政策　media services, systems and policies, unspecified

e 565 経済に関するサービス・制度・政策　economic services, systems and policies

物品とサービスの生産や分配，消費，利用に関連するサービス，制度，政策。

除かれるもの：社会保障サービス・制度・政策（e 570）。

e 5650 経済に関するサービス　economic services

物品とサービスの生産や分配，消費，利用を目的とするサービスとプログラム。例えば，民間の商業部門（例：ビジネス，法人，私的な営利目的のベンチャー企業），公的部門（例：生活協同組合と政府系法人などの公的な商業サービス），金融組織（例：銀行と保険サービス）で，これらのサービスの提供者を含む。

除かれるもの：公共事業サービス（e 5300），労働と雇用のサービス（e 5900）。

e 5651 経済に関する制度　economic systems

物品とサービスの生産や分配，消費，利用を統括するための行政的な管理と監視のメカニズム。例えば，経済政策の施行や監視を運用するための諸制度。

除かれるもの：公共事業制度（e 5301），労働と雇用の制度（e 5901）。

e 5652 経済に関する政策　economic policies

物品とサービスの生産や分配，消費，利用を統括するための立法や規制，基準。例えば，政府によって採択され，実行された経済政策。

除かれるもの：公共事業政策（e 5302），労働と雇用の政策（e 5902）。

e 5658 その他の特定の，経済に関するサービス・制度・政策　economic services, systems and policies, other specified

e 5659 詳細不明の，経済に関するサービス・制度・政策　economic services, systems and policies, unspecified

e 570 社会保障サービス・制度・政策　social security services, systems and policies

所得補償を目的としたサービス，制度，プログラムであって，高齢や貧困，失業，健康状態，障害などの理由によって，一般税収あるいは拠出制度からの基金による公的な支援を必要とする人々に対するもの。

除かれるもの：経済に関するサービス・制度・政策（e 565）。

e 5700 **社会保障サービス** social security services

　　所得補償を目的としたサービスとプログラムであって，高齢や貧困，失業，健康状態，障害などの理由によって，一般税収あるいは拠出制度からの基金による公的な支援を必要とする人々に対するもの。例えば，社会扶助プログラム（例：非拠出型の福祉的扶助，貧困あるいはその他のニーズに基づく補償），社会保険プログラム（例：拠出型の災害保険や失業保険），障害年金や関連する年金（例：所得の補填）に関して，受給資格の認定や，援助金を交付あるいは分配するためのサービス。これらのサービスの提供者も含む。

　　除かれるもの：保健サービス（e 5800）。

e 5701 **社会保障制度** social security systems

　　所得補償のプログラムや計画を運用するための行政的な管理と監視のメカニズムであって，高齢や貧困，失業，健康状態，障害などの理由によって，一般税収あるいは拠出制度からの基金による公的な支援を必要とする人々に対するもの。例えば，社会扶助，福祉給付，失業保険，年金，障害手当に関して，受給資格の認定を統括するための行政的な管理と監視のメカニズム。

e 5702 **社会保障政策** social security policies

　　所得補償のプログラムや計画を運用するための立法や規制，基準で，高齢や貧困，失業，健康状態，障害などの理由によって，一般税収あるいは拠出制度からの基金による公的な支援を必要とする人々に対するもの。例えば，社会扶助，福祉給付，失業保険，年金，障害手当に関して，その受給資格を左右する規則や規制。

e 5708 **その他の特定の，社会保障サービス・制度・政策** social security services, systems and policies, other specified

e 5709 **詳細不明の，社会保障サービス・制度・政策** social security services, systems and policies, unspecified

e 575 一般的な社会的支援サービス・制度・政策 general social support services, systems and policies

　買い物や家事，交通，セルフケア，他者のケアなどに援助を必要としている人々が，社会においてより十分に機能できるように，支援を提供することを目的としたサービス，制度，政策。

　除かれるもの：社会保障サービス・制度・政策（e 570），対人サービス提供者（e 340），保健サービス・制度・政策（e 580）。

e 5750 **一般的な社会的支援サービス** general social support services

　　高齢や貧困，失業，健康状態，障害などの理由によって，買い物や家事，交通，自己ケア，他者のケアなどに関して，公的扶助が必要となった人々が，社会において十分に機能できるように，社会的支援を提供することを目的としたサービス

やプログラム。

e5751 **一般的な社会的支援制度** general social support systems

社会的支援を提供するプログラムや計画を運用するための行政的な管理と監視のメカニズム。例えば，高齢や貧困，失業，健康状態・障害などの理由によって，支援が必要となった人々に対するプログラムや計画。また，社会的支援サービスの受給資格の認定やこれらのサービスの提供を統括するための規則や規制の施行に関する制度を含む。

e5752 **一般的な社会的支援政策** general social support policies

社会的支援を提供するプログラムや計画を運用するための立法や規制，基準。例えば，高齢や貧困，失業，健康状態，障害などの理由によって，支援が必要となった人々に対する立法。また，社会的支援の受給資格の認定を行うための法律や規制を含む。

e5758 **その他特定の，一般的な社会的支援サービス・制度・政策** general social support services, systems and policies, other specified

e5759 **詳細不明の，一般的な社会的支援サービス・制度・政策** general social support services, systems and policies, unspecified

e580 保健サービス・制度・政策　health services, systems and policies

健康上の問題の予防や治療，医学的リハビリテーションの提供，健康的なライフスタイルを促進することに関するサービス，制度，政策。

除かれるもの：一般的な社会的支援サービス・制度・政策（e575）。

e5800 **保健サービス** health services

身体的，心理的，社会的な安寧(well-being)を得るために，個人に介入することを目的として，地区やコミュニティ，地域，地方自治体，国家などのレベルにおいて提供されるサービスやプログラム。例えば，健康増進や疾病予防のサービス，プライマリケアサービス。急性期のケアやリハビリテーション，長期にわたるケアのサービス。コミュニティや在宅，学校，職場，一般病院，専門病院，診療所，ケア施設（入所型・通所型とも）などの多様な形態で，公的あるいは民間の資金によって，短期的または長期的に，また定期的あるいは一時的に提供されるサービス。これらのサービスの提供者を含む。

e5801 **保健制度** health systems

コミュニティや在宅，学校，職場，一般病院，専門病院，診療所，入所型ケア施設などの種々の形態において，身体的，心理的，社会的安寧(well-being)を得るために個人に提供される多様なサービスを実施するための行政的な管理と監視のメカニズム。例えば，サービスの受給資格の認定，福祉用具の給付決定に用いる規則や基準を運用するための制度。また，利用（アクセス）しやすさ，普遍性，地域を特定しない利用，公的負担，包括性といった保健制度の特徴を活かしたサー

ビスを提供するための保健関係法などの法制度を運用する制度。

e 5802　**保健政策**　health policies
　　コミュニティや在宅，学校，職場，一般病院，専門病院，診療所，入所型ケア施設などの種々の形態において，身体的，心理的，社会的安寧(well-being)を得るために個人に提供される多様なサービスを実施するための立法や規制，基準。例えば，サービスの受給資格の認定，福祉用具の給付決定のための政策や基準。また，利用（アクセス）しやすさ，普遍性，地域を特定しない利用，公的負担，包括性といった保健制度の特徴を活かしたサービスを提供するための保健関係法などの法制度に関する政策や基準。

e 5808　**その他の特定の，保健サービス・制度・政策**　health services, systems and policies, other specified

e 5809　**詳細不明の，保健サービス・制度・政策**　health services, systems and policies, unspecified

e 585　**教育と訓練のサービス・制度・政策**　education and training services, systems and policies
　　知識や学識，職業的または芸術的な技能の修得，維持，向上に関わるサービス，制度，政策。(教育プログラムのレベルについての詳細は，1997年11月に制定されたユネスコの国際標準教育分類〈International Standard Classification of Education, ISCED-1997〉を参照)

e 5850　**教育と訓練のサービス**　education and training services
　　知識や学識，職業的技能，芸術的な技能の修得，維持，向上に関わるサービスやプログラム。教育レベル（例：就学前，小学校，中学校，中等教育以後の教育機関，専門職教育プログラム，訓練や技能プログラム，徒弟教育，生涯教育）で提供されるサービスやプログラム。これらのサービスの提供者を含む。

e 5851　**教育と訓練の制度**　education and training systems
　　教育プログラムを提供するための行政的な管理と監視のメカニズム。例えば，公的あるいは私的な教育への，また，特別なニーズに基づいたプログラムへの入学資格を認定するための政策や基準を運用する制度。また，クラスの大きさ，地域における学校数，授業料や補助金，特別食プログラム，放課後のケアサービスを含む教育制度のさまざまな課題を統括するために設置された，地方や地域，あるいは国における教育委員会や権限を持つその他の団体に関して，政策や基準を運用する制度。

e 5852　**教育と訓練の政策**　education and training policies
　　教育プログラムを提供するための立法や規制，基準。例えば，公的あるいは私的な教育への，また，特別なニーズに基づいたプログラムへの入学資格を認定するための政策や基準。また，クラスの大きさ，地域における学校数，授業料や補

助金，特別食プログラム，放課後のケアサービスを含む教育制度のさまざまな課題を統括するために設置された，地区，地域，国における，教育委員会や権限を持つその他の団体に関する政策や基準。

e 5858 **その他の特定の，教育と訓練のサービス・制度・政策** education and training services, systems and policies, other specified

e 5859 **詳細不明の，教育と訓練のサービス・制度・政策** education and training services, systems and policies, unspecified

e 590 **労働と雇用のサービス・制度・政策** labour and employment services, systems and policies

失業中あるいは別の仕事を探している人々に適した職を見つけたり，すでに雇用されていて昇進を求めている人々を支援したりすることを目的としたサービス，制度，政策。

除かれるもの：経済に関するサービス・制度・政策（e 565）。

e 5900 **労働と雇用のサービス** labour and employment services

失業中あるいは別の仕事を探している人々に適した職を見つけたり，すでに雇用されていて昇進を求めている人々を支援したりするために，地区，地方自治体または政府，あるいは民間団体によって提供されるサービスやプログラム。例えば，求職と就業準備，再就職，就職斡旋，転職斡旋，職業的フォローアップ，産業衛生と安全のサービス，職場環境サービス（例：人間工学，人材派遣や人事管理のサービス，労働関係サービス，専門職団体のサービス）。また，これらのサービスの提供者を含む。

e 5901 **労働と雇用の制度** labour and employment systems

経済生活において，職業やその他の形態の報酬のある仕事の斡旋について，管理運営するための行政的な管理と監視のメカニズム。例えば，雇用創出，雇用安定，指定雇用，競争雇用，労働基準と法，労働組合に関する政策や基準を運用するための制度。

e 5902 **労働と雇用の政策** labour and employment policies

経済生活において，職業やその他の形態の報酬ある仕事の斡旋について，管理運営するための立法や規制，基準。例えば，雇用創出，雇用安定，指定雇用，競争雇用，労働基準と法，労働組合に関する基準と政策。

e 5908 **その他の特定の，労働と雇用のサービス・制度・政策** labour and employment services, systems and policies, other specified

e 5909 **詳細不明の，労働と雇用のサービス・制度・政策** labour and employment services, systems and policies, unspecified

e 595 **政治的サービス・制度・政策** political services, systems and policies

国，地域，コミュニティ，国際的組織における投票，選挙，統治に関連するサービス，

制度，政策。

e 5950 政治的サービス political services

地区，地方自治体，政府，国際機関といったサービスや構造。また，その中の地位に選出や指名された人々。例えば，国際連合，ヨーロッパ連合，政府，地域の役所，農村地区の役場，伝統的リーダー。

e 5951 政治的制度 political systems

社会における政治的，経済的な権力を組織する構造やそれに関連する事業。例えば，政府の行政部門，立法部門。また，権限の基となる憲法やその他の法的根拠。具体的には，政治的な組織原理，憲法，政府の行政府，立法の機関，軍隊。

e 5952 政治的政策 political policy

政治的制度を通して策定され，施行された法律と政策で政治的制度の執行を支配するもの。例えば，選挙運動，政党の登録，投票，国際政治組織のメンバーの登録を規制する政策。条約，憲法あるいは立法を規制する憲法以外の法律や規則を含む。

e 5958 その他の特定の，政治的サービス・制度・政策 political services, systems and policies, other specified

e 5959 詳細不明の，政治的サービス・制度・政策 political services, systems and policies, unspecified

e 598 その他の特定の，サービス・制度・政策 services, systems and policies, other specified

e 599 詳細不明の，サービス・制度・政策 services, systems and policies, unspecified

ICF

付録

付録1

分類法および用語法の問題

　ICFの分類は，以下のような標準的な分類学の原則を念頭におき，階層的枠組みに従って構成されている。

- 心身機能・構造，活動と参加，環境因子の構成要素（components）は互いに独立して分類されている。したがって，1つの構成要素の中にある用語は，別のところでは繰り返されない。

- 各構成要素のカテゴリーは，幹―枝―葉の枠組みで配列され，下位の水準のカテゴリーは，それが属する上位のカテゴリーの性質を共有している。

- カテゴリーは相互排除的であり，同一水準の2つのカテゴリーが，全く同じ性質を共有することはない。しかしこれを，ある個人の生活機能を分類する際に2つ以上のカテゴリーを使用することと混同してはならない。そのような使用法は，必要に応じて認められており，むしろ奨励される。

1．ICFの各カテゴリーの用語

　用語とは，単語や熟語のような，言語的表現で定義された特定の概念の名称である。用語はしばしば混乱を起こすが，それは用語の多くは日常の話し言葉や書き言葉で，常識的な意味で使われてきたものだからである。例えば，英語の日常会話ではimpairment（機能障害），disability（能力障害），handicap（ハンディキャップ，社会的不利）は，しばしば似たような意味で使われている。しかしながら，ICIDHの1980年版ではそれぞれの言葉を定義し，特定の意味を与えた。今回の改定過程においては，handicap（社会的不利）の用語は用いないこととし，disability（能力障害）の語は身体，個人，社会の3つ全ての観点を表す，障害の包括的用語として使われるように変わった。しかし，選ばれた用語が，それぞれの基本的概念をはっきりと表現するような，明瞭さと正確さが必要である。ICFは明文化された分類であり，おそらく多くの言語に翻訳されるであろうため，このことは特に重要である。概念の共通理解だけでなく，各言語でもっともよくその内容を反映する用語を決定できるよう合意が成立することが肝要である。多くの案があり得るが，正確さ，受け入れられやすさ，総合的な有用性に基づいて決定されなければならない。ICFの有用性は，その明瞭さに並行するものと期待される。

　以上の目的を心に留めつつ，ICFで用いられているいくつかの用語の注釈を以下に掲げる。

安寧（well-being）とは，人間の生活・人生のさまざまな領域の全範囲を包含する一般的な用語であり，「よい生活，よい人生」と呼びうるような，身体的，精神的，社会的側面を含んでいる。健康領域は生活・人生の全範囲のうちの一部の領域である。この関係を，安寧を表している下の図で示す。

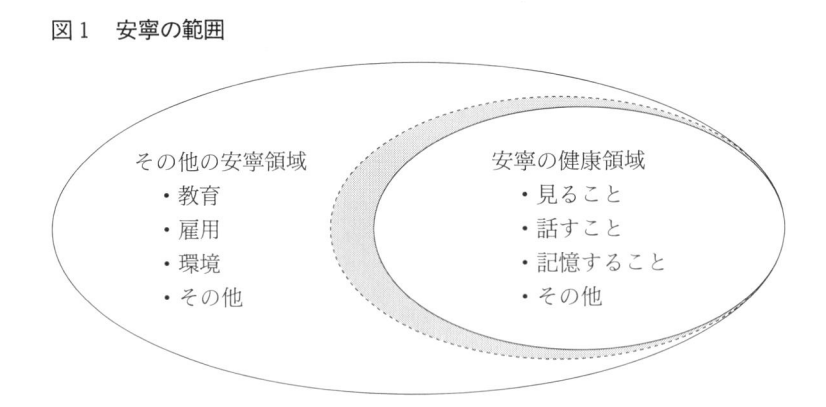

図1　安寧の範囲

```
   その他の安寧領域          安寧の健康領域
    ・教育                   ・見ること
    ・雇用                   ・話すこと
    ・環境                   ・記憶すること
    ・その他                 ・その他
```

　健康状況と健康領域：健康状況（health states）とは，ICFの一定の健康領域内における生活機能の水準のことである。健康領域（health domains）は「健康」という概念の範囲内にあると判断される生活・人生の範囲を示し，保健システムの目的に関連していえば，保健システムの一義的な責任下にあるものとして定義できるようなものである。ICFは健康領域と健康関連領域の間に固定された境界線を定めていない。健康要素と健康関連要素を概念として区別してICFの各領域に割り当てる際にはさまざまな異なる考え方があるので，グレーゾーンが存在しうる。

　健康関連状況と健康関連領域：健康関連状況（health-related states）とはICFの一定の健康関連領域における生活機能の水準のことである。健康関連領域（health-related domains）は健康状態と強い関連をもつ生活機能の範囲であるが，保健システムの一義的な責任下にあるものではなく，むしろ安寧の全体に貢献する，その他のシステムが責任をもつ領域である。ICFでは，安寧に関する諸領域のうち健康に関連するものだけをカバーしている。

　健康状態（health condition）とは，病気（急性あるいは慢性の疾患），変調，傷害，ケガ（外傷）の包括的用語である。更には，妊娠，加齢，ストレス，先天性異常，遺伝的素質のような状況も含んでいる。健康状態はICD-10を用いてコード化される。

　生活機能（functioning）とは，心身機能・身体構造，活動と参加の包括用語であり，これは（ある健康状態にある）個人とその人の背景因子（環境因子と個人因子）との相互作用のうちの肯定的な側面を表すものである。

障害（disability）とは，機能障害（構造障害を含む），活動制限，参加制約の包括用語であり，これは（ある健康状態にある）個人とその人の背景因子（環境因子と個人因子）との相互作用のうちの否定的な側面を表すものである。

心身機能（body functions）とは，身体系の生理的機能であり，心理的機能を含む。「身体」（body）とは人間の生体全体についてのことであり，脳も含む。したがって精神的（または心理的）機能は心身機能に含まれる。これらの機能の標準は，人間についての統計学的な正常範囲と考えられる。

身体構造（body structures）とは，身体系に沿って分類される器官，肢体とその構成部分などの，身体の解剖学的な部分である。これらの構造の標準は人間についての統計学的な正常範囲と考えられる。

機能障害（構造障害を含む）（impairment）とは，身体の構造や生理機能（精神機能を含む）における喪失や異常のことである。ここでいう異常とは，確立された統計学的な正常範囲からの有意差を指すもの（すなわち測定された標準正常範囲内での集団の平均からの偏差）という意味に限定して使われており，この意味でのみ使われるべきである。

活動（activity）とは，課題や行為の個人による遂行のことである。それは生活機能の個人的な観点を表す。

活動制限（activity limitations）[18]とは，個人が活動を行うときに生じる難しさのことである。活動制限とは，今問題としている健康状態にはない一般の人が，その活動を行う際に期待される方法や程度と比較しての差異であり，それは質的・量的な面，また軽度から重度までわたる。

参加（participation）とは，生活・人生場面への関わりのことである。それは生活機能の社会的な観点を表す。

参加制約（participation restrictions）[19]とは，個人が何らかの生活・人生場面に関わるときに経験する難しさのことである。参加制約が存在するかどうかは，ある人の参加状態と，その文化や社会において障害のない人に期待される参加状態とを比較することによって決定される。

背景因子（contextual factors）とは，個人の生活・人生に関する背景全体を構成する因子のこ

---

[18]「活動制限」はICIDH 1980年版では「能力障害（disability）」であった。

[19]「参加制約」はICIDH 1980年版では「社会的不利（handicap）」であった。

とであり，特にICFにおいて分類されるときの健康状況の背景を表す．背景因子には環境因子と個人因子という2つの構成要素がある．

環境因子 (environmental factors) とは，ICFの構成要素であり，個人の生活・人生の背景を形作る外的あるいは外在的な世界のあらゆる側面を指し，そういうものとして，個人の生活機能に影響を及ぼす．環境因子は物的世界とその特徴，人が作った物的世界，さまざまな関係や役割，態度，価値観を有する他の人々，社会制度とサービス・政策・規則法律を含んでいる．

個人因子 (personal factors) とは，年齢，性別，社会的状況，人生体験などの，個人に関係した背景因子である．背景因子は現在のICFでは分類されていないが，利用者はICFの適用に際しこれを組み込むことができる．

促進因子 (facilitators) とは，ある人の環境において，それが存在しないこと，あるいは存在することにより，生活機能が改善し，障害が軽減されるような因子をいう．これには利用可能な（アクセシブルな）物的環境，適切な福祉用具が利用可能なこと，一般の人々が障害に対してもつ肯定的な態度，また健康状態に問題のあるすべての人が生活・人生のあらゆる分野に関与することを促進することを目的としたサービス・社会制度・政策が含まれる．ある因子が存在しないこと（例えば，偏見や否定的態度がないこと）もまた促進因子となりうる．促進因子は，機能障害や活動制限が参加制約につながることを防ぐことができる．それは個人の能力に問題があったとしても，現実的に行為の実行が増強されるからである．

阻害因子 (barriers) とは，ある人の環境において，それが存在しないこと，あるいは存在することにより，生活機能が制限され，障害を生み出すような因子をいう．これらには利用不可能な（アクセシブルでない）物的環境，適切な福祉用具がないこと，一般の人々が障害に対してもつ否定的な態度が含まれ，また健康状態に問題のある人が生活・人生のあらゆる分野に関与することを促進することを目的としたサービス・社会制度・政策が存在しないか，かえってそれを妨げるものになっていることが含まれる．

能力 (capacity) とは，活動と参加リストの領域において，人がある時点で達成することができるであろう最高の生活機能レベルを，評価点として示す構成概念 (constructs) である．能力は画一的 (uniform) あるいは標準的な環境において測定されるため，環境を調整した上での個人の能力を反映している．環境因子はこの画一的あるいは標準的な環境の特徴を示すために用いることができる．

実行状況 (performance) とは，その人が現在の環境において行っていることを，評価点として示す構成概念であり，生活・人生状況への個人の関わりの側面を表す．現在の環境も，環境因子を用いて示すことができる．

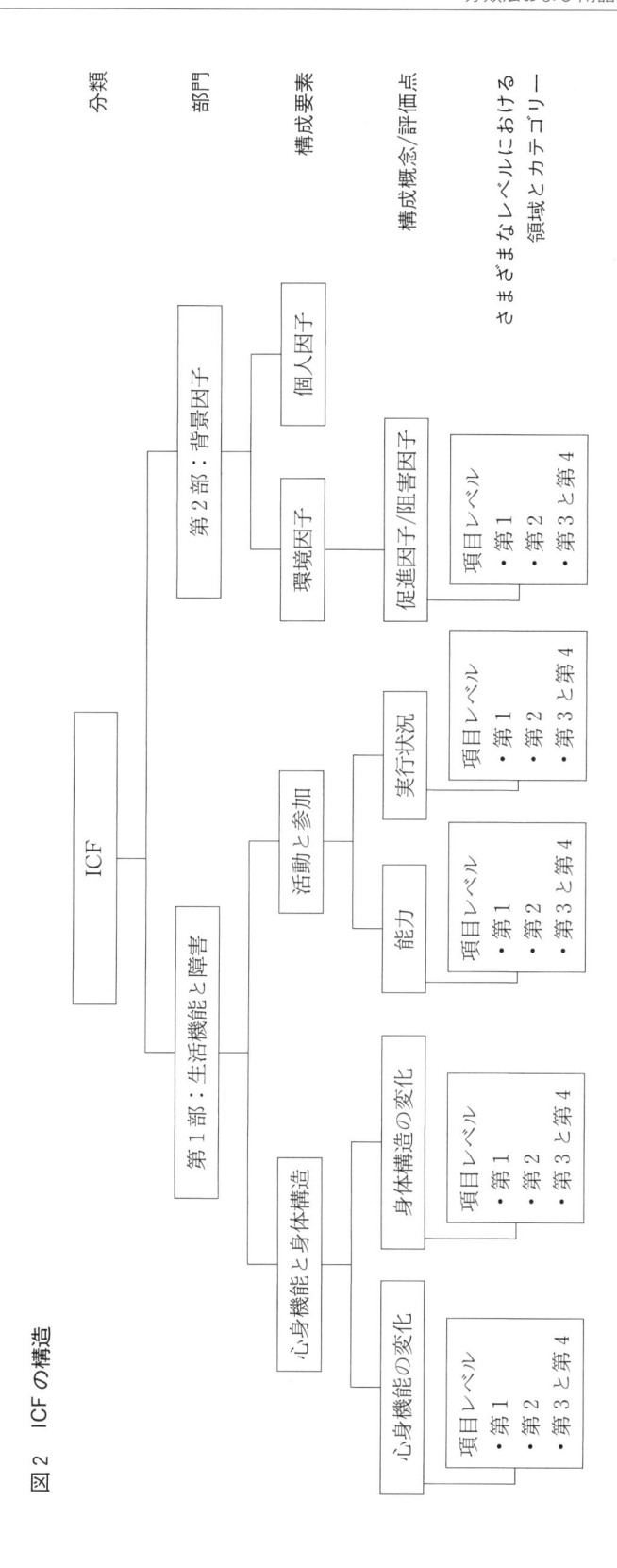

分類法および用語法の問題　207

図2　ICFの構造

```
分類          ICF
                │
        ┌───────┴────────┐
部門   第1部：生活機能と障害      第2部：背景因子
        │                        │
   ┌────┴────┬─────────┐    ┌───┴────┐
構成要素 心身機能と  活動と参加         環境因子  個人因子
        身体構造
        │           │
    ┌───┴───┐   ┌───┴───┐           │
構成概念/評価点 心身機能  身体構造  能力  実行状況    促進因子/阻害因子
       の変化   の変化

さまざまなレベルにおける領域とカテゴリー
  項目レベル   項目レベル   項目レベル   項目レベル   項目レベル
  ・第1        ・第1        ・第1        ・第1        ・第1
  ・第2        ・第2        ・第2        ・第2        ・第2
  ・第3と第4   ・第3と第4   ・第3と第4   ・第3と第4   ・第3と第4
```

2. 分類としてのICF

ICF分類の全体を理解するためには，その構造を理解することが重要である。その構造は以下の用語の定義に示されており，**図2**に図示されている。

分類とは，ICFの全体の構造と範囲である。これは階層においては最上位の用語である。

分類の部門とは，分類の2つの主要な区分けをいう。
- 第1部は生活機能と障害を扱う。
- 第2部は背景因子を扱う。

構成要素（components）とは，各部門の2つの主要な区分けをいう。

第1部の構成要素は
- 心身機能と身体構造
- 活動と参加

第2部の構成要素は
- 環境因子
- 個人因子（ICFでは分類されていない）

構成概念（constructs）は，コードとそれに関連する評価点との併用によって定義される。
第1部には4つの構成概念があり，第2部には1つの構成概念がある。

第1部としての構成概念は
- 心身機能の変化
- 身体構造の変化
- 能力
- 実行状況

第2部としての構成概念は
- 環境因子における促進因子や阻害因子

領域（domains）とは，関連した生理機能，解剖学的構造，行為，課題，および生活・人生分野についての実際的で有意義な組み合わせである。領域は各構成要素の中でさまざまな章，ブロック，カテゴリーを形成している。

カテゴリー（categories）とは，構成要素の領域内の組分けと小組分けである。すなわち，分類の単位である。

レベル（levels）とは，階層的な順位を作るものであり，カテゴリーの詳細さ（すなわち，領域やカテゴリーの細かさ）を示すものである。第1レベルはすべての第2レベルの項目からなるということなどである。

3. ICFのカテゴリー（項目）の定義

定義（説明文）は，カテゴリーによって示される概念の本質的な属性（すなわち，性質・特質や関係）を示す文章である。定義はその用語がどのような事柄や現象を示しているのかを表し，具体的に，それが他の関連する事柄あるいは現象とどのように異なるかを示す。

ICFのカテゴリーの定義の作製にあたっては，以下に示すような操作的定義の理想的なあり方（「含まれるもの」と「除かれるもの」とを含む）を念頭に置いた。

・定義は有意義で，論理的に首尾一貫していること。

・カテゴリーが意図する概念を独自性をもって同定すること。

・内包的（その概念が内容的に意味しているものは何か），および外延的（どのような物やことがらのことを言っているのか）の両面から，その概念の本質的な属性を示さなければならない。

・正確で曖昧さを避け，その用語の意味するものを全て示すこと。

・操作的な用語で表現すること（例えば，重症度，持続時間，相対的重要性，ありうる関連性など）。

・循環論法を避けること。すなわち，定義中にその用語自体やその同義語を入れないこと。また，その用語を用いて定義されている他の用語を含めないこと。

・必要に応じて，予想される病因因子や相互作用因子を示すこと。

・上位の用語の属性に符合すること（例えば，第3レベルの用語は，それが属している第2レベルのカテゴリーの一般的特徴を含むこと）。

・下位の用語の属性と矛盾しないこと（例えば，第2レベルの用語の属性は，その下位の第3レベルの用語の属性と矛盾しないこと）。

・比喩的や隠喩的でなく，操作的であること。

・観察したり，テストしたり，または間接的な方法で推測できるような経験的な記述であること．

・できる限り，不当な否定的意味付けのない中立的な用語で表現すること．

・できる限り短く，専門用語を避けること（心身機能・構造のいくつかの用語は除く）．

・「含まれるもの」の例を示し，文化の多様性や年齢による差異を考慮するような同意語や例示を示すこと．

・「除かれるもの」を示し，関連用語と混同しないように注意を促すこと．

4. 用語法についての追記

　どのような分類においても用語法の基礎となるのは，分類の対象となる現象と，分類自体の構造とは根本的に区別しなければならないということである．一般的に大事なことは，現実の世界そのものと，その世界を記述するために用いる用語とを区別することである．例えば，「次元」や「領域」といった用語は現実世界に関して明瞭に定義づけることができるが，「構成要素」や「カテゴリー」は分類についてのみ述べるための用語である．

　同時に，これらの用語の間にはある程度の対応関係（すなわち，似たはたらき）があるため，さまざまな利用者がこれらの用語を互換的に使用する可能性もある．データベースの構築や，研究の計画などのより特化した要求に応えるためには，利用者は明確に区別された用語法を用い，概念モデルをなす諸要素と，分類構造をなす諸要素とをはっきりと分けて考える必要がある．しかし，そのような方法によって正確さや純粋さを確保したことによって抽象性が増しすぎてしまうおそれがあり，それはICFの有用性を損ない，更に重要なことには，この分類を使用できる利用者の範囲を狭めてしまう危険性もある．

付録2

ICFのコード化に関するガイドライン

ICFの目的は，さまざまな健康状況と健康関連状況をコード化することである[20]。利用者には，コード化の規則やガイドラインを学ぶ前に，ICFの序論を通読することを強く勧めたい。さらに，利用者が，WHOとその協力センターのネットワークを通してこの分類の使用法の研修を受けることを強く推奨する。

以下はICFの利用に関連する分類上の特徴である。

1. 構成と構造

分類の部門

ICFは2つの部門により構成されている。

第1部は次の構成要素で構成されている。
- 心身機能と身体構造
- 活動と参加

第2部は次の構成要素で構成されている。
- 環境因子
- 個人因子（ICFでは現在分類はない）

これらの構成要素は，各コード名の最初のローマ文字で表される。
- b：心身機能（bodyの略）
- s：身体構造（structureの略）
- d：活動と参加（domainの略）
- e：環境因子（environmentの略）

---

[20] 疾患自体はコード化すべきではない。これは，国際疾病分類第10版(ICD-10)を使用することで可能であり，ICD-10は疾患と他の健康問題（health problems）の診断にもとづいて，死亡率と有病率のデータを系統的に記録，解析，解釈，比較できるように作られている。ICFの利用者は，ICFをICD-10と併用して使用することを勧める（序論3ページの，分類間の重複に関する部分を参照されたい）。

文字dは活動と参加の構成要素に含まれる領域（domains）を表す．利用者の判断により，活動または参加を表すために，dの文字をa（活動 activities）またはp（参加 participation）に置き換えることができる．

文字［b，s，d，e］の後の数字のコードが，章番号（1桁）から始まり，第2レベル（2桁），第3，第4レベル[21]（各1桁）の順で続く．例えば，心身機能の分類には次のようなコードがある．

b2	感覚機能と痛み	（第1レベルの項目）
b210	視覚機能	（第2レベルの項目）
b2102	視覚の質	（第3レベルの項目）
b21022	コントラスト感度	（第4レベルの項目）

各レベルについて用いることのできるコードの数には制限はなく，利用者の必要性に従って用いてよい．ある個人の状況を表すには，各レベルについて複数のコードを用いることができる．これらのコードの間には，相互に関係性がある場合もない場合もある．

ICFでは，ある人の健康状況について，分類の各構成要素の各領域にわたる多数のコードが選ばれることもある．利用可能なコードの最大数は，各章レベルでは34（心身機能8，身体構造8，実行状況9，能力9），第2レベルでは362となる．第3と第4レベルでは1424コードまで利用可能である（これらは共に完全版の分類に含まれている）．ICFを実際に適用する場合には，あるケースを第2レベル（3桁）の正確さで表現するためには，3個から18個の間ぐらいの数のコードが適当であろう．一般的に，より詳細な第4桁の分類は専門的なサービス（例：リハビリテーションの効果，老年医学，精神衛生）で使用するためのものである．一方，第2レベルの分類は調査や保健の効果の評価のためなどに用いることができる．

領域は，ある瞬間での状況を（遭遇した場面の瞬間撮影記録のように）示すように適切にコード化されなければならない．これはいわば初期設定状態（デフォルト）であり，経時的な軌跡・経過を表す目的でコード化をくりかえし行うことができる．したがって利用者は，自分たちのコード化の様式と時間枠を決めるべきである．

章

分類の各構成要素は，章や章内の領域ごとにまとめられており，これには共通のカテゴリーあるいは特定の項目が含まれている．例えば，心身機能の分類において1章では精神機能すべてを扱っている．

21）心身機能・身体構造の分類のみ第4レベルの項目が含まれている．

ブロック

　章はしばしばカテゴリーの「ブロック」に分けられている。例えば，活動と参加の分類の第3章（コミュニケーション）では3つのブロックがある。すなわちコミュニケーションの理解（d 310-d 329），コミュニケーションの表出（d 330-d 349），会話並びにコミュニケーション用具および技法の利用（d 350-d 369）である。ブロックは利用者の便宜のために提供されたもので，厳密に言うと分類の構造の一部ではなく，通常はコード化には用いられない。

カテゴリー

　各章には独立した第2，第3，第4レベルのカテゴリーがあり，適切なコードを選ぶ助けとなるよう，簡単な定義，および「含まれるもの」(inclusions)，「除かれるもの」(exclusions) が収められている。

定義

　ICFは健康カテゴリーと健康関連カテゴリーに関する具体的な定義（説明）を述べているが，これは一般的な用語としての定義とは異なるものである。これらの定義は各領域の本質的な属性（例えば，性質，特性，関係）を示し，各カテゴリーについて「含まれるもの」，「除かれるもの」についての情報を含んでいる。またこの定義は，評価や調査，アンケートのために通常用いられる標準点 (anchor points) を含んでおり，これはICF用語でコード化された評価手段の結果についても用いることができる。例えば，視力に関する機能は近距離と遠距離での単眼あるいは両眼の視力として定義されているが，それによって視力の困難性の程度は，なし，軽度，中等度，重度，完全，としてコード化することができる。

「含まれるもの」の用語

　「含まれるもの」の用語は，多くのカテゴリーにおいて定義の後に挙げられている。これらは，カテゴリーの内容の指針として挙げられるもので，網羅的なものではない。第2レベルの項目の場合，「含まれるもの」には，全ての第3レベルの項目が含まれている。

「除かれるもの」の用語

　「除かれるもの」の用語は，他の用語との類似性により，コードの適用に困難が生じるおそれがある場合に挙げられている。例えば，「排泄」は「身体各部の手入れ」というカテゴリーに含まれると考えられやすい。しかしこの2つを区別するため，「排泄」はd 520「身体各部の手入れ」のカテゴリーからは除かれ，d 530としてコード化されている。

「その他の特定の」について

　一連のまとまりをもった第3，第4レベルの項目の後，および各章の最後に「その他の特定の」というカテゴリーがあり，コードの最後尾数が全て8になっている。これは，それ以外の特定のカテゴリーのいずれにも含まれないような生活機能の側面をコード化するためのものである。「そ

の他の特定の」が用いられた場合は，利用者は付加的なリストによって新しい項目を特定する必要がある。

「詳細不明の」について

　一連のまとまりをもった第3，第4レベルの項目の後，および各章の最後に「詳細不明の」のカテゴリーがある。これは，そのグループに含まれることは間違いないが，個別のカテゴリーに割り当てるには情報が不十分な生活機能をコード化するためのものである。このコードはすぐ上にある第2，第3レベルの用語と同じ意味をもつが，なんらの付加的な情報を伴わない。なお，ブロックでは，「その他の特定の」と「詳細不明の」は合せて単一の項目となる。しかし，コードの最後尾数のはその場合も9である。

評価点

　ICFの各コードは，1ないし2以上の評価点を用いる。それは例えば健康水準の程度や現在問題となっていることの重症度などを示す。評価点は小数点以下1，2，または3以上の数字で示される。どのようなコードを用いても少なくとも1つの評価点は伴うべきである。評価点がなければコード自体には固有の意味はない（約束事としてWHOでは評価点がないコードを 問題なし(xxx.00) として解釈することにしている）。

　心身機能と身体構造の第一評価点，活動と参加についての実行状況と能力の2つの評価点，そして環境因子の第一評価点は，それぞれの構成要素における問題の程度を表す。

　全ての構成要素は同じ共通スケールで数量的に示される。問題があるということは，その構成概念に応じて，機能障害（構造障害を含む）かもしれないし，活動制限，参加制約，あるいは阻害因子かもしれない。該当する分類領域によって，下記の括弧内に示した適切な評価用語を選ぶ必要がある（xxxは第2レベル領域の数字を表す）。

xxx.0	問題なし	（なし，存在しない，無視できる……）	0-4%
xxx.1	軽度の問題	（わずかな，低い……）	5-24%
xxx.2	中等度の問題	（中程度の，かなりの……）	25-49%
xxx.3	重度の問題	（高度の，極度の……）	50-95%
xxx.4	完全な問題	（全くの……）	96-100%
xxx.8	詳細不明		
xxx.9	非該当		

　ここに示した大まかなパーセント表示は，較正（キャリブレーション，**訳注**：測定器などの正確さを保証するために，感度などの調整を行うこと）された評価器具やその他の評価基準によって，機能障害（構造障害を含む），能力の制限，実行状況における問題，および環境における阻害

因子あるいは促進因子を数量的に判定できる場合のためのものである。ちなみに,「問題なし」または「完全な問題」の場合でも,5％までの誤差はあるとみてよい。「中等度の問題」の程度は通常「完全な問題」の半分までである。パーセント表示は,集団の標準値のパーセンタイル(百分位数,訳注:大きさ順に並べた集団の,例えば30パーセント目にある個体の示す数値を30パーセンタイルと呼ぶ)を参照して,それぞれの領域で較正されるべきである。ここに示した数量的なスケールを普遍的に用いることが可能になるためには,研究を重ねて評価の手順が開発される必要がある。

環境因子の場合には,第一評価点は環境の肯定的側面,すなわち促進因子(facilitator)としての程度を示すために用いることもできる。促進因子を示すためには,同じ0－4スケールを用いるが,小数点は「＋」で置き換えられる(例:e110+2)。環境因子は(ⅰ)各構成要素と個々に関連づけて,あるいは(ⅱ)個々の構成要素とは関連づけないでコード化される(下記セクション3参照)。(ⅰ)のほうが環境因子の影響と寄与をより明確に確認する上では,好ましい。

付加的評価点

さまざまな利用者にとっては,各項目をコード化する際に別の種類の情報を付け加えることが適切であり,有益であろう。後述するように,付加的評価点は多種多様である。

肯定的側面のコード化

利用者の裁量で,生活機能の肯定的側面を表現するためのコード化のスケールの開発が可能である。

肯定的	否定的
心身機能	機能障害

肯定的	否定的
活動	活動制限

肯定的	否定的
参加	参加制約

2. コード化に関する一般的なルール

分類のさまざまな使用にあたって正確に情報を引き出すためには,以下に示すルールが重要である。

個人の特性を示す一揃いのコードを選ぶ

　ICFは健康状況と健康関連状況を分類するものであり，したがって人の生活機能のプロフィールを最適に表現する一連のコードを選ぶことが必要である。ICFは特定の健康状態を，ICD-10のように1つのコードで分類するものではない。人の生活機能は身体レベル，個人レベルおよび社会レベルにおいて影響を受けるため，利用者は分類のすべての構成要素，すなわち心身機能と身体構造，活動と参加，そして環境因子を常に考慮する必要がある。しかし全ての場合に可能なすべてのコードを使用するのは実際的ではなく，その時の状況に応じて，ある健康状態を表現するのに最も適したコードを選ぶのがよい。

関連ある情報をコード化する

　コード化された情報は，常に健康状態に関連している。コードを使用するためには，コード化される生活機能と障害の諸側面と健康状態との関連性を探索する必要は必ずしもないが，ICFは健康分類の1つであり，ある種の健康状態の存在を前提としている。したがって，ある人がみずから行うことを選択もしくは選択しなかったことに関する情報は，健康状態に関連した生活機能の問題とは関連がなく，コード化されない。例えば，仮にある人が健康以外の理由で隣人と新しい関係を結ばないと決めた場合には，対人関係の形成の行為に関するd 7200のカテゴリーを用いるのは適切でない。反対に，人が決定することが健康状態（例えば，うつ病）に関連する場合には，コードを適用する。

　生活機能レベルについての参与感や満足感といった個人の感情を反映する情報は，現在のところICFではコード化されていない。さらなる研究によりこの情報をコード化しうる付加的評価点が提供されうるであろう。

　人の生活機能の中では，あらかじめ定められた時間枠に関連する側面についてのみコード化される。以前のできごとには関連していたが，現在には関係していないような生活機能はコード化されない。

明確な情報をコード化する

　コード化する場合には，利用者は心身機能・身体構造に関する機能障害（構造障害を含む），活動制限および参加制約の間の相互関係について，推定をするべきではない。例えば，ある人が動き回ることに関して生活機能に制限がある場合には，その人が運動機能に関する機能障害をもっていると推定するのは正しくない。同様に，ある人が動き回る能力に制限があるからといって，その人が動き回ることについての実行状況に問題があると推定するのも適切でない。利用者は，心身機能・身体構造，能力および実行状況に関して，それぞれ別々に明確な情報を得なければならない（例えば精神機能のように，問題となる心身機能が直接は観察可能ではないために，他の観察からの推定が必要とされる場合もある）。

特定の情報をコード化する

健康状況と健康関連状況の諸問題は，最も適切なICFのカテゴリーを用いることにより，可能な限り特定のものとして記録されるべきである。例えば，夜盲症についての最も特定的なコードは，b21020「光感受性」である。しかし，何らかの理由でこれほど詳細なレベルが適用できない場合は，階層構造における対応する「親コード」で代用することができる（この場合，b2102視覚の質，b210視覚機能，あるいはb2感覚機能と痛み）。

適切なコードを容易に迅速に確認するために，ICFブラウザー[22]（分類の完全版の電子索引をもったサーチエンジン機能を提供するもの）の利用を強く推奨する。また，アルファベット順の索引による検索も可能である。

3. 環境因子のコード化の方法

環境因子のコード化のためには，3つの方法（conventions）がある。

方法1

環境因子は，心身機能・身体構造，活動／参加に関連づけることなく，単独にコード化される。

　　　心身機能　　　　　　＿＿＿＿＿＿＿＿
　　　身体構造　　　　　　＿＿＿＿＿＿＿＿
　　　活動／参加　　　　　＿＿＿＿＿＿＿＿
　　　環境因子　　　　　　＿＿＿＿＿＿＿＿

方法2

環境因子は全ての構成要素についてコード化される。

　　　心身機能　　＿＿＿＿＿＿＿　Eコード　＿＿＿＿＿＿＿
　　　身体構造　　＿＿＿＿＿＿＿　Eコード　＿＿＿＿＿＿＿
　　　活動／参加　＿＿＿＿＿＿＿　Eコード　＿＿＿＿＿＿＿

方法3

環境因子は，活動／参加の全項目について，能力と実行状況という2つの評価点のそれぞれについてコード化される。

　　　実行状況の評価点　＿＿＿＿＿＿＿　Eコード　＿＿＿＿＿＿＿
　　　能力の評価点　　　＿＿＿＿＿＿＿　Eコード　＿＿＿＿＿＿＿

---

[22] さまざまな言語でのICFブラウザーはICFホームページ (http://www.who.int/classification/icf) からダウンロードすることができる。

4. 構成要素別のコード化の規則

4-1. 心身機能のコード化

定義

心身機能とは，身体系の生理的機能（心理的機能を含む）である。**機能障害**（**構造障害**を含む）とは，著しい変異や喪失などといった，心身機能または身体構造上の問題である。

心身機能に関する評価点の使い方

心身機能は機能障害の程度や大きさを表す一つの評価点でコード化される。機能障害の存在は，喪失または欠損，減少，追加または過剰，変異として同定される。

片麻痺のある人の機能障害はb 7302「身体の片側の筋力」を用いて記述されうる。

　　　　　　　　　　　機能障害の程度（第1評価点）

b 7302. _

機能障害が存在すれば，共通評価点を用いてその重症度を示すことができる。例えば，

b 7302.1　身体の片側の筋力の**軽度**の機能障害　　　（5-24％）
b 7302.2　身体の片側の筋力の**中等度**の機能障害　　（25-49％）
b 7302.3　身体の片側の筋力の**重度**の機能障害　　　（50-95％）
b 7302.4　身体の片側の筋力の**完全な**機能障害　　　（96-100％）

（あらかじめ定義された閾値に従って）機能障害が存在しないことは，共通の評価点の"0"の値で示される。例えば，

　b 7302.0　身体の片側の筋力　機能障害なし

機能障害の重症度を特定するための情報が不十分であれば，評価点は"8"を用いるべきである。例えば，ある人の健康の記録で身体の右側の筋力低下があることは確実だが，それ以上詳細な情報がない場合には，次のコードを用いる。

　b 7302.8　身体の片側の筋力の機能障害　詳細不明

特定のコードを用いるのが不適切な場合がある。例えば，b 650「月経の機能」はある年齢より前のまたは後の女性（初潮前あるいは閉経後）には適用されない。この場合には，"9"の値を用いる。

　b 650.9　月経の機能　非該当

心身機能と身体構造との関連性

心身機能と身体構造の分類は並列的であるように作られている。ある心身機能のコードが用いられる時は，利用者は対応する身体構造のコードが適用できるか否かをチェックすべきである。例えば，「b210〜b229：視覚および関連機能」のように，心身機能は基本的な人間の感覚を含んでおり，これらの構造との関連性は「s210〜s230：目および関連部位の構造」にみられる。

機能障害間の相互関係

ある機能障害は他の機能障害の原因となる可能性がある。例えば，筋力は運動機能を障害する可能性があり，心機能は呼吸機能に関連する可能性があり，認知機能は思考機能に関連する可能性がある。

心身機能の機能障害を同定すること

必ずしも直接観察することのできない機能障害（例えば，精神機能）に関しては，利用者は行動の観察をもとに機能障害を推測することができる。例えば，実際に脳機能を直接「観察」することは不可能だが，臨床場面においては記憶は標準化されたテストを用いて評価することができるため，そのテストの結果に基づいて，記憶の精神機能が障害されていると推定することは合理的である。

4-2. 身体構造のコード化

定義

身体構造とは，器官，肢体とその構成部分などの，身体の解剖学的部分である。**機能障害**（構造障害を含む）とは，著しい変異や喪失などといった，心身機能または身体構造上の問題である。

身体構造のコード化における評価点の使い方

身体構造は3つの評価点でコード化される。第1評価点は，構造障害の程度と大きさを表し，第2評価点は変化の性質を表し，第3評価点は構造障害の部位を表す。

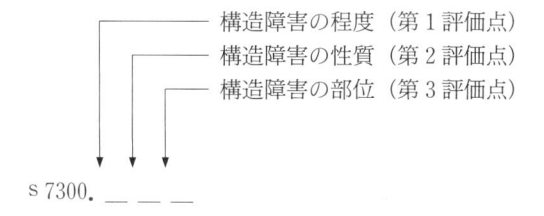

```
         ┌── 構造障害の程度（第1評価点）
         │ ┌── 構造障害の性質（第2評価点）
         │ │ ┌── 構造障害の部位（第3評価点）
         ↓ ↓ ↓
s 7300. _ _ _
```

3つの評価点を用いた記述的枠組みを表1に示す。

表1　身体構造の評価点スケール

構造障害の程度 （第1評価点）	構造障害の性質 （第2評価点）	構造障害の部位 （第3評価点）(試案)
0＝構造障害なし 1＝軽度の構造障害 2＝中等度の構造障害 3＝重度の構造障害 4＝完全な構造障害 8＝詳細不明 9＝非該当	0＝構造に変化なし 1＝全欠損 2＝部分的欠損 3＝付加的な部分 4＝異常な大きさ 5＝不連続 6＝位置の変異 7＝構造上の質的変化（液の貯留を含む） 8＝詳細不明 9＝非該当	0＝2部位以上 1＝右 2＝左 3＝両側 4＝前面 5＝後面 6＝近位 7＝遠位 8＝詳細不明 9＝非該当

4-3．活動と参加のコード化

定義

活動とは，課題や行為の個人による遂行のことである。**参加**とは，生活・人生場面への関わりのことである。**活動制限**とは，個人が活動を行うときに生じる難しさのことである。**参加制約**とは，個人が何らかの生活・人生場面に関わるときに経験する難しさのことである。

活動と参加の分類は，多くの領域（domains）からなる単一のリストである。

能力と実行状況の評価点の使い方

活動と参加は2つの評価点でコード化される。すなわち実行状況の評価点（小数点以下の1桁目の部分を占める）と，能力の評価点（小数点以下2桁目）である。活動と参加のリストのカテゴリーを同定するコードは，2つの評価点が付くことによって初期設定状態の一括表を形成する。

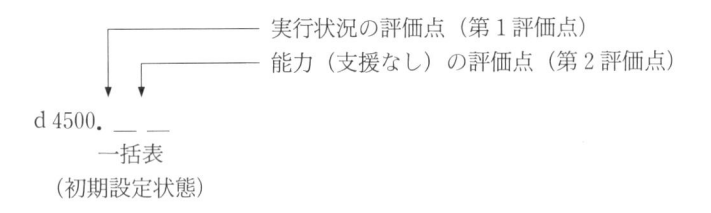

```
           ┌─── 実行状況の評価点（第1評価点）
           │ ┌─ 能力（支援なし）の評価点（第2評価点）
           ↓ ↓
    d 4500.__ __
         一括表
     （初期設定状態）
```

実行状況の評価点とは，個人が現在の環境のもとで行っている活動や参加の状況を示すものである。現在の環境は社会的状況を含むため，この評価点で示される実行状況は，人々の実際生活の背景における「生活・人生場面への関わり」あるいは「生活経験」としても理解することができる。この背景には環境因子，すなわち物的側面，社会的側面，人々の社会的な態度の側面など

の全ての側面が含まれている。現在の環境の特徴は，環境因子の分類を用いることでコード化することができる。

能力の評価点とは，ある課題や行為を遂行する個人の能力を表すものである。この構成概念は，ある領域についてある時点で達成することができる最高の生活機能レベルを示すことを目的としている。個人の完全な能力を評価するためには，異なる環境が個人の能力に対してもつさまざまな影響を中立化させるような「標準化された」環境が必要であろう。この「標準化された」環境とは，(a)テスト場面において能力評価のために通常用いられている実際の環境，または(b)それが不可能な場合，画一的に影響すると想定できる仮想的な環境である。この環境は「画一的」(uniform) あるいは「標準的」(standard) 環境とよばれる。したがって，能力は環境により調整された個人の能力を示す。この調整は，国際的な比較を行うために世界中の全ての国の全ての人について同じでなければならない。この画一的・標準的な環境の特徴は，環境因子の分類を用いてコード化できる。能力と実行状況の間のギャップは現在の環境と画一的な環境の影響の差を反映し，したがって，実行状況を改善するために個人の環境に対して何をなすべきかについての有用な手引きを提供する。

典型的には，能力の評価点は支援なしの状態で用いられ，福祉用具や人的支援によって高められていない個人の真の能力を示す。実行状況の評価点は個人の現在の環境を扱っているため，福祉用具や人的支援，あるいは阻害因子の存在が直接観察される。促進因子あるいは阻害因子の性質は，環境因子の分類を用いて表すことができる。

任意評価点

第3・第4評価点は任意評価点（optional qualifiers）として，利用者が，支援ありでの能力と，支援なしでの実行状況をコード化できるように作られている。

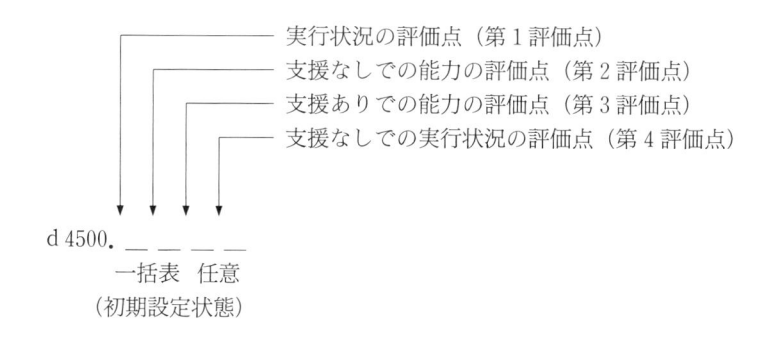

```
            ┌─── 実行状況の評価点（第1評価点）
            │┌── 支援なしでの能力の評価点（第2評価点）
            ││┌─ 支援ありでの能力の評価点（第3評価点）
            │││┌ 支援なしでの実行状況の評価点（第4評価点）
            ↓↓↓↓
    d 4500. _ _ _ _
           一括表 任意
          （初期設定状態）
```

付加的評価点

小数点以下の5桁目は，参与感や主観的満足感に関する評価点などのように，将来開発されるであろう付加的評価点（additional qualifiers）のために残されている。

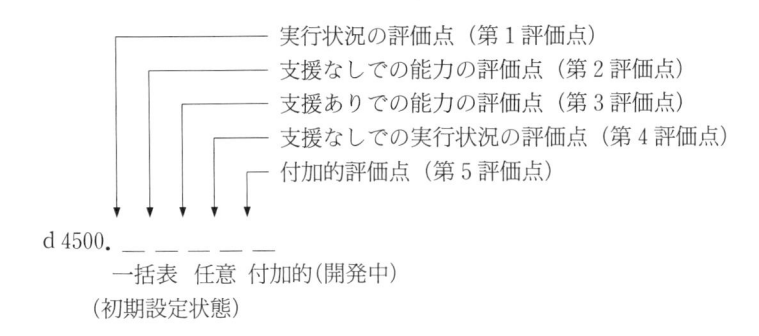

```
          ┌──── 実行状況の評価点（第1評価点）
          │┌─── 支援なしでの能力の評価点（第2評価点）
          ││┌── 支援ありでの能力の評価点（第3評価点）
          │││┌─ 支援なしでの実行状況の評価点（第4評価点）
          ││││┌ 付加的評価点（第5評価点）
          ▼▼▼▼▼
   d 4500. _ _ _ _ _
          一括表 任意 付加的（開発中）
        （初期設定状態）
```

能力の評価点，実行状況の評価点のどちらも，福祉用具または人的支援をともなう場合と，ともなわない場合の両方について，次に示すスケールに従って使用される。（xxx は第2レベル領域の数字を表す）

　　　xxx.0　困難なし
　　　xxx.1　軽度の困難
　　　xxx.2　中等度の困難
　　　xxx.3　重度の困難
　　　xxx.4　完全な困難
　　　xxx.8　詳細不明
　　　xxx.9　非該当

どんな時に実行状況あるいは能力の評価点を用いるか

　どちらの評価点もリストに示された各カテゴリーについて用いられる。しかし，それぞれの場合によって伝えられる情報は異なってくる。両方の評価点が用いられる場合は，その結果は2つの構成概念を合わせたものになる。すなわち，

　　　d 4500.2 1　　⟶　　d 4500.2 _
　　　　　　　　　　　　　d 4500._ 1

　一方の評価点だけを用いる場合，使用しなかったスペースは.8または.9で埋められるべきではなく，空白にする。なぜなら，.8 .9ともに実際の評価値であり，その評価点が用いられていることを意味するからである。

2つの評価点を用いる場合の事例集

　　d 4500　短距離歩行

　実行状況の評価点については，この領域は，足で歩き回ることについてであり，その人の現在

の環境で杖，歩行器あるいは他の福祉用具を用いて，さまざまな地面・床面上で1キロ未満の距離を歩いていることを示している。

例えば，仕事に関連した事故で片足を失い，その時以来杖を使っているが，近所の歩道が非常に急で路面が非常に滑りやすいために，歩き回る際に中等度の困難がある人の実行状況は，次のようにコード化できる。

　　d 4500.2 _ 短距離歩行　実行状況における中等度の制約

能力の評価点については，この領域は支援なしでの個人の歩き回る能力についてである。異なった環境のもつさまざまな影響を中立化させるために，能力は「標準化された」環境で評価される。この標準化された環境とは(a)テスト場面において能力評価のために通常用いられている実際の環境，または(b)それが不可能な場合，画一的に影響すると想定できる仮想的な環境である。例えば，先に述べた人は，標準化された環境（平坦で，滑らない）で杖なしで歩く真の能力は非常に限られているであろう。したがってその人の能力は，次のようにコード化されるであろう。

　　d 4500._3　短距離歩行　重度の能力制限

利用者が，実行状況あるいは能力の評価点を使用すると同時に，現在のあるいは標準化された環境を特定したい場合は，環境因子の分類（前述した3の環境因子に関するコード化の方法3を参照）用いることが必要となる。

4-4．環境因子のコード化

定義
　環境因子とは，人々が生活し，人生を送っている物的な環境や社会的環境，人々の社会的な態度による環境を構成する因子のことである。

環境因子の使い方
　環境因子は，分類の第2部（背景因子）の1つの構成要素である。環境因子は生活機能の各構成要素に対し考慮されるべきであり，先に本章の3に述べた環境因子のコード化に関する3つの方法のうちのどれかに従ってコード化することが必要となる。

　環境因子は，本人の視点から評価されなければならない。例えば，視覚障害者のための凹凸舗装がなされていない場所で舗道の縁石をカットして段差をなくすことは，車椅子使用者にとっては促進因子としてコード化されるが，視覚障害者にとっては阻害因子としてコード化されることになる。

　評価点は，その因子がどの程度に促進因子，あるいは阻害因子になるのかを示す。ある環境因

子がなぜ促進因子あるいは阻害因子となるのか，どの程度に促進因子あるいは阻害因子となるかについてはさまざまな理由がある。従って，評価者は，促進因子の場合には資源の利用のしやすさ(アクセシビリティ)，それが信頼できるものか変化しやすいものか，良質か粗悪かなどの問題を考慮することが必要となる。阻害因子の場合には，どのくらいの頻度で人に困難を与えるか，困難が大きいか小さいか，避けられるか否かという点を考慮する必要がある。更に環境因子は，それが存在すること（例えば，障害のある人に対する否定的態度），と存在しないこと（例えば，必要なサービスが得られないこと）のいずれかによって阻害因子となりうることも考慮されなければならない。なお，ある健康状態の人の生活・人生に及ぼす環境因子の影響は多様で複雑なので，更なる調査研究によってこの相互作用がより理解され環境因子のなんらかの第2評価点の有用性が示されることが望まれる。

　環境因子の種々の集合を，貧困，開発，農村状況，都市状況，社会資本といった一つの用語で要約できる場合もある。ICFには，これらの要約用語は含めておらず，評価者はこれらの構成する個別の因子を別々にとらえて，コード化すべきである。もう一度述べるが，環境因子について，これらの要約された用語で説明できる，明瞭で一定したセット（組み合わせ）があるかどうかを決定するためには，更なる調査研究が必要である。

第1評価点

　以下は，どの因子が促進因子あるいは阻害因子として作用するかの程度に関する，否定的スケールと肯定的スケールである。以下のように，小数点が用いられた場合には阻害因子を示し，＋記号が用いられた場合には促進因子を示す。

xxx.0	阻害因子なし	xxx＋0	促進因子なし
xxx.1	軽度の阻害因子	xxx＋1	軽度の促進因子
xxx.2	中等度の阻害因子	xxx＋2	中等度の促進因子
xxx.3	重度の阻害因子	xxx＋3	高度の促進因子
xxx.4	完全な阻害因子	xxx＋4	完全な促進因子
xxx.8	詳細不明の阻害因子	xxx＋8	詳細不明の促進因子
xxx.9	非該当	xxx.9	非該当

付録3

活動と参加のリストの使い方

　活動と参加の分類は，種々の行動および生活・人生分野を表す領域の中立的なリストである。各々の領域は一般的なものから詳細なものに到るまでに配列された，さまざまなレベルのカテゴリーを含んでいる（例：4章　運動・移動は，例えばd450歩行などの項目を含み，さらにより細かい項目としてd4500短距離歩行を含んでいる）。活動と参加のリストは生活機能のあらゆる範囲を含み，それらは個人レベルと社会レベルの両方においてコード化されうる。

　序章で述べたように，このリストは活動と参加の特定の観念を表すために異なった方法で利用できる。ICFでは活動と参加は次のように定義されている。

　健康との関連において
　活動とは，課題や行為の個人による遂行のことである。
　参加とは，生活・人生場面への関わりのことである。

　領域のリストの問題として，活動(a)と参加(p)の関係をどのようにするかについては，4つの選択肢がある。

(1) 活動の領域と参加の領域とを明確に区別する場合（重複なし）

　カテゴリーのある種の組み合わせは活動（個人が行う課題や行為）としてのみコード化し，他の組み合わせは参加（生活・人生場面への関わり）としてのみコード化する。したがって2つの組み合わせは相互に排他的となる。

　この選択肢では，活動のカテゴリーと参加のカテゴリーとの区別は利用者によって決定される。各々のカテゴリーは活動あるいは参加の項目のいずれか一方となり，両者となることはない。

　例えば，領域は次のように分けることができる。

　a1　学習と知識の応用
　a2　一般的な課題と要求
　a3　コミュニケーション
　a4　運動・移動
　　　　　　　　p5　セルフケア
　　　　　　　　p6　家庭生活
　　　　　　　　p7　対人関係
　　　　　　　　p8　主要な生活領域

　　　　　　　　　　p9　コミュニティライフ・社会生活・市民生活

この場合のコード化のしかた
　　a カテゴリー・コード（数字）．q_p q_c（活動の項目と考えられるカテゴリー）
　　p カテゴリー・コード（数字）．q_p q_c（参加の項目と考えられるカテゴリー）

ここでは q_p は実行状況の評価点であり，q_c は能力の評価点である。実行状況の評価点が使われた場合には，そのカテゴリーが活動か参加のどちらの項目で表れたとしても，実行状況という構成概念で解釈される。また能力の評価点が使われた場合には，そのカテゴリーが活動か参加のどちらかの項目に使われたとしても，能力という構成概念で解釈される。

この選択肢(1)においては，余剰や重複のない一括表が提供される。

(2) 活動の領域と参加の領域とが部分的に重複する場合

この選択肢では，一部のカテゴリーの組み合わせは活動と参加の両方の項目として解釈される。すなわち，同じカテゴリーが個人（個人が行う課題や行為）と社会（生活・人生場面への関わり）を説明するものとされる。

　例
　　a1　学習と知識の応用
　　a2　一般的な課題と要求
　　a3　コミュニケーション　　　p3　コミュニケーション
　　a4　運動　　　　　　　　　　p4　移動
　　a5　セルフケア　　　　　　　p5　セルフケア
　　a6　家庭生活　　　　　　　　p6　家庭生活
　　　　　　　　　　　　　　　　p7　対人関係
　　　　　　　　　　　　　　　　p8　主要な生活領域
　　　　　　　　　　　　　　　　p9　コミュニティライフ・社会生活・市民生活

この場合のコード化のしかた

この場合にはカテゴリーのコード化には制約がある。重複するカテゴリーにおいては，同一の評価点（実行状況を表す第一評価点，能力を表す第二評価点）に対して，下記のように異なった評価点をつけることはできない。例えば，

　　a カテゴリー．1＿　　または　　a カテゴリー．＿1
　　p カテゴリー．2　　　　　　　　p カテゴリー．＿2

この選択肢を用いる利用者は，重複したカテゴリーにおいては，あるカテゴリーが活動について用いられる場合と，参加について用いられる場合とでは，コードが意味するものが異なると考えているはずである。しかし特定の評価点のコラムの一括表には1個のコードのみを入れなければならない。

(3) 活動では詳細なカテゴリーを示し，参加では大まかなカテゴリーを示し，それが重複する場合と重複しない場合

同じ領域に活動と参加の定義の両方を適用する別の方法として，参加をより一般的で広いカテゴリー（例えば，章頭の第1レベル）に限定し，活動についてはより詳細なカテゴリー（例えば，第3あるいは第4レベル）を用いるという方法がある。この方法では，いくつかのまたは全ての領域の中のカテゴリーを広範な特性対詳細な特性として分けるものである。利用者はある領域を，全て活動に属するもの，あるいは全て参加に属するものと解釈してもよい。

例えば，這うこと（d4550）は活動，移動（d455）は参加とされる，等である。

この方法を用いるには2つの方法がありうる。すなわち，(a)ある項目が活動ならば参加ではないとする，「重複なし」の用法，(b)「重複あり」の用法。すなわち全リストを活動について用い，大項目だけを参加に対して用いる方法。

この場合のコード化のしかた
上記の(1)あるいは(2)と同様である。

(4) 同じ領域を活動と参加の両方に用いる場合で，完全な重複を伴う

この選択肢では，活動と参加のリストにおける全ての領域が，活動でもあり参加でもあると考えられる。各々のカテゴリーは，個人レベルの生活機能（活動）としても社会的な生活機能（参加）としても解釈（説明）される。

例えば，d330 話すことは，活動と参加の両方として考えることができる。声帯に障害を有する人は福祉用具を使えば話すことができる。能力と実行状況の評価点を用いて評価すると，この人は

第1評価点
実行状況における中等度の困難（おそらく個人的なストレスや他の人々の態度といった背景因子のために） → 2
第2評価点
福祉用具がなければ能力において重度の困難 → 3

第 3 評価点
　福祉用具があれば能力において軽度の困難　　　　　　　　　　　　　　　→ 1

ICF の一括表に準じるとこの人は次のようにコード化される
　d 330.231

選択肢(4)に準じると次のようにコード化される
　a 330.231
　p 330.2

　選択肢 4 において，実行状況と能力の評価点の両方が用いられた場合，ICF の情報マトリックスの同じ欄に 2 つの評価があることになる。つまり 1 つは活動として，もう 1 つは参加としてである。これらの評価が同じであれば重複があるのみで矛盾はない。しかし，異なる評価の場合は，利用者は情報マトリックスをコード化する規則を作らなければならない。なぜならば WHO の公認コードでは次のようになるからである。

　　d カテゴリー. q_p q_c

　この重複を解決する 1 つの方法は，能力の評価点を活動として，また実行状況の評価点を参加として考えることである。

　別の可能性としては「生活・人生場面への関わり」を表すような参加に対する付加的評価点を開発することである。

　ICF を継続的に用いて経験的なデータを積み重ねることにより，異なる利用者が上に述べた選択肢のうちのどれを好むかについての根拠が明らかになることが望まれる。また，経験的な研究により，活動と参加の概念についてのより明確な具体的定義が得られると思われる。これらの概念がさまざまな状況，さまざまな国で，またさまざまな目的でどのように用いられているかについてのデータが集められ，それによってこれらの選択肢がさらに修正されると考えられる。

付録4

事例集

　以下に示す例はさまざまな事例にICFの概念を適用したものである。これらにより利用者が基本的な分類上の概念と構成概念の意図と適用を理解するのに役立つことを願うものである。詳細は，WHOトレーニングマニュアルとコースを参照されたい。

能力の制限も実行状況上の問題も伴わない構造障害の事例

　手指の爪を欠く子どもが産まれた。これは構造障害であるが，手の機能にも手を使う行為にも影響を及ぼさない。したがって子どもの能力に制限はない。同様に，このために他の子どもたちから，からかわれたり，遊びの仲間はずれにされたりするような，実行状況の問題もない。そのため，この子どもには能力制限も実行状況上の問題もない。

能力の制限はないが実行状況上の問題を伴っている機能障害の事例

　糖尿病の子どもは機能障害をもっており，つまり膵臓がインスリンを適切に産生しない。糖尿病は，薬物療法，例えばインスリン療法で管理できる。身体機能（インスリンのレベル）が制御されていれば，機能障害に伴う能力の制限はない。しかし糖尿病の子どもは，砂糖の摂取に制限があるために，友人や仲間との会食に参加できないというかたちで，実行状況における問題を経験する。適切な食べ物がないことは阻害因子となる。そのため，この子は適切な食べ物が用意されなければ，能力の制限がないにもかかわらず現実の環境での社会交流における関与を欠いてしまう。

　もう一つの例として，顔に白斑があるが，その他の身体的な問題はない人があげられる。この容貌上の問題では能力の制限は生じない。しかし白斑がハンセン病で，伝染性だと誤解されている状況で生活している場合，その人の現実の環境では，人々のこのような否定的な態度は対人関係での実行状況に著しい問題を生じる，環境上の阻害因子となる。

能力の制限を伴うが，状況により実行状況上の問題を伴ったり伴わなかったりする機能障害の事例

　知的発達上の顕著な変異は，精神的な機能障害である。これは，さまざまな能力における制限を生じる。しかし環境因子が，さまざまな生活・人生領域でその人の実行状況の程度に大きく影響する。例えば，一般人口全体についても知的活動への期待は大きくなく，しかも簡単で繰り返し行う必要性の高い作業がいろいろとある環境では，精神的な機能障害のある子どもは不利益をほとんど経験しないですむ。このような環境では，その子どもはさまざまな生活・人生場面で十分に実行することが可能なのである。

同様の子どもが，競争的で学力的に高い期待をうけるような環境で育った場合には，前の例と比べて，いろいろな生活・人生場面で実行状況上の問題を経験する可能性が高い。

この事例では2つの問題点が強調されている。1つはある人の生活機能を比較する一般人口の正常範囲や標準が，実際の現実の環境に適したものでなくてはならないことである。2つ目は環境因子の有無が，生活機能に対して促進的に作用したり，障壁となったりするということである。

以前の機能障害が，能力の制限は伴わないものの今なお実行状況上の問題を生み出している事例
急性の精神疾患から回復したものの，「精神病患者」であったことが知られている人は，周りの人々の否定的な態度のために就職と対人関係の領域において実行状況上の問題を経験する可能性がある。そのために，その人の就職と社会生活への関与は制約される。

異なった種類の機能障害や能力の制限が，類似した実行状況上の問題を引き起こしている事例
ある人が機能障害の程度（四肢麻痺）によって，職業上必要なこと（例えば，手動のキーボードでコンピュータを扱う）の実行状況が制限されるため，雇用されない場合がある。この職場にはこのような職業上の必要を満たす必要な用具（例えば，手動のキーボードに変わる音声認識のソフトウェア）はない。

別の人は，より軽い四肢麻痺で必要な職業課題を行う能力があるが，障害者雇用の割当ては満たされているという理由で，雇用されないこともありうる。

3番目の人は，必要とされる職業課題は実行できるが，活動制限があり，但しそれは車椅子の使用によって軽減されるが，職場は車椅子で入れないために，雇用されないこともある。

最後に，車椅子を使っている人が雇用され，職業課題を行う能力はあっても，車椅子では職場内の休息場所が利用できないため，同僚との対人関係の領域において実行状況に関する問題を生じる可能性がある。このような，雇用の場での社交的交流の実行状況上の問題は，職業面での昇進の機会へのアクセスを阻害するかもしれない。

これら4人は皆，それぞれの健康状態や機能障害に関係するいろいろな環境因子のために雇用の領域において実行状況に関する種々の問題を経験している。最初の人にとっては，環境的な阻害因子として職場での対応の欠如と，おそらくは否定的な態度とがある。2番目の人は障害のある人の雇用に対する否定的な態度に直面している。3番目の人は，建築環境の利用のしやすさ（アクセシビリティ）の欠如に直面し，最後の人は，概して障害に対する否定的な態度に直面している。

能力の制限はないが，明白な実行状況上の問題につながる機能障害の疑いのある事例

エイズ患者と共に働いてきた人がいる。この人は他の点では健康だが，HIV の定期的検査を受けねばならない。彼には能力の制限はない。しかし彼を知る人は，彼がウイルス感染を受けた恐れがあると疑い，彼を避けている。このことは，彼の社会的対人関係，地域，社会，市民生活の領域において実行状況上の重大な問題を生じる。彼の関与は彼のおかれている環境にいる人々の否定的な態度のために制約を受ける。

実行状況上の問題につながる，ICF では現在分類されていない機能障害の事例

乳癌で死亡した母がいる人。彼女は 45 歳で，最近自主的に検査したところ乳癌にかかりやすい遺伝的特徴をもつことがわかった。彼女は心身機能や身体構造に問題なく，能力の制限もないが，乳癌の危険性が高いということで，保険会社から健康保険への加入を拒否された。彼女の健康に注意する領域の関与は保険会社の方針のために制約されている。

その他の事例

10 歳の少年が，吃音の診断で言語聴覚士にかかった。検査によって，言語のとぎれ，音節間および音節内で発語が速くなること，発語運動のタイミングの問題および，不適切な発語のリズムにおいて問題が見出された（機能障害）。学校においては，音読と会話を始めることに問題がある（能力制限）。グループ討論において，議論に自発的に参加することがなかった（「多人数での会話」領域の実行状況上の問題）。この少年の会話への関与は，グループの中にいるときだけ制限され，それは会話を整然と進行させることに関する社会的な規範や慣習のためである。

4 か月前にむち打ち症となった 40 歳の女性が，首の痛みや激しい頭痛，めまい，筋力低下，不安を訴えている（機能障害）。彼女は歩行，料理，洗濯，コンピュータ操作，自動車運転の能力に制限がある（能力の制限）。主治医に相談した結果，それらの問題が軽減するまでは，フルタイムで就業時間が固定している以前の仕事に戻るのは待つこととなった（雇用の領域における実行状況の問題）。もし彼女の現在の環境として職場の方針が，フレックスタイムでの労働を認めて症状が特に悪い場合には早退できたり，また在宅での仕事が許されたりするのであれば，雇用の領域における関与は改善されるであろう。

付録5

ICFと障害のある人々

　ICFの改定過程は，その発端から，障害のある人々や障害者団体からの情報・意見の提供の恩恵を受けてきた。障害者インターナショナル（DPI）は，特にこの改定過程に時間とエネルギーを貢献し，ICFはこの重要な情報・意見の提供を反映している。

　WHOは，生活機能と障害の分類の改定において，障害のある人々とその組織が十分に参加することの重要性を認識している。分類として，ICFは多くの科学的，臨床的，行政的および社会政策的な面に関係して，障害の評価や測定の基礎として用いられるであろう。その際，ICFが障害のある人々にとって不利益な仕方で誤用されないことが，われわれの関心事である（付録6　倫理的ガイドラインを参照）。

　特にWHOは，分類に用いられるまさにその用語が，あらゆる努力にもかかわらず，烙印やレッテル貼りとなりうることを認識している。このような懸念に応じて，改定過程の早い段階で，「handicap（社会的不利）」の用語は，英語の「handicap」が軽蔑的な意味あいをもつために，完全に除くことが決められた。そして「disability（能力障害）」の用語を1つの構成要素の名称としては使わず，代わりに包括用語として残すことにした。

　しかしながら，生活機能にある程度の制限や制約を経験する個人を，どう呼ぶのが最もよいか，という難しい問題が残されている。ICFで採択されたように，「障害」とは，人と物的環境および社会的環境との間の相互関係の結果生じる多次元の現象である。さまざまな理由で，「障害のある人々（people with disabilities）」という用語を使うことを好む人たちもいるし，また「障害者（disabled people）」という用語を好む人たちもいる。このような多様性に照らして考えるとき，WHOが採用できる普遍的な用法はなく，ICFでは，これらの人々が，どう呼ばれるべきかについて特定の立場をとらない。WHOは，人は自分の選んだ表現で呼ばれる権利がある，という重要な原則を確認するものである。

　さらに，ICFは決して人の分類ではないことに留意することが大切である。それは，個人の生活・人生場面と環境的影響に関連した人々の健康上の特徴の分類である。障害を生み出すのは，健康上の特徴と背景因子との相互作用である。つまり個人は，単にその機能障害（構造障害を含む），活動制限，参加制約だけに還元されたり，それだけで特徴づけられたりしてはならない。例えば，「知的障害者」と呼ぶ代わりに，ICFでは「学習活動制限のある人」という言い方を用いる。ICFは人を健康状態や障害を意味する用語で呼ぶことを避け，肯定的ではないとしても，中立的で具体的な言葉を一貫して用いることでこれを保証している。

人々に体系的にレッテルを貼ることになりかねないという正当な懸念を踏まえて，ICFの用語は，価値低落，烙印を押すこと，また不適切に意味付けされることを避けるために，中立的に表現されている。しかしこのような方法は「言葉狩り」と呼ばれる問題を生むかもしれない。人の健康状態の否定的な特徴や，他人がそれにどう反応するかということは，それを定義するのに用いられた言葉とは関係がない。障害をどう呼ぼうと，それは，ラベルとは関係なく存在する。したがって，問題は言葉の問題であるだけでなく，むしろ主として，障害に対する他の人々と社会の態度の問題である。必要なのは用語と分類の正確な内容と使い方である。

　WHOは，障害のある人が分類と評価によって社会的な立場を強くし(エンパワメント)，権利を剥奪されたり差別されたりしないようにするために，継続的な努力をはらうものである。

　障害のある人々自身も，あらゆる分野においてICFの使用と発展に貢献することが期待される。障害のある人々は研究者，管理者，政策立案者として，ICFの分類に根拠をもったプロトコルとツール（手段）の発展を助けるであろう。ICFはまた根拠に基づいた権利擁護（evidence-based advocacy）のための潜在的に強力な道具として貢献する。それは状況を変えることの必要性を示す，信頼性のある比較可能なデータを提供する。障害は健康状況や機能障害の結果であると同程度に，環境上の阻害因子の結果として生じる，という政治的な観念は，第一に研究計画に転換され，ついで妥当で信頼できる根拠へと転換されなければならない。この根拠は世界中の障害のある人々のための真の社会変化をもたらすであろう。

　また，ICFを用いることで障害者権利擁護を強化することができる。権利擁護活動の最終的な目標は，障害のある人々の参加のレベルを改善できる介入方法を選ぶことであるから，ICFは障害の本質的な「問題」の所在がどこにあるのか，それは阻害因子あるいは促進因子の欠如という環境の問題か，個人自身の能力が制限されているという問題か，または，これら複数の要因が合わさったものなのかを見分ける手助けとなる。この分類により，介入の焦点を適切に定めることができ，参加のレベルでの効果がモニターされ計測できる。この方法で，具体的な根拠のある目的が達成され，障害者権利擁護の全体的な目標が推進される。

付録6

ICFの使用に関する倫理的ガイドライン

　すべての科学的なツール（道具）は誤用され乱用される可能性がある。ICFのような分類システムならば人に害をなすような使われ方はしないだろうと楽観的に考えてはならない。付録5で述べたように，ICIDHの改定過程には最初から障害のある人々と彼らの権利擁護組織が含まれてきた。彼らからの情報と意見の提供により，ICFの用語，内容そして構造に大きな変化がもたらされた。ここではICFの倫理的使用についての基本的なガイドラインを述べる。分類やその他の科学的なツールの誤用を全て予想できるガイドラインはないし，ガイドラインだけで誤用を防ぐことができないことも明白であり，このガイドラインも例外ではない。しかしICFが障害のある人々に対して礼を失した害を及ぼす目的に利用される危険を少なくするためには，前もって次の点に注意することが望まれる。

尊重と秘密

(1)　ICFは常に個人の固有の価値と自律性（自己決定権）を尊重して用いられるべきである。

(2)　ICFは決して人にレッテルを貼ったり，障害種別のみで人を判断するために用いるべきではない。

(3)　臨床の場でICFを用いる場合には，生活機能水準の分類がなされる本人の十分な認識と，協力と同意を得るべきである。もしその人の認知機能に制限があるためにこれが不可能ならば，その人の権利を代弁する人が積極的に関与すべきである。

(4)　ICFを用いてコード化された情報は個人情報とみなすべきで，そのデータが用いられる様式に適した，機密保持についての承認された規則に従わねばならない。

ICFの臨床的利用

(5)　臨床家は，できるかぎり個人またはその代弁者にICFの使用の目的を説明し，その人の生活機能の水準を分類するためにICFを用いることの適切さについての質問をすすんで求めるべきである。

(6)　生活機能レベルを分類される人（またはその人の代弁者）は，できるかぎり参加する機会がもて，特に，評価対象となる項目や評価結果の適切さについて疑問をのべたり賛同する機会が得られるようにすべきである。

(7) 分類で確認される問題点はその人の健康状況とその人が生活している物的・社会的な背景の両方の結果から生じるものなので，ICFは全体的視野にたって用いられるべきである。

ICF情報の社会的利用

(8) ICFの情報は可能な限り最大限に，障害のある人と協力して，彼ら／彼女らの選択権や自己の人生の支配権をより強くするために用いるべきである。

(9) ICFの情報は個人の参加を促し支援しようと努める社会政策や政治改革の促進に向けて用いられるべきである。

(10) ICF，およびその使用により得られるすべての情報は，個人やグループの確立された権利を否定したり，正当な権利を制限するために用いられるべきではない。

(11) ICFで同じに分類がなされた人々であっても，多くの点で異なっている。ICF分類を基準として用いる法律や規則は，人々を本来意図すること以上に同質のものととらえてはならず，生活機能が分類対象となっている人々をあくまで個人としてとらえるように保証すべきである。

付録7

改定の概要

ICIDHの開発

　1972年に，WHOによって疾病の諸帰結に関連する，予備的なシェーマが開発された。その数カ月後に，より包括的なアプローチが提案された。この提案は，2つの重要な原則に基づいていた。つまり，機能障害とその重要性（すなわち，生活機能的および社会的な諸帰結）とを明確に区別することと，データのさまざまな側面・軸を，別個に，異なる複数の分野の数字を用いて分類することであった。基本的には，このアプローチは並行的であるが，明確に区別された多数の分類から構成されていた。これは，ICD（国際疾病分類）の伝統とは対照的であった。ICDでは複数の軸（病因・解剖・病理など）が階層的な体系に統合され，単一の，何桁かの数字だけを使用するようになっている。この新しい提案を，ICDの構造の基礎にある原理と適合性のあるシェーマに構成する可能性について検討が行われた。それと同時に，疾病の諸帰結に適用する用語を体系化する予備的な試みがなされた。これらの提案は，1973年に非公式に回覧され，特にリハビリテーションに関わるグループへの支援が要請された。

　機能障害と社会的不利の別々の分類が1974年に回覧され，議論が続いた。コメントが照合整理され，最終的な提案が開発された。これは，1975年10月の国際疾病分類第9版の国際会議に検討課題として提出された。その分類の検討の結果，会議は試用版としての出版を勧告した。1976年5月に，第29回世界保健会議が，この勧告を取りあげ，決議WHA 29.35を採択した。この決議では，試用の目的で，国際疾病分類の補足であって，その一部ではないものとして，機能障害と社会的不利の補足的分類の出版が承認された。これに引き続いて，ICIDHの第1版が1980年に公刊された。そして1993年には，前書きを追加して再版された。

ICIDHの改定における最初のステップ

　1993年に，ICIDHの改定プロセスの開始が決定された。暫定的にICIDH-2として知られた改定版への要望事項は，次のようなものであった。

・異なる国，問題領域，保健ケア専門分野から要求される多様な目的に活用可能であること。

・なるべく簡単で，実践現場から健康状態の諸帰結の有意義な記載と認められるものであること。

・実践に役立つものであること。すなわち保健ケアのニーズを把握し，介入プログラム（例：予防，リハビリテーション，ソーシャルアクション）を個別に作成することに有用なこと。

・健康状態の諸帰結に関与しているプロセスについて首尾一貫した見方を提供すること。特に疾病（病気）・変調とは異なる次元である障害のプロセスが客観的に評価・記録され，対応が可能となること。

・文化的多様性に敏感であること（翻訳可能であり，異なる文化や保健システムに適用可能であること）。

・WHO分類ファミリーと補完的に使用可能であること。

　当初は，フランス協力センターが，機能障害（構造障害を含む）のセクションと，言語，会話，感覚の部分の案の作成を分担した。オランダ協力センターは，能力障害と運動機能の側面の改定案の作成と，文献レビューの準備を担当した。北アメリカ協力センターは，社会的不利の案を提出することになった。加えて2つのタスクフォースが，それぞれ精神保健分野と子どもの問題について提案することになった。1996年，ジュネーブで開催されたICIDH-2改定会議で進展が見られた。つまり，諸提案を踏まえてアルファ案の取りまとめが行われ，最初のパイロットテストが行われた。その1996年の会議において，各協力センターとタスクフォースは，それまでの改定作業で担当してきた部分だけの検討を離れ，案全体について検討することとなった。1996年の5月から1997年の2月まで，アルファ案が協力センターとタスクフォースに供覧され，コメントと意見がWHO本部で取りまとめられた。改定に関連した主要事項を含む，いくつかの「基本的質問」が，コメントの取りまとめを容易にするために供覧された。

　改定の要点は以下のようであった。

・3つのレベルの分類（機能障害，能力障害，社会的不利）は有益であり残すべきである。背景因子／環境因子を含めることが考慮されるべきであるとされた。しかし，ほとんどの提案では，それは理論的探究や経験的テストの段階に留まっていた。

・I／D／H（機能障害，能力障害，社会的不利）間の相互作用と，それらの間の適切な関係が議論の的となった。多くの批判が，ICIDH-1980年版の基礎にある因果モデル，時間経過による変化を考慮していないこと，機能障害から能力障害へ，さらに社会的不利へと至る一方向の流れに対して向けられた。改定過程で，それに代わるべきいくつかの図式が提案された。

・ICIDH-1980年版は利用しにくく，簡便さが必要とされた。改定はより詳細にするよりも，むしろ簡便にする方向が必要と考えられた。

・背景因子（外的な因子としての環境因子と，内的な因子としての個人因子）：社会的不利（ICIDH-1980年版に概念化された）の発生過程の主要構成要素であり，ICIDH内の追加的枠

組みとして開発されるべきである。しかし，環境の社会的および物的要因や，それらと機能障害，能力障害および社会的不利との関係は，文化に強く結びついているので，ICIDH 内の別の次元とはされるべきではない。やはり，環境因子は，国の状況の分析や国レベルでの解決方法の開発にとって有益であると考えられた。

・機能障害（構造障害を含む）は，基礎的な生物学的メカニズムについての知識の進歩を反映すべきである。

・文化的適用可能性と普遍性が，主要な目的の 1 つである。

・研修用，発表用の資料の開発も，改定プロセスの主要な目的の 1 つである。

ICIDH-2 ベータ 1 案とベータ 2 案

1997 年 3 月に，それまでの数年の間に取りまとめられた提案を統合したベータ 1 案が作成された。この案は 1997 年 4 月の ICIDH 改定会議で提示され，会議の決定を取り入れた後に，1997 年 6 月に ICIDH-2 ベータ 1 案がフィールドトライアルのために発行された。ベータ 1 フィールドトライアルのすべてのデータと，同時に得られた各種の意見に基づいて，ベータ 2 案が 1999 年 1 月から 4 月の間に書かれた。1999 年 4 月のロンドンで開かれた ICIDH 改定年次会議に原案が提出され論議された。会議の決定を取り入れた後ベータ 2 案は 1999 年 7 月に発行された。

フィールドトライアル

ベータ 1 案のフィールドトライアルは，1997 年 6 月から 1998 年 12 月まで行われ，ベータ 2 フィールドトライアルは 1999 年 7 月から 2000 年 9 月まで行われた。

このフィールドトライアルは，WHO 加盟国，さまざまな学問分野，健康保険，社会保障，労働，教育などの分野，健康状態を分類することに携わってきたその他のグループ（国際疾病分類，看護分類，標準国際教育分類〈ISCED〉の利用）からのできる限り広範な参加を引き出した。その目的は，具体的な明確な定義を通して，合意を見出すことであった。このフィールドトライアルは，開発，協議，フィードバック，更新，テストの継続的なプロセスであった。

以下の研究が，ベータ 1 とベータ 2 フィールドトライアルの一環として行われた。

・翻訳と言語的評価

・項目評価

・コンセンサス会議や個人による基本的質問への回答

・組織や個人からのフィードバック

・オプションテスト

・ケース評価（実例と標準ケースサマリー）における実用性と信頼性

・その他（例：フォーカスグループ研究）

　このテストは，文化横断的・多領域の問題に焦点をあてた。50以上の国と1800人以上の専門家がフィールドテストに参加した。その結果は別に報告されている。

ICIDH-2最終前版
　ベータ2フィールドトライアルのデータに基づき，協力センターと協議の上，またWHO計測と分類の専門家委員会と協議の上でICIDH-2最終前版（prefinal version）が2000年10月に起草された。この案は2000年12月の改定会議に提出され，会議の勧告を取り入れた後に，ICIDH-2最終前版（2000年12月版）が2001年1月にWHO執行理事会に提出された。その後，ICIDH-2最終草案が2001年5月に行われた第54回世界保健会議に正式に提出された。

最終版の承認
　最終案に関する議論の後，2001年5月22日，第54回世界保健会議は決議54.21号において，名称を国際生活機能分類：国際障害分類改定版として承認した。その決議文は以下の通りである。
　第54回世界保健会議は，
1．「国際障害分類」(ICIDH)の第2版を，国際生活機能分類：国際障害分類改定版(略称ICF)として**承認**し，
2．加盟国に対し，ICFを研究，サーベイランスおよび報告の上で，各国の事情を考慮し，特に将来の改定を念頭におきつつ適切な方法で用いることを**勧告**し，
3．WHO事務総長に対し，加盟国へその要請に応じてICFの活用のための援助を行うことを**要請**する。

付録 8

ICF の将来の方向性

　ICF がどれだけ広く使用されるかは，実際面での有用性に関わるところが大きい。例えば保健サービス消費者にとっての保健サービスの効率性を測定する上で ICF がどの程度役立つか，どの程度 ICF が，文化を超えて適用可能なものになり，計画や研究の必要性や資源を把握するための国際比較に役立つか，などである。ICF は，直接的には政治の道具ではない。しかしその活用は，保健政策の策定を助けたり，全ての人の平等な機会を促進したり，障害に基づく差別に対する戦いを支援したりするような情報を提供することによって，政策決定に望ましい方向で影響を与える可能性がある。

ICF の各種の版

　さまざまなタイプの利用者のさまざまなニーズを念頭において，ICF は複数の様式と各種の版で出版される予定である。

本巻

　ICF の 2 つの部門とその構成要素は，利用者によって必要とされる分類の詳細さの違いに応じて，2 つのバージョンで出版される。

　第 1 バージョンは**完全（詳細）版**であり，分類の全てのレベルを提供し，各構成要素について最大限 9999 個までのカテゴリー化が可能である。しかしながら，実際に使われているのはそれよりは遥かに少ない数である。必要に応じて，詳細版から簡略版に情報を要約することができる。

　第 2 バージョンは，**短縮（簡略）版**であり，各次元と構成要素について第 2 レベルまでのカテゴリーを示している。それらの用語の定義，「含まれるもの」と「除かれるもの」も含んでいる。

特別修正版

(a) 各種の臨床用バージョン。これらは，各種の臨床的適用の分野（例えば，作業療法）での ICF の利用に応じてなされる。コードや用語は本巻に基づくが，評価ガイドラインや実践記述などの，より詳しい情報を提供する。これらは，さらに特別の専門分野向けに再編集することもできる（リハビリテーション，精神保健など）。

(b) 各種研究用バージョン。臨床用バージョンと同様，これらは特別の研究ニーズに対応し，状態を評価するのに必要な厳密な具体的定義を提供する。

将来の課題

　ICF の活用もニーズも多岐にわたることから，WHO とその協力センターが，こうしたニーズに

対応すべく追加的な作業をしつつある点に触れておくことは重要であろう。

　ICFは，その利用者すべてのものである。それは，国際的に承認されたこの種の唯一の道具である。ICFは，障害と生活機能の現象に関するより良い情報を得て，広い国際的合意を築くことを目的としている。多くの国や国際社会でICFの承認を得るために，WHOはこれを利用者にとって使いやすいものにし，国際標準化機構(ISO)の示す標準化プロセスなどと一致するものにするために，あらゆる努力を払う。

　ICFの開発と活用のための将来の方向は，次のようにまとめられる。

・全国規模のデータベース作成のために，それぞれの国のレベルでICFを活用する。

・国際比較を可能にする国際的なデータセットと枠組みを設定する。

・社会的サービスや年金などの受給資格の認定方式を明らかにする。

・家族の障害と生活機能の研究（例えば，身近な人の健康状態による第三者の障害）。

・個人因子の開発。

・研究目的に資する詳しい具体的定義の開発。

・同定と測定のための評価用具の開発[23]。

・コンピュータ化とケース記録様式による実際的な使用方法の提供。

・QOL概念との連関および主観的安寧状態の測定[24]。

・治療・介入の適合性（状態と対策を一対一に対応させること）の研究。

---

23) ICFと連結した評価用具は，異なる文化での適用可能性という観点でWHOによって開発されつつある。その信頼性と妥当性がテストされている。評価手段には3つの様式があり，それらはスクリーニングとケース発見の目的に使われる簡易版，ケア提供者によって日常的に使われる版，および詳しい研究に使われる完成版である。これらは，WHOから入手できる。

24) QOLとの連関：「QOL」と障害の構成概念との間に概念的な適合性があることは大切である。しかしながら，QOLは主に人々が自分の健康状態あるいはその帰結について感じることを扱う。したがって，それは"主観的安寧"の構成概念となる。一方，疾病/障害は個人における客観的で外面化した現象に関するものである。

・各種健康状態間を比較する科学的研究への活用。

・ICF の利用についての訓練用教材の開発。

・世界各地に ICF 研修・情報センターを設立すること。

・標準的環境と現在の環境の両方を記載する場合に必要な詳細なデータを得るための環境因子に関するより進んだ研究。

付録 9

理想的および最低限の健康情報システムまたは調査のために提案された ICF データの要件

心身機能・構造	章・コード		分類のブロック・カテゴリー
視覚	2	b 210 — b 220	視覚および関連機能
聴覚	2	b 230 — b 240	聴覚と前庭の機能
発話	3	b 310 — b 340	音声と発話の機能
消化	5	b 510 — b 535	消化器系の機能
排泄	6	b 610 — b 630	尿路機能
生殖	6	b 640 — b 670	性と生殖の機能
性機能	6	b 640	性と生殖の健康
皮膚と外観を損なうこと	8	b 810 — b 830	皮膚および関連部位の構造
呼吸	4	b 440 — b 460	呼吸器系の機能
痛み★	2	b 280	痛み
感情★	1	b 152 — b 180	個別的精神機能
睡眠	1	b 134	全般的精神機能
活力または気力	1	b 130	全般的精神機能
認識★	1	b 140, b 144, b 164	注意，記憶および高次認知機能
活動と参加			
コミュニケーション	3	d 310 — d 345	コミュニケーションの理解・表出
移動★	4	d 450 — d 465	歩行と移動
巧緻性	4	d 430 — d 445	物の運搬・移動・操作
セルフケア★	5	d 510 — d 570	セルフケア
通常の活動★	6 および 8		家庭生活，主要な生活領域
対人関係	7	d 730 — d 770	特別な対人関係
社会的生活機能	9	d 910 — d 930	コミュニティライフ・社会生活・市民生活

★最低限リストの候補となる用語

付録 10

感謝の言葉

ICF の開発は，世界の異なる地域の多数の方々の多大の支援によって初めて可能となった。これらの方々は，多くの時間，エネルギー，それに組織的な資源を国際的なネットワークの中での活動で費やしてくださった。全ての方々をあげることはできないが，重要なセンター，組織，個人を下に記して感謝のしるしとしたい。

WHO ICF 協力センター

Australia	Australian Institute of Health and Welfare, GPO Box 570, Canberra ACT 2601, Australia. Contact : Ros Madden.
Canada	Canadian Institute for Health Information, 377 Dalhousie Street, Suite 200, Ottawa, Ontario K1N9N8, Canada. Contact : Helen Whittome.
France	Centre Technique National dEtudes et de Recherches sur les Handicaps et les Inadaptations (CTNERHI), 236 bis, rue de Tolbiac, 75013 Paris, France. Contact : Marc Maudinet.
Japan	Japan College of Social Work, 3-1-30 Takeoka, Kiyose-city, Tokyo 204-8555, Japan. Contact : Hisao Sato.
Netherlands	National Institute of Public Health and the Environment, Department of Public Health Forecasting, Antonie van Leeuwenhoeklaan 9, P. O. Box 1, 3720 BA Bilthoven, The Netherlands. Contacts : Willem M. Hirs, Marijke W. de Kleijn-de Vrankrijker.
Nordic countries	Department of Public Health and Caring Sciences, Uppsala Science Park, SE 75185 Uppsala, Sweden. Contact : Björn Smedby.
United Kingdom of Great Britain and Northern Ireland	National Health System Information Authority, Coding and Classification, Woodgate, Loughborough, Leics LE11 2TG, United Kingdom. Contacts : Ann Harding, Jane Millar.
USA	National Center for Health Statistics, Room 1100, 6525 Belcrest Road, Hyattsville MD 20782, USA. Contact : Paul J. Placek.

タスクフォース

International Task Force on Mental Health and Addictive, Behavioural, Cognitive, and Developmental Aspects of ICIDH, Chair : Cille Kennedy, Office of Disability, Aging and Long-Term Care Policy, Office of the Assistant Secretary for Planning and Evaluation, Department of Health and Human Services, 200 Independence Avenue, SW, Room 424E, Washington, DC 20201, USA. Co-Chair : Karen Ritchie.

Children and Youth Task Force, Chair : Rune J. Simeonsson, Professor of Education, Frank Porter Graham Child Development Center, CB#8185, University of North Carolina, Chapel Hill, NC 27599-8185, USA. Co-Chair : Matilde Leonardi.

Environmental Factors Task Force, Chair : Rachel Hurst, 11 Belgrave Road, London SW1V1RB, England. Co-Chair : Janice Miller.

ネットワーク

La Red de Habla Hispana en Discapacidades (The Spanish Network).
Coordinator: José Luis Vázquez-Barquero, Unidad de Investigacion en Psiquiatria Clinicaly Social Hospital Universitario "Marques de Valdecilla", Avda. Valdecilla s/n, Santander 39008, Spain.

Council of Europe Committee of Experts for the Application of ICIDH, Council of Europe, F-67075, Strasbourg, France. Contact: Lauri Sivonen.

非政府組織（NGO）

American Psychological Association, 750 First Street, N. E., Washington, DC 20002-4242, USA. Contacts: Geoffrey M. Reed, Jayne B. Lux.

Disabled Peoples International, 11 Belgrave Road, London SW1V 1RB, England. Contact: Rachel Hurst.

European Disability Forum, Square Ambiorix, 32 Bte 2/A, B-1000, Bruxelles, Belgium. Contact: Frank Mulcahy.

European Regional Council for the World Federation of Mental Health (ERCWFM), Blvd Clovis N. 7, 1000 Brussels, Belgium. Contact: John Henderson.

Inclusion International, 13D Chemin de Levant, F-01210 Ferney-Voltaire, France. Contact: Nancy Breitenbach

Rehabilitation International, 25 E. 21st Street, New York, NY 10010, USA.
Contact: Judith Hollenweger, Chairman, RI Education Commission, Institute of Special Education, University of Zurich, Hirschengraben 48, 8001 Zurich, Switzerland.

コンサルタント

A number of WHO consultants provided invaluable assistance in the revision process. They are listed below.

- Elizabeth Badley
- Jerome E. Bickenbach
- Nick Glozier
- Judith Hollenweger
- Cille Kennedy
- Jane Millar
- Janice Miller
- Jürgen Rehm
- Robin Room
- Angela Roberts
- Michael F. Schuntermann
- Robert Trotter II
- David Thompson (editorial consultant)

WHO 公式言語への翻訳者

ICF has been revised in multiple languages taking English as a working language only. Translation and linguistic analysis have been integral part of the revision process. The following WHO collaborators have lead the translation, linguistic analyses, editorial review the WHO official languages. Other translations could be found on the WHO-web site : http://www.who.int/classification/icf.

Arabic

Translation and linguistic analysis :
  Adel Chaker, Ridha Limem, Najeh Daly, Hayet Baachaoui, Amor Haji, Mohamed Daly, Jamil Taktak, Saïda Douki

Editorial review carried out by WHO/EMRO :
  Kassem Sara, M. Haytham Al Khayat, Abdel Aziz Saleh

Chinese

Translation and linguistic analysis :
  Qiu Zhuoying (Co-ordinator), Hong Dong, Zhao Shuying, Li Jing, Zhang Aimin, Wu Xianguang, Zhou Xiaonan

Editorial review carried out by WHO Collaborating Centre in China and WHO/WPRO :
  Dong Jingwu, Zhou Xiaonan and Y. C. Chong

French

Translation and linguistic analysis carried out by WHO Geneva :
  Pierre Lewalle

Editorial review carried out by WHO Collaborating Centres in France and Canada :
  Catherine Barral and Janice Miller

Russian

Translation and linguistic analysis :
  G. Shostka (Co-ordinator), Vladimir Y. Ryasnyansky, Alexander V. Kvashin, Sergey A. Matveev, Aleksey A. Galianov

Editorial review carried out by WHO Collaborating Centre in Russia :
  Vladimir K. Ovcharov

Spanish

Translation, linguistic analysis, editorial review by the Collaborating Centre in Spain in collaboration with La Red de Habla Hispana en Discapacidades (The Spanish Network) and WHO/PAHO :
  J. L. Vázquez-Barquero (Co-ordinator), Ana Díez Ruiz, Luis Gaite Pindado, Ana Gómez Silió, Sara Herrera Castanedo, Marta Uriarte Ituiño, Elena Vázquez Bourgon Armando Vásquez, María del Consuelo Crespo, Ana María Fossatti Pons, Benjamín Vicente, Pedro Rioseco, Sergio Aguilar Gaxiola, Carmen Lara Muñoz, María Elena Medina Mora, María Esther Araujo Bazán, Carlos Castillo-Salgado, Roberto Becker, Margaret Hazlewood

改定過程への個人的参加者

Argentina
Liliana Lissi
Martha Adela Mazas
Miguela Pico
Ignacio Saenz

Armenia
Armen Sargsyan

Australia
Gavin Andrews
Robyne Burridge
Ching Choi
Prem K. Chopra
Jeremy Couper
Elisabeth Davis
Maree Dyson
Rhonda Galbally
Louise Golley
Tim Griffin
Simon Haskell
Angela Hewson
Tracie Hogan
Richard Madden
Ros Madden
Helen McAuley
Trevor Parmenter
Mark Pattison
Tony M. Pinzone
Kate Senior
Catherine Sykes
John Taplin
John Walsh

Austria
Gerhard S. Barolin
Klemens Fheodoroff
Christiane Meyer-Bornsen

Belgium
Françoise Jan
Catherine Mollman
J. Stevens
A. Tricot

Brazil
Cassia Maria Buchalla
E. d'Arrigo Busnello
Ricardo Halpern
Fabio Gomes
Ruy Laurenti

Canada
Hugh Anton
J. Arboleda-Florez
Denise Avard
Elizabeth Badley
Caroline Bergeron
Hélène Bergeron
Jerome E. Bickenbach
Andra Blanchet
Maurice Blouin

Mario Bolduc (deceased)
Lucie Brosseau
T. S. Callanan
Lindsay Campbell
Anne Carswell
Jacques Cats
L. S. Cherry
René Cloutier
Albert Cook
Jacques Côté
Marcel Côté
Cheryl Cott
Aileen Davis
Henry Enns
Gail Finkel
Christine Fitzgerald
Patrick Fougeyrollas
Adele Furrie
Linda Garcia
Yhetta Gold
Betty Havens
Anne Hébert
Peter Henderson
Lynn Jongbloed
Faith Kaplan
Ronald Kaplan
Lee Kirby
Catherine Lachance
Jocelyne Lacroix
Renée Langlois
Mary Law
Lucie Lemieux-Brassard
Annette Majnemer
Rose Martini
Raoul Martin-Blouin
Mary Ann McColl
Joan McComas
Barbara McElgunn
Janice Miller
Louise Ogilvie
Luc Noreau
Diane Richler
Laurie Ringaert
Kathia Roy
Patricia Sisco
Denise Smith
Ginette St Michel
Debra Stewart
Luz Elvira Vallejo Echeverri
Michael Wolfson
Sharon Wood-Dauphinee
Nancy Young
Peter Wass
Colleen Watters

Chile
Ricardo Araya
Alejandra Faulbaum
Luis Flores
Roxane Moncayo de Bremont
Pedro Rioseco

Benjamin Vicente

China
Zhang Aimin
Mary Chu Manlai
Hong Dong
Leung Kwokfai
Karen Ngai Ling
Wu Xuanguong
Qiu Zhuoying
Zhao Shuying
Li Jing
Tang Xiaoquan
Li Jianjun
Ding Buotan
Zhuo Dahong
Nan Dengkun
Zhou Xiaonan

Colombia
Martha Aristabal Gomez

Côte d'Ivoire
B. Claver

Croatia
Ana Bobinac-Georgievski

Cuba
Pedro Valdés Sosa
Jesús Saiz Sánchez
Frank Morales Aguilera

Denmark
Terkel Andersen
Aksel Bertelsen
Tora Haraldsen Dahl
Marianne Engberg
Annette Flensborg
Ane Fink
Per Fink
Lise From
Jette Haugbølle
Stig Langvad
Lars von der Lieth
Kurt Møller
Claus Vinther Nielsen
Freddy Nielsen
Kamilla Rothe Nissen
Gunnar Schiøler
Anne Sloth
Susan Tetler
Selena Forchhammer Thønnings
Eva Wæhrens
Britaφ hlenschlæger

Ecuador
María del Consuelo Crespo
Walter Torres Izquierdo

Egypt

Mohammed El-Banna

El Salvador
Jorge Alberto Alcarón
Patricia Tovar de Canizalez

Ethiopia
Rene Rakotobe

Finland
Erkki Yrjankeikki
Markku Leskinen
Leena Matikka
Matti Ojala
Heidi Paatero
Seija Talo
Martti Virtanen

France
Charles Aussilloux
Bernard Azema
Jacques Baert
Serge Bakchine
Catherine Barral
Maratine Barres
Jean-Yves Barreyre
Jean-Paul Boissin
François Chapireau
Pascal Charpentier
Alain Colvez
Christian Corbé
Dr. Cyran
Michel Delcey
Annick Deveau
Serge Ebersold
Camille Felder
Claude Finkelstein
Anne-Marie Gallot
Pascale Gilbert
Jacques Houver
Marcel Jaeger
Jacques Jonquères
Jean-Claude Lafon
Maryvonne Lyazid
Joëlle Loste-Berdot
Maryse Marrière
Lucie Matteodo
Marc Maudinet
Jean-Michel Mazeaux
Pierre Minaire (*deceased*)
Lucien Moatti
Bertrand Morineaux
Pierre Mormiche
Jean-Michel Orgogozo
Claudine Parayre
Gérard Pavillon
André Philip
Nicole Quemada
Jean-François Ravaud
Karen Ritchie
Jean-Marie Robine
Isabelle Romieu
Christian Rossignol
Pascale Roussel
Jacques Roustit
Jésus Sanchez

Marie-José Schmitt
Jean-Luc Simon
Lauri Sivonen
Henri-Jacques Stiker
Annie Triomphe
Catherine Vaslin
Paul Veit
Dominique Velche
Jean-Pierre Vignat
Vivian Waltz

Germany
Helmi Böse-Younes
Horst Dilling
Thomas Ewert
Kurt Maurer
Jürgen Rehm
H. M. Schian
Michael F. Schuntermann
Ute Siebel
Gerold Stucki

Greece
Venos Mavreas

Hungary
Lajos Kullmann

India
Javed Abidi
Samir Guha-Roy
K. S. Jacob
Sunanda Koli
S. Murthy
D. M. Naidu
Hemraj Pal
K. Sekar
K. S. Shaji
Shobha Srinath
T. N. Srinivasan
R. Thara

Indonesia
Augustina Hendriarti

Iran (Islamic Republic of)
Mohamed M. R. Mourad

Israel
Joseph Yahav

Italy
Emilio Alari
Alberto Albanese
Renzo Andrich
A. Andrigo
Andrea Arrigo
Marco Barbolini
Maurizio Bejor
Giulio Borgnolo
Gabriella Borri
Carlo Caltagirone
Felicia Carletto
Carla Colombo
Francesca Cretti

Maria Cufersin
Marta Dao
Mario D'Amico
Simona Della Bianca
Paolo Di Benedetto
Angela Di Lorenzo
Nadia Di Monte
Vittoria Dieni
Antonio Federico
Francesco Fera
Carlo Francescutti
Francesca Fratello
Franco Galletti
Federica Galli
Rosalia Gasparotto
Maria Teresa Gattesco
Alessandro Giacomazzi
Tullio Giorgini
Elena Giraudo
Lucia Granzini
Elena Grosso
V. Groppo
Vincenzo Guidetti
Paolo Guzzon
Leo Giulio Iona
Vladimir Kosic
Matilde Leonardi
Fulvia Loik
Mariangela Macan
Alessandra Manassero
Domenico Manco
Santina Mancuso
Roberto Marcovich
Andrea Martinuzzi
Anna Rosa Melodia
Rosetta Mussari
Cristiana Muzzi
Ugo Nocentini
Emanuela Nogherotto
Roberta Oretti
Lorenzo Panella
Maria Procopio
Leandro Provinciali
Alda Pellegri
Barbara Reggiori
Marina Sala
Giorgio Sandrini
Antonio Schindler
Elena Sinforiani
Stefano Schierano
Roberto Sicurelli
Francesco Talarico
Gariella Tavoschi
Cristiana Tiddia
Walter Tomazzoli
Corrado Tosetto
Sergio Ujcich
Maria Rosa Valsecchi
Irene Vernero

Jamaica
Monica Bartley

Japan
Tsunehiko Akamatsu
Masataka Arima
Hidenobu Fujisono

Katsunori Fujita
Shinichiro Furuno
Toshiko Futaki
Hajime Hagiwara
Yuichiro Haruna
Hideaki Hyoudou
Takashi Iseda
Atsuko Ito
Shinya Iwasaki
Shizuko Kawabata
Yasu Kiryu
Akira Kodama
Ryousuke Matsui
Ryo Matsutomo
Yasushi Mochizuki
Kazuyo Nakai
Kenji Nakamura
Yoshukuni Nakane
Yukiko Nakanishi
Toshiko Niki
Hidetoshi Nishijima
Shiniti Niwa
Kensaku Ohashi
Mari Oho
Yayoi Okawa
Shuhei Ota
Fumiko Rinko
Junko Sakano
Yoshihiko Sasagawa
Hisao Sato
Yoshiyuki Suzuki
Junko Taguchi
Eiichi Takada
Yuji Takagi
Masako Tateishi
Hikaru Tauchi
Miyako Tazaki
Mutsuo Torai
Satoshi Ueda
Kousuke Yamazaki
Yoshio Yazaki

Jordan
Abdulla S. T. El-Naggar
Ziad Subeih

Kuwait
Adnan Al Eidan
Abdul Aziz Khalaf Karam

Latvia
Valda Biedrina
Aldis Dudins
Lolita Cibule
Janis Misins
Jautrite Karashkevica
Mara Ozola
Aivars Vetra

Lebanon
Elie Karam

Lithuania
Albinas Bagdonas

Luxembourg
Charles Pull

M. De Smedt
Pascale Straus

Malaysia
Sandiyao Sebastian

Madagascar
Caromène Ratomahenina Raymond

Malta
Joe M. Pace

Mexico
Juan Alberto Alcantara
Jorge Caraveo Anduaga
María Eugenia Antunez
Fernando R. Jiménez Albarran
Gloria Martinez Carrera
María-Elena Medina Mora
Carmen E. Lara Muñoz

Morocco
Aziza Bennani

Netherlands
T. van Achterberg
Jaap van den Berg
A. Bloemhof
Y. M. van der Brug
R. D. de Boer
J. T. P. Bonte
J. W. Brandsma
W. H. E. Buntinx
J. P. M. Diederiks
M J Driesse
Silvia van Duuren-Kristen
C. M. A. Frederiks
J. C. Gerritse
José Geurts
G. Gladines
K. A. Gorter
R. J. de Haan
J. Halbertsma
E. J. van der Haring
F. G. Hellema
C. H. Hens-Versteeg
Y. F. Heerkens
Y. Heijnen
W. M. Hirs
H. W. Hoek
D. van Hoeken
N. Hoeymans
C. van Hof
G. R. M. van Hoof
M. Hopman-Rock
A. Kap
E. J. Karel
Zoltan E. Kenessey
M. C. O. Kersten
M. W. de Kleijn-de Vrankrijker
M. M. Y. de Klerk
M. Koenen

J. W. Koten
D. W. Kraijer
T. Kraakman
Guuss Lankhorst
W. A. L. van Leeuwen
P. Looijestein
H. Meinardi
W. van Minnen
A. E. Monteny
I. Oen
Wil Ooijendijk
W. J. den Ouden
R. J. M. Perenboom
A. Persoon
J. J. v. d. Plaats
M. Poolmans
F. J. Prinsze
C. D. van Ravensberg
K. Reynders
K. Riet-van Hoof
G. Roodbol
G. L. Schut
B. Stoelinga
M. M. L. Swart
L. Taal
H. Ten Napel
B. Treffers
J. Verhoef
A. Vermeer
J. J. G. M. Verwer
W. Vink
M. Welle Donker
Dirk Wiersma
J. P. Wilken
P. A. van Woudenberg
P. H. M. Wouters
P. Zanstra

Nicaragua
Elizabeth Aguilar
Angel Bonilla Serrano
Ivette Castillo
Héctor Collado Hernández
Josefa Conrado
Brenda Espinoza
María Félix Gontol
Mirian Gutiérrez
Rosa Gutiérrez
Carlos Guzmán
Luis Jara
Raúl Jarquin
Norman Lanzas
José R. Leiva
Rafaela Marenco
María Alejandra Martínez
Marlon Méndez
Mercedes Mendoza
María José Moreno
Alejandra Narváez
Amilkar Obando
Dulce María Olivas
Rosa E. Orellana
Yelba Rosa Orozco
Mirian Ortiz Alvarado
Amanda Pastrana

Marbely Picado
Susana Rappaciolli
Esterlina Reyes
Franklin Rivera
Leda María Rodríguez
Humberto Román
Yemira Sequeira
Ivonne Tijerino
Ena Liz Torrez
Rene Urbina
Luis Velásquez

Nigeria
Sola Akinbiyi
John Morakinyo
A. O. Odejide
Olayinka Omigbodun

Norway
Kjetil Bjorlo
Torbjorg Hostad
Kjersti Vik
Nina Vollestad
Margret Grotle Soukup
Sigrid Ostensjo

Pakistan
S. Khan
Malik H. Mubbashar
Khalid Saeed

Philippines
L. Ladrigo-Ignacio
Patria Medina

Peru
María Esther Araujo
Bazon
Carlos Bejar Vargas
Carmen Cifuentes
Granados
Roxana Cock Huaman
Lily Pinguz Vergara
Adriana Rebaza Flores
Nelly Roncal Velazco
Fernando Urcia
Fernández
Rosa Zavallos Piedra

Republic of Korea
Ack-Seop Lee

Romania
Radu Vrasti

Russia
Vladimir N. Blondin
Aleksey A. Galianov
I. Y. Gurovich
Mikhail V. Korobov
Alexander V. Kvashin
Pavel A. Makkaveysky
Sergey A. Matveev
N. Mazaeva
Vladimir K. Ovtcharov
S. V. Polubinskaya
Anna G. Ryabokon

Vladimir Y. Ryasnyansky
Alexander V. Shabrov
Georgy D. Shostka
Sergei Tsirkin
Yuri M. Xomarov
Alexander Y.
Zemtchenkov

Slovenia
Andreeja Fatur-Videtec

South Africa
David Boonzaier
Gugulethu Gule
Sebenzile Matsebula
Pam McLaren
Siphokazi Gcaza
Phillip Thompson

Spain
Alvaro Bilbao Bilbao
Encarnación Blanco
Egido
Rosa Bravo Rodriguez
María José Cabo
González
Marta Cano Fernández
Laura Cardenal Villalba
Ana Diez Ruiz
Luis Gaite Pindado
María García José
Ana Gómez Silió
Andres Herran Gómez
Sara Herrera Castanedo
Ismael Lastra Martinez
Marta Uriarte Ituiño
Elena Vázquez Bourgon
Antonio León Aguado
Díaz
Carmen Albeza Contreras
María Angeles Aldana
Berberana
Federico Alonso Trujillo
Carmen Alvarez Arbesú
Jesus Artal Simon
Enrique Baca Baldomero
Julio Bobes García
Antonio Bueno Alcántara
Tomás Castillo Arenal
Valentín Corces Pando
María Teresa Crespo
Abelleira
Roberto Cruz Hernández
José Armando De Vierna
Amigo
Manuel Desviat Muñoz
Ana María Díaz García
María José Eizmendi
Apellaniz
Antonio Fernández
Moral
Manuel A. Franco Martín
Luis Gaite Pinadado
María Mar García Amigo
José Giner-Ubago
Gregorio Gómez-Jarabo
José Manuel Gorospe

Arocena
Juana María Hernández
Rodríguez
Carmen Leal Cercos
Marcelino López Alvarez
Juan José Lopez-Ibor
Ana María López Trenco
Francisco Margallo Polo
Monica Martín Gil
Miguel Martín
Zurimendi
Manuel J. Martínez
Cardeña
Juan Carlos Miangolarra
Page
Rosa M. Montoliu Valls
Teresa Orihuela
Villameriel
Sandra Ortega Mera
Gracia Parquiña
Fernández
Rafael Peñalver
Castellano
Jesusa Pertejo
María Francisca Peydro
de Moya
Juan Rafael Prieto
Lucena
Miguel Querejeta
González
Miquel Roca Bennasar
Francisco Rodríguez
Pulido
Luis Salvador Carulla
María Vicenta Sánchez
de la Cruz
Francisco Torres
González
María Triquell Manuel
José Luis Vázquez-
Barquero
Miguel A. Verdugo
Alonso
Carlos Villaro Díaz-
Jiménez

Sweden
Lars Berg
Eva Bjorck-Akesson
Mats Granlund
Gunnar Grimby
Arvid Linden
Anna Christina Nilson
(*deceased*)
Anita Nilsson
Louise Nilunger
Lennart Nordenfelt
Adolf Ratzka
Gunnar Sanner
Olle Sjögren
Björn Smedby
Sonja Calais van
Stokkom
Gabor Tiroler

Switzerland
André Assimacopoulos

Christoph Heinz
Judith Hollenweger
Hans Peter Rentsch
Thomas Spuhler
Werner Steiner
John Strome
John-Paul Vader
Peter Wehrli
Rudolf Widmer

Thailand
Poonpit Amatuakul
Pattariya Jarutat
C. Panpreecha
K. Roongruangmaairat
Pichai Tangsin

Tunisia
Adel Chaker
Hayet Baachaoui
A. Ben Salem
Najeh Daly
Saïda Douki
Ridha Limam
Mhalla Nejia
Jamil Taktak

Turkey
Ahmet Göğüs
Elif Iyriboz
Kultegin Ogel
Berna Ulug

United Arab Emirates
Sheika Jamila Bint Al-Qassimi

United Kingdom of Great Britain and Northern Ireland
Simone Aspis
Allan Colver
Edna Conlan
John E. Cooper
A. John Fox
Nick Glozier
Ann Harding
Rachel Hurst
Rachel Jenkins
Howard Meltzer
Jane Millar
Peter Mittler
Martin Prince
Angela Roberts
G. Stewart
Wendy Thorne
Andrew Walker
Brian Williams

United States of America
Harvey Abrams
Myron J. Adams
Michelle Adler
Sergio A. Aguilor-Gaxiola
Barbara Altman
Alicia Amate

William Anthony
Susan Spear Basset
Frederica Barrows
Mark Battista
Robert Battjes
Barbara Beck
Karin Behe
Cynthia D. Belar
J. G. Benedict
Stanley Berent
Linas Bieliauskas
Karen Blair
F. Bloch
Felicia Hill Briggs
Edward P. Burke
Larry Burt
Shane S. Bush
Glorisa Canino
Jean Campbell
Scott Campbell Brown
John A. Carpenter
Christine H. Carrington
Judi Chamberlin
LeeAnne Carrothers
Mary Chamie
Cecelia B. Collier
William Connors
John Corrigan
Dale Cox
M. Doreen Croser
Eugene D'Angelo
Gerben DeJong
Jeffrey E. Evans
Timothy G. Evans
Debbie J. Farmer
Michael Feil
Manning Feinleib
Risa Fox
Carol Frattali
Bill Frey
E. Fuller
Cheryl Gagne
J. Luis Garcia Segura
David W. Gately
Carol George
Olinda Gonzales
Barbara Gottfried
Bridget Grant
Craig Gray
David Gray
Marjorie Greenberg
Arlene Greenspan
Frederick Guggenheim
Neil Hadder
Harlan Hahn
Robert Haines
Laura Lee Hall
Heather Hancock
Nandini Hawley
Gregory W. Heath
Gerry Hendershot
Sarah Hershfeld
Sarah Hertfelder
Alexis Henry
Howard Hoffman
Audrey Holland
Joseph G. Hollowell Jr

Andrew Imparato
John Jacobson
Judith Jaeger
Alan Jette
J. Rock Johnson
Gisele Kamanou-Goune
Charles Kaelber
Cille Kennedy
Donald G. Kewman
Michael Kita (*deceased*)
Edward Knight
Pataricia Kricos
Susan Langmore
Mitchell LaPlante
Itzak Levav
Renee Levinson
Robert Liberman
Don Lollar
Peter Love
David Lozovsky
Perianne Lurie
Jayne B. Lux
Reid Lyon
Anis Maitra
Bob MacBride
Kim MacDonald-Wilson
Peggy Maher
Ronald Manderscheid
Kofi Marfo
Ana Maria Margueytio
William C. Marrin
John Mather
Maria Christina Mathiason
John McGinley
Theresa McKenna
Christine McKibbin
Christopher J. McLaughlin
Laurie McQueen
Douglas Moul
Peter E. Nathan
Russ Newman
Els R. Nieuwenhuijsen
Joan F. van Nostrand
Jean Novak
Patricia Owens
Alcida Perez de Velasquez
D. Jesse Peters
David B. Peterson
Harold Pincus
Paul Placek
Thomas E. Preston
Maxwell Prince
Jeffrey Pyne
Louis Quatrano
Juan Ramos
Geoffrey M. Reed
Anne Riley
Gilberto Romero
Patricia Roberts-Rose
Mark A. Sandberg
Judy Sangl
Marian Scheinholtz
Karin Schumacher
Katherine D. Seelman

Raymond Seltser
Rune J. Simeonsson
Debra Smith
Gretchen Swanson
Susan Stark
Denise G. Tate
Travis Threats
Cynthia Trask
Robert Trotter II
R. Alexander Vachon
Maureen Valente
Paolo del Vecchio
Lois Verbrugge
Katherine Verdolini
Candace Vickers
Gloriajean Wallace
Robert Walsh
Seth A. Warshausky

Paul Weaver
Patricia Welch
Gale Whiteneck
Tyler Whitney
Brian Williams
Jan Williams
Linda Wornall
J. Scott Yaruss
Ilene Zeitzer
Louise Zingeser

Uruguay
Paulo Alterway
Marta Barera
Margot Barrios
Daniela Bilbao
Gladys Curbelo
Ana M. Frappola

Ana M. Fosatti Pons
Angélica Etcheñique
Rosa Gervasio
Mariela Irigoin
Fernando Lavie
Silvia Nñez
Rossana Pipplol
Silvana Toledo

Vietnam
Nguyen Duc Truyen

Zimbabwe
Jennifer Jelsma
Dorcas Madzivire
Gillian Marks
Jennifer Muderedzi
Useh Ushotanefe

国連組織

International Labour Organization (ILO)
Susan Parker

United Nations Children's Fund (UNICEF)
Habibi Gulbadan

United Nations Statistical Division
Margarat Mbogoni
Joann Vanek

United Nations Statistical Institute for Asia and the Pacific
Lau Kak En

United Nations Economic and Social Commission for Asia and Pacific
Bijoy Chaudhari

世界保健機関（WHO）

Regional Offices

Africa : C. Mandlhate

Americas (Pan American Health Organization): Carlos Castillo-Salgado, Roberto Becker, Margaret Hazlewood, Armando Vázquez

Eastern Mediterranean : A. Mohit, Abdel Aziz Saleh, Kassem Sara, M. Haytham Al Khayat

Europe : B. Serdar Savas, Anatoli Nossikov

South-East Asia : Than Sein, Myint Htwe

Western Pacific : R. Nesbit, Y. C. Chong

Headquarters

Various departments at WHO headquarters were involved in the revision process. Individual staff members who contributed to the revision process are listed belowwith their departments are listed below.

M. Argandoña, formerly of Department of Substance Abuse

Z. Bankowski, Council for International Organizations of Medical Sciences

J. A. Costa e Silva, formerly Division of Mental Health and Prevention of Substance Abuse

S. Clark, Department of Health Information, Management and Dissemination

C. Djeddah, Department of Injuries and Violence Prevention

A. Goerdt, formerly of Department of Health Promotion

M. Goracci, formerly of Department of Injury Prevention and Rehabilitation

M. A. Jansen, formerly of Department of Mental Health and Substance Dependence

A. L'Hours, Global Programme on Evidence for Health Policy

A. Lopez, Global Programme on Evidence for Health Policy

J. Matsumoto, Department of External Cooperation and Partnerships

C. Mathers, Global Programme on Evidence for Health Policy

C. Murray, Global Programme on Evidence for Health Policy

H. Nabulsi, formerly of IMPACT

E. Pupulin, Department of Management of Noncommunicable Diseases

C. Romer, Department of Injuries and Violence Prevention

R. Sadana, Global Programme on Evidence for Health Policy

B. Saraceno, Department of Mental Health and Substance Dependence

A. Smith, Department of Management of Noncommunicable Diseases

J. Salomon, Global Programme on Evidence for Health Policy

M. Subramanian, formerly of World Health Reporting

M. Thuriaux, formerly of Division of Emerging and other Communicable Diseases

B. Thylefors, formerly of Department of Disability/Injury Prevention and Rehabilitation

M. Weber, Department of Child and Adolescent Health and Development

Sibel Volkan and Grazia Motturi provided administrative and secretarial support.

Can Çelik, Pierre Lewalle, Matilde Leonardi, Senda Bennaissa and Luis Prieto carried out specific aspects of the revision work.

Somnath Chatterji, Shekhar Saxena, Nenad Kostanjsek and Margie Schneider carried out the revision based on all the inputs received.

T. Bedirhan Üstün managed and coordinated the revision process and the overall ICF project.

ICF
索引

註：この索引は分類の各項目，また序論と付録で議論されている点や重要な用語などを発見するためのものである．ICFで実際に用いられている単語と文節のみを掲載している．より完全なICF分類が別個に出版され，それには項目間の相互関連が示されることが望ましい．WHOはこれを目指して，本索引の有用性を高めるために，使用者からの含めるべき単語・文節についての提案を歓迎するものである．

あ行

ICIDH 3・236
ICIDH-2 ベータ1案 238
ICIDH-2 ベータ2案 238
ICD 236
ICD-10 4・12
足首と足の構造 119
足の爪の手入れ 147
遊び 165
頭の上にのせて運ぶ 140
圧覚 74
安寧 204
医学モデル 18
意識機能 58
意識状態 58
意識の質 58
意識の連続性 58
意思決定 128
痛み 74
痛みの感覚 74
位置に関する前庭機能 72
胃腸での食物の移動 86
一肢の筋緊張 97
一肢の筋力 97
一対一での会話 134
一対一でのディスカッション 135
一般的な課題と要求 129
一般的な記号とシンボルの理解 132
一般的な社会的支援サービス 196
一般的な社会的支援サービス・制度・政策 196
一般的な社会的支援政策 197
一般的な社会的支援制度 197
一般的な対人関係 156
移動 142
胃の構造 115
易疲労性 83

衣服の作製と補修 153
衣服や衣類の洗濯と乾燥 152
衣服を着ること 147
衣服を脱ぐこと 148
陰茎の構造 116
咽頭の構造 111
動きの測定に関する前庭機能 72
腕に抱えて運ぶ 140
運転や操作 145
運動・移動 137
運動機能 99
運動耐容能 83
運動に関連した構造 118
運動に関連したその他の筋骨格構造 120
運動反射機能 99
栄養の吸収 86
絵と写真による表出 133
絵と写真の理解 132
遠隔通信用具の利用 135
嚥下 85
横隔膜の機能 83
屋外の移動 143
屋外の空気の質 182
屋内外の植物の手入れ 153
屋内の空気の質 182
押すこと 141
音 181
音の強度 181
音の察知 71
音の質 182
音の偏位 71
音の弁別 71
親との関係 159
オルガズム期の機能 92
音源定位 71
音声機能 76
音声言語(発話)の旋律 77
音声言語(発話)の速度 77

音声言語(発話)のリズム 77
音声言語(発話)の流暢性 76
音声言語(発話)の流暢性とリズムの機能 76
音声と発話に関わる構造 111
音声と発話の機能 76
音声の質 76
音調の産生 77
温度覚 73
温度やその他の刺激に関連した感覚機能 73

か行

外眼筋 109
外眼筋の機能 70
外向性 59
外耳の構造 109
臥位での乗り移り 139
下位の立場にある人との関係 158
下位の立場にある人々 183
下位の立場にある人々の態度 186
臥位の保持 138
外鼻 111
買い物 150
会話 134
会話並びにコミュニケーション用具および技法の利用 134
会話の開始 134
会話の持続 134
会話の終結 134
書き言葉によるメッセージの表出 134
書き言葉によるメッセージの理解 133
蝸牛 109
書くこと 127
書くことの学習 126
学習と知識の応用 125
確信 60

索引

家具調度の整備　150
角膜　109
家事　151
下肢で押すこと　140
下肢の構造　119
下肢の皮膚　122
下肢を使って物を動かすこと　140
風　180
家族　183
家族関係　159
家族の態度　185
下腿の構造　119
肩・腰・背に担いで運ぶ　140
家畜・家禽など　184
学校教育　161
活動　7・9・13・205・225
活動制限　7・9・13・205
渇望　61
活力と欲動の機能　60
活力レベル　60
家庭生活　150
家庭内器具の手入れ　153
家庭用器具の使用　152
家庭用品の管理　153
家庭用品の管理および他者への援助　153
カテゴリー　213
下半身の筋緊張　98
下半身の筋力　97
過敏反応　82
下腹部および臀部の皮膚　122
体の重心を変えること　138
体を曲げること　138
感覚機能と痛み　69
眼窩の構造　109
眼球の構造　109
環境因子　7・9・12・15・206
眼瞼の機能　70
関節　120
関節外の靱帯・筋膜・筋肉外の腱膜・支帯・中隔・滑液包で詳細不明なもの　120
関節と骨の機能　95
関節の安定性の機能　95
関節の可動性の機能　95
汗腺　122
肝臓の構造　115
簡単な食事の調理　151

間脳の構造　107
顔面の骨　118
気圧　180
記憶機能　62
記憶の再生　62
気温　180
気管　113
危機への対処　131
気候　180
記号とシンボルによる表出　133
気質と人格の機能　59
基礎代謝率　88
基礎的学習　125
基底核と関連部位の構造　107
機能障害　7・9・11・205
技能の習得　126
基本的な技能の習得　126
基本的な経済的取引き　163
基本的な姿勢の変換　137
基本的な対人関係　156
逆流と嘔吐　86
吸引　85
嗅覚　73
嗅知覚　64
臼磨　85
教育　161
教育と訓練のサービス　198
教育と訓練のサービス・制度・政策　198
教育と訓練の政策　198
教育と訓練の制度　198
教育用の一般的な生産品と用具　173
教育用の支援的な生産品と用具(福祉用具)　173
教育用の生産品と用具　173
胸郭　113
胸郭呼吸筋の機能　83
凝固機能　81
胸腺　113
兄弟姉妹との関係　159
協調性　59
居住部分の掃除　152
筋緊張の機能　97
筋群の持久性　98
筋伸張反射　99
筋と運動機能に関連した感覚　101
筋肉　120

筋の機能　96
筋のこわばりの感覚　101
筋の持久性機能　98
筋のひきつり（スパズム）の感覚　101
筋の不随意収縮　100
筋力の機能　96
空気の質　182
薬　171
口の構造　111
グループでの単一課題の遂行　129
グループでの複数課題の遂行　130
経験への開放性　60
経済上の公的な資格・権利　164
経済生活　163
経済的自給　164
経済的資産　178
経済に関するサービス　195
経済に関するサービス・制度・政策　195
経済に関する政策　195
経済に関する制度　195
計算　127
計算機能　67
計算の学習　126
芸術と文化　166
頸部の骨　118
血圧の維持　80
血圧の機能　80
血圧の上昇　80
血圧の低下　80
血液系と免疫系の機能　81
血液系の機能　81
血液の産生　81
血液の酸素運搬機能　81
血液の代謝物運搬機能　81
血管の機能　79
月経血の量　93
月経周期に関連した不快感　94
月経周期の規則性　93
月経の間隔　93
月経の機能　92
結膜・強膜・脈絡膜　109
毛と爪の機能　104
毛の機能　104
毛の構造　122
蹴ること　140
権限のある人との関係　158

権限をもつ立場にある人々　183
権限をもつ立場にある人々の態度　186
肩甲骨の可動性　96
健康状態　4・204
健康に注意すること　148
健康の維持　149
言語受容　66
言語に関する精神機能　66
言語表出　66
建築・建設に関連するサービス　189
建築・建設に関連するサービス・制度・政策　189
建築・建設に関連する政策　189
建築・建設に関連する制度　189
見当識機能　58
肩部の関節　118
肩部の筋肉　118
肩部の構造　118
肩部の靱帯と筋膜　118
肩部の骨　118
肩領域の皮膚　122
更衣　147
公園・自然保護区・野生生物保護区のための生産品と用具　178
構音機能　76
口蓋の構造　111
郊外の土地開発関連の生産品と用具　177
交感神経系の構造　108
公共事業サービス　191
公共事業サービス・制度・政策　190
公共事業政策　191
公共事業制度　191
公共の建物内の設備の利用を容易にする設計・建設用の生産品と用具　176
公共の建物内の道案内・道順・場所表示の配置に関連する設計・建設用の生産品と用具　176
公共の建物の設計・建設用の生産品と用具　175
公共の建物の出入りに関連する設計・建設用の生産品と用具　176
口腔咽頭　111
工芸　166
虹彩　109

公式手話によるメッセージの表出　134
公式手話によるメッセージの理解　133
公式の団体　165
高次認知機能　65
甲状腺　115
口唇の構造　111
降水量　180
構造障害　7・9・11・205
咬断　85
口中での食物の処理　85
交通機関や手段の利用　144
交通機関や手段を利用しての移動　144
交通サービス　192
交通サービス・制度・政策　192
交通手段として動物に乗ること　145
交通政策　192
交通制度　192
公的な関係　158
高等教育　161
喉頭の構造　111
コード　214
コード化　19
呼吸器系の機能　82
呼吸器系の構造　113
呼吸機能　82
呼吸筋　113
呼吸筋の機能　83
呼吸数　82
呼吸の深さ　82
呼吸補助筋の機能　83
呼吸リズム　82
国際疾病分類　4
国際疾病分類第10版　4
国際分類ファミリー　3
個々の筋の持久性　98
個々の筋や筋群の筋緊張　97
個々の筋や筋群の筋力　96
個人因子　7・206
個人消費用の生産品や物質　171
個人的な屋内外の移動と交通のための一般的な生産品と用具　172
個人的な屋内外の移動と交通のための支援的な生産品と用具（福祉用具）　172

個人的な屋内外の移動と交通のための生産品と用具　172
個人の資産　164
鼓腸　87
骨髄　113
骨盤底の構造　116
骨盤の可動性　96
骨盤部の関節　119
骨盤部の筋肉　119
骨盤部の構造　119
骨盤部の靱帯と筋膜　119
骨盤部の骨　119
子どもとの関係　159
個別的精神機能　62
細かな手の使用　140
鼓膜　109
ゴミ捨て　152
コミュニケーション　132
コミュニケーション技法の利用　135
コミュニケーションサービス　191
コミュニケーションサービス・制度・政策　191
コミュニケーション政策　191
コミュニケーション制度　191
コミュニケーションの表出　133
コミュニケーションの理解　132
コミュニケーション用具および技法の利用　135
コミュニケーション用の一般的な生産品と用具　173
コミュニケーション用の支援的な生産品と用具（福祉用具）　173
コミュニケーション用の生産品と用具　173
コミュニティライフ　165
コミュニティライフ・社会生活・市民生活　165
固有受容覚　73
婚姻関係　159

さ行

サービス・制度・政策　188
座位での乗り移り　139
座位の保持　138
さまざまな地面あるいは床面上の歩行　142
さまざまな場所での移動　143

索　引

参加　7・9・13・205・225
参加制約　7・9・13・205
三半規管　110
自営業　162
ジェスチャーによる表出　133
ジェスチャーの理解　132
支援と関係　183
視覚および関連機能　69
視覚機能　69
視覚の質　69
耳管　109
時間管理　65
時間的変化　181
時間に関する見当識　58
時間の経験　68
式典　165
四季の変化　180
子宮の構造　116
視空間知覚　64
思考　127
思考機能　64
思考の形式　65
思考の速度　65
思考の統制　65
思考の内容　65
自己身体像　68
自己と時間の経験の機能　68
仕事と雇用　162
仕事の獲得・維持・終了　162
仕事の継続　162
仕事用の一般的な生産品と用具　174
仕事用の支援的な生産品と用具（福祉用具）　174
仕事用の生産品と用具　174
自己の経験　68
資産　178
四肢の筋緊張　98
四肢の筋力　97
耳小骨　109
姿勢の変換と保持　137
姿勢の保持　138
脂腺　122
自然環境と人間がもたらした環境変化　179
自然災害　180
自然地理　179
舌　111

自宅以外の屋内移動　143
自宅内の移動　143
視知覚　64
実行状況　8・13・206
湿度　180
耳内の違和感　72
歯肉　111
自分の活動レベルの管理　130
自分の身体を洗うこと　146
耳閉感　72
司法サービス　193
司法サービス・制度・政策　193
司法政策　193
司法制度　193
脂肪代謝　88
市民保護サービス　192
市民保護サービス・制度・政策　192
市民保護政策　193
市民保護制度　193
視野　69
社会的規範・慣行・イデオロギー　187
社会的距離の維持　157
社会的態度　186
社会的ルールに従った対人関係　157
社会保障サービス　196
社会保障サービス・制度・政策　195
社会保障政策　196
社会保障制度　196
社会モデル　18
しゃがみ位の保持　138
しゃがむこと　137
社交　166
就学前教育　161
宗教団体　166
宗教とスピリチュアリティ　166
宗教とスピリチュアリティ儀式用の一般的な生産品と用具　175
宗教とスピリチュアリティ儀式用の支援的な生産品と用具（福祉用具）　175
宗教とスピリチュアリティ儀式用の生産品と用具　175
住居と家具の手入れ　153
住居の購入　150
住居の賃借　150
住居の入手　150

住宅供給サービス　190
住宅供給サービス・制度・政策　190
住宅供給政策　190
住宅供給制度　190
手根骨の可動性　96
手指の爪　122
出産に関する機能　93
趣味　166
主要な生活領域　161
章　212
障害　3・7・203・205
障害者の機会均等化に関する標準規則　6
障害物を避けての歩行　142
消化器系・代謝系・内分泌系に関連した構造　115
消化器系・代謝系・内分泌系の機能　85
消化器系に関連した感覚　87
消化器系に関連する機能　85
消化機能　86
常勤雇用　163
詳細不明の　214
硝子体　109
上肢の構造　118
上肢の皮膚　122
上肢や下肢の支持機能　100
小腸　115
情動機能　63
常同症と運動保続症　101
衝動の制御　61
情動の制御　63
情動の適切性　63
情動の範囲　63
小脳の構造　107
私用の建物内の設備の利用を容易にする設計・建設用の生産品と用具　177
私用の建物内の道案内・道順・場所表示の配置に関連する設計・建設用の生産品と用具　177
私用の建物の設計・建設用の生産品と用具　176
私用の建物の出入りに関連する設計・建設用の生産品と用具　177
章番号　19
消費財生産のためのサービス　188
消費財生産のためのサービス・制

度・政策　188
消費財生産のための政策　188
消費財生産のための制度　188
静脈　113
静脈の機能　80
上腕の構造　118
職業訓練　161
職探し　162
食事や体調の管理　148
触知覚　64
食道の構造　115
食品　171
植物　179
植物相と動物相　179
食物の破砕　86
食物への耐性　86
食欲　61
書字用具の利用　135
触覚　73
視力　69
侵害刺激に対する感受性　74
侵害刺激によって生じる反射　99
心機能　79
神経筋骨格と運動に関連する機能　95
神経系の構造　107
心血管系・血液系・免疫系・呼吸器系の機能　79
心血管系と呼吸器系に関連した感覚　84
心血管系と呼吸器系の付加的機能と感覚　83
心血管系の機能　79
心血管系の構造　113
心血管系・免疫系・呼吸器系の構造　113
人権　166
人口・住民　179
人口統計的変化　179
人口密度　179
心室筋の収縮力　79
心身機能　7・9・11・205
振戦　100
心臓　113
腎臓　116
心臓への血液供給　79
親族　183
親族との関係　159

親族の態度　185
身体　7
身体各部の手入れ　146
身体構造　7・9・11・205
身体的快適性の確保　148
身体の一部を洗うこと　146
身体の片側の筋緊張　98
身体の片側の筋力　97
身体の局所的な痛み　74
身体の複数部位の痛み　75
身体を拭き乾かすこと　146
心調律　79
人的災害　180
振動　182
振動覚　74
心拍数　79
親密な関係　159
信頼性　60
人力による交通手段の操作　145
人力による交通手段の利用　144
随意運動の協調　100
随意運動の制御機能　99
水域　179
水泳　143
水晶体（レンズ）　109
膵臓の構造　115
水分バランス　89
水分・ミネラル・電解質バランスの機能　88
髄膜の構造　108
睡眠機能　61
睡眠周期に関連する機能　61
睡眠の維持　61
睡眠の質　61
睡眠の量　61
ストレスとその他の心理的要求への対処　131
ストレスへの対処　131
スピリチュアリティ　166
スポーツ　166
座ること　137
生活機能　3・7・16・204
性機能　92
性交に関連した不快感　94
生産品と用具　171
政治活動と市民権　167
誠実性　60
政治的サービス　200

政治的サービス・制度・政策　199
政治的政策　200
政治的制度　200
生殖系の構造　116
生殖能力に関する機能　93
生殖の機能　93
精神運動機能　63
精神運動機能の質　63
精神運動統制　63
精神機能　58
精神的安定性　60
精巣（睾丸）　116
声帯　111
性的関係　159
性的興奮消褪期の機能　92
性的刺激期の機能　92
性的準備期の機能　92
性と生殖の機能　92
性と生殖の機能に関連した感覚　93
生理のケア　147
脊髄神経　107
脊髄と関連部位の構造　107
脊髄の構造　107
脊柱の構造　120
責任への対処　131
摂食機能　85
セルフケア　146
全身持久力　83
全身的な痛み　74
全身の関節の安定性　95
全身の関節の可動性　95
全身の筋の筋緊張　98
全身の筋の筋力　97
全身の筋の持久性　98
全身を洗うこと　146
前庭機能　72
前庭迷路　109
全般的精神機能　58
全般的代謝機能　88
全般的な心理社会的機能　59
前立腺　116
前腕の構造　118
操作すること　141
阻害因子　10・15・206
足根骨の可動性　96
足趾の爪　122
促進因子　10・16・206

組織化と計画　65
その他の特定の　213

た行

体温　89
体温調節機能　89
体温の維持　89
体幹と体幹背部の皮膚　122
体幹の筋緊張　98
体幹の筋肉　120
体幹の筋力　97
体幹の構造　120
体幹の靱帯と筋膜　120
第3レベル　19
代謝と内分泌系に関連する機能　88
体重維持機能　87
退職　162
対人関係　156
対人関係における合図　156
対人関係における感謝　156
対人関係における寛容さ　156
対人関係における敬意と思いやり　156
対人関係における行動の制御　157
対人関係における身体的接触　156
対人関係における批判　156
対人関係の形成　157
対人関係の終結　157
対人サービス提供者　184
対人サービス提供者の態度　186
体節性あるいは領域性の放散痛　75
代替性音声機能　77
大腿の構造　119
大腸　115
態度　185
台所の掃除と台所用具の洗浄　152
第2レベル　19
第4レベル　19
唾液腺の構造　115
唾液分泌　85
他者の移動への援助　154
他者の栄養摂取への援助　154
他者の健康維持への援助　154
他者のコミュニケーションへの援助　154
他者のセルフケアへの援助　154

他者の対人関係への援助　154
他者への援助　154
立つこと　138
多人数での会話　135
多人数でのディスカッション　135
WHA 54.21　23
食べること　148
多様な音を発すること　77
単一課題の遂行　129
短期記憶　62
短距離歩行　142
単純な算術計算　67
単純な随意運動の制御　100
単純な単一課題の遂行　129
単純な問題の解決　127
炭水化物代謝　88
団体と組織に関するサービス　193
団体と組織に関するサービス・制度・政策　193
団体と組織に関する政策　194
団体と組織に関する制度　194
単独での単一課題の遂行　129
単独での複数課題の遂行　130
胆嚢と胆管の構造　115
蛋白質代謝　88
知覚機能　64
地形　179
知識の応用　126
知人との非公式な関係　158
知人・仲間・同僚・隣人・コミュニティの成員の態度　185
知人・仲間・同僚・隣人・コミュニティの成員　183
チックとマンネリズム　100
膣と外陰部の構造　116
知的機能　59
注意機能　62
注意して聞くこと　125
注意して視ること　125
注意の維持　62
注意の移動　62
注意の共有　62
注意の配分　62
注意を集中すること　126
中耳の構造　109
抽象化　65
中脳の構造　107
昼夜の周期　181

聴覚機能　71
聴覚と前庭の機能　71
聴覚と前庭の機能に関連した感覚　72
長期記憶　62
長距離歩行　142
聴知覚　64
腸の構造　115
調理　151
調理以外の家事　152
つかまえること　141
月の周期　181
つまみあげること　141
爪の機能　104
爪の構造　122
定義　213
ディスカッション　135
適切な衣服の選択　148
手と腕の使用　141
手に持って運ぶ　139
手の構造　119
手の込んだ食事の調理　151
手の爪の手入れ　147
手や腕を回しひねること　141
手を伸ばすこと　141
電解質バランス　89
転倒感　72
同一皮節内の放散痛　75
頭蓋の骨　118
同化機能　86
動機づけ　60
同居者との非公式な関係　158
頭頸部の関節　118
頭頸部の筋肉　118
頭頸部の構造　118
頭頸部の靱帯と筋膜　118
頭頸部の皮膚　122
統合的言語機能　67
洞察　65
同等の立場にある人との関係　158
頭髪と髭の手入れ　147
動物　180
動物の世話　153
動物の力による交通手段の操作　145
動脈　113
動脈の機能　80
動力つきの公共交通機関の利用

144
動力つきの交通手段の運転　145
動力つきの私的交通手段の利用　144
特別な対人関係　158
都市の土地開発関連の生産品と用具　178
土地開発関連の生産品と用具　177
土地計画に関連するサービス　189
土地計画に関連するサービス・制度・政策　189
土地計画に関連する政策　190
土地計画に関連する制度　190
跳ぶこと　143

な行

内眼筋の機能　70
内耳道　110
内耳の構造　109
内分泌腺機能　90
内分泌腺の構造　115
仲間との非公式な関係　158
投げること　141
握ること　141
日常生活における個人用の一般的な生産品と用具　172
日常生活における個人用の支援的な生産品と用具（福祉用具）　172
日常生活における個人用の生産品と用具　171
日常必需品の収集　151
日常必需品の貯蔵　152
日課の管理　130
日課の遂行　130
日課の達成　130
乳汁分泌機能　93
乳房と乳首　116
入眠　61
尿管　116
尿道　116
尿の集尿　91
尿の濾過　91
尿排泄機能　91
尿路機能　91
尿路系の構造　116
尿路性器系および生殖系に関連した構造　116
尿路・性・生殖の機能　91

妊娠に関する機能　93
認知の柔軟性　65
脳下垂体　115
脳幹の構造　107
脳神経の構造　107
農村の土地開発関連の生産品と用具　177
脳の構造　107
脳葉の構造　107
能力　8・13・14・206
除かれるもの　213
登り降りすること　143
飲むこと　148
乗り移り（移乗）　139
乗り物の手入れ　153

は行

歯　111
肺　113
背景因子　15・205
排泄　147
排尿　91
排尿機能　91
排尿機能に関連した感覚　92
排尿の回数　91
排尿の管理　147
排尿の抑制　91
排便　87
排便機能　87
排便の管理　147
排便の頻度　87
排便の抑制　87
這うこと　143
吐き気　87
履き物を脱ぐこと　148
履き物を履くこと　148
場所に関する見当識　59
走ること　143
発声　76
話し言葉の理解　132
話すこと　133
放すこと　141
鼻の構造　111
歯の手入れ　146
バランスに関する前庭機能　72
判断　65
反復　125
鼻咽頭　111

光　181
光の強度　181
光の質　181
鼻腔　111
引くこと　141
非言語的メッセージの表出　133
非言語的メッセージの理解　132
非公式団体　165
非公式な教育　161
非公式な社会的関係　158
ひざまずいた姿勢の保持　138
ひざまずくこと　137
非常勤雇用　163
脾臓　113
鼻中隔　111
必需品の入手　150
1つの関節の安定性　95
1つの関節の可動性　95
人に関する見当識　59
皮膚および関連する構造の機能　103
皮膚および関連部位の構造　122
皮膚に関連した感覚　103
皮膚の各部の構造　122
皮膚の機能　103
皮膚の修復機能　103
皮膚の腺の構造　122
皮膚の手入れ　146
皮膚の保護機能　103
評価点　10・22・214
付加的評価点　215
副交感神経系の構造　108
副甲状腺（上皮小体）　115
複雑な運動を順序立てて行う精神機能　67
複雑な技能の習得　126
複雑な経済的取引き　164
複雑な計算　67
複雑な随意運動の制御　100
複雑な対人関係　157
複雑な単一課題の遂行　129
複雑な問題の解決　127
福祉用具の手入れ　153
副腎　115
複数課題の遂行　130
複数課題の達成　130
複数の関節の安定性　95
複数の関節の可動性　95

腹部の痙攣感　87
含まれるもの　213
不随意運動の機能　100
不随意運動反応機能　99
物品とサービスの入手　150
浮動性めまい・回転性めまいに伴う吐き気　72
部門　9
ブロック　213
文化・レクリエーション・スポーツ用の一般的な生産品と用具　174
文化・レクリエーション・スポーツ用の支援的な生産品と用具（福祉用具）　175
文化・レクリエーション・スポーツ用の生産品と用具　174
閉経に関連した不快感　94
便の固さ　87
膀胱　116
報酬を伴う仕事　162
膨満感　87
保健サービス　197
保健サービス・制度・政策　197
保健政策　198
保健制度　197
保健の専門職　184
保健の専門職者の態度　186
歩行　142
歩行と移動　142
歩行パターン機能　101
骨　120
骨の可動性の機能　96

ま行

まぶた　109
まゆげ　109
味覚　73
味知覚　64
見習研修（職業準備）　162
ミネラルバランス　89
耳鳴り　72
無形の資産　178
無報酬の仕事　163
メディアサービス　194
メディアサービス・制度・政策　194
メディア政策　194
メディア制度　194
目とそれに付属する構造に関連した感覚　71
目に付属する構造の機能　70
目の周囲の構造　109
めまい　72
目・耳および関連部位の構造　109
免疫系の機能　81
免疫系の構造　113
免疫反応　81
毛細血管　113
毛細血管の機能　80
網膜　109
目的をもった感覚的経験　125
持ち上げる　139
持ち上げることと運ぶこと　139
物の運搬・移動・操作　139
物を置く　140
模倣　125
問題解決　66・127

や行

有形の資産　178
有酸素能力　83

友人　183
友人との非公式な関係　158
友人の態度　185
用具を用いての移動　144
よく知らない人　184
よく知らない人との関係　158
よく知らない人の態度　186
横たわること　137
読むこと　127
読むことの学習　126

ら行

楽観主義　60
卵巣　116
立位の保持　138
領域　3
隣人との非公式な関係　158
リンパ管　113
リンパ管の機能　82
リンパ節　113
リンパ節の機能　82
倫理的ガイドライン　234
涙腺と関連部位の構造　109
涙腺の機能　70
レクリエーションとレジャー　165
恋愛関係　159
労働と雇用のサービス　199
労働と雇用のサービス・制度・政策　199
労働と雇用の政策　199
労働と雇用の制度　199

わ行

話音の弁別　71

ICF
国際生活機能分類
― 国際障害分類改定版 ―

2002年8月15日　初　版　発　行
2008年1月10日　初版第3刷発行

編　集　障害者福祉研究会
発行者　荘村多加志
発行所　中央法規出版株式会社
　　　　〒151-0053　東京都渋谷区代々木2-27-4
　　　　　販　売　TEL 03-3379-3861　FAX 03-5358-3719
　　　　　編　集　TEL 03-3379-3865
　　　　　http://www.chuohoki.co.jp/
　　　　営業所　札幌-仙台-さいたま-東京-名古屋-大阪-広島-福岡

印刷・製本　株式会社太洋社

定価はカバーに表示してあります。
ISBN978-4-8058-4417-5
乱丁本・落丁本はお取り替えします。